全国中医药行业高等教育"十四五"创新教材

中医疫病学

（供中医学、针灸推拿学、中西医临床医学、中药学等专业用）

主　编　谷晓红

U0343359

全国百佳图书出版单位

中国中医药出版社

·北　京·

图书在版编目（CIP）数据

中医疫病学／谷晓红主编．—北京：中国中医药
出版社，2023.1
全国中医药行业高等教育"十四五"创新教材
ISBN 978-7-5132-7990-1

Ⅰ.①中⋯　Ⅱ.①谷⋯　Ⅲ.①瘟疫-中医疗法-高
等学校-教材　Ⅳ.①R254.3

中国版本图书馆 CIP 数据核字（2022）第 245588 号

中国中医药出版社出版

北京经济技术开发区科创十三街 31 号院二区 8 号楼
邮政编码　100176
传真　010-64405721
三河市同力彩印有限公司印刷
各地新华书店经销

开本 787×1092　1/16　印张 17.75　字数 393 千字
2023 年 1 月第 1 版　2023 年 1 月第 1 次印刷
书号　978-7-5132-7990-1

定价　63.00 元
网址　www.cptcm.com

服 务 热 线　010-64405510
购 书 热 线　010-89535836
维 权 打 假　010-64405753

微信服务号　zgzyycbs
微商城网址　https://kdt.im/LIdUGr
官 方 微 博　http://e.weibo.com/cptcm
天猫旗舰店网址　https://zgzyycbs.tmall.com

全国中医药行业高等教育"十四五"创新教材

《中医疫病学》编委会

顾　　问　姜良铎（北京中医药大学东直门医院）

　　　　　王融冰（首都医科大学附属北京地坛医院）

　　　　　宋乃光（北京中医药大学）

主　　编　谷晓红（北京中医药大学）

副 主 编　张晓梅（北京中医药大学东方医院）

　　　　　刘铁钢（北京中医药大学）

编　　委（以姓氏笔画为序）

　　　　　于　河（北京中医药大学）

　　　　　马成杰（首都医科大学附属北京地坛医院）

　　　　　王　兰（北京中医药大学东直门医院）

　　　　　王　健（中国中医科学院）

　　　　　王玉光（首都医科大学附属北京中医医院）

　　　　　王成祥（北京中医药大学第三附属医院）

　　　　　刘　果（北京中医药大学）

　　　　　刘建平（北京中医药大学）

　　　　　刘清泉（首都医科大学附属北京中医医院）

　　　　　吴力群（北京中医药大学东方医院）

张　伟（首都医科大学附属北京地坛医院）

林　燕（北京中医药大学东直门医院）

金雪晶（北京中医药大学）

郑丰杰（北京中医药大学）

赵岩松（北京中医药大学）

费宇彤（北京中医药大学）

徐建平（北京师范大学）

韩东燃（北京中医药大学）

雷海民（北京中医药大学）

学术秘书 董　斐（北京中医药大学）

编写说明

时至今日，传染病仍然是严重威胁人类生命和健康，影响经济发展和社会稳定的重大问题，不论是2003年的传染性非典型肺炎，还是甲流、艾滋病等传染病。2019年年底以来的新型冠状病毒感染，更是关乎到了国计民生，疫情已经蔓延至全球，给社会发展造成了新的挑战。

传染病属于中医疫病学范畴，中医在中华民族防治疫病的历史中发挥着重要作用，并且积累了丰富的经验，形成了独特的疗治体系。自新型冠状病毒感染疫情发生以来，国家统筹中西医资源，协同攻关，取得了较好的效果；但中医防治疫病的作用发挥得还不够十分充分，在我国医疗卫生体系中缺乏以中医药为主导的中西医结合或多学科交叉的疫病人才队伍，在临床疗效评价和揭示疫病的作用机制上也存在不足，在医学专业人才培养方案中中医疫病学与现代科学结合较少，没有形成适应新时代的现代疫病学术体系。立足当前，放眼未来，以问题为导向，以目标为导向，充分发挥中医药防治疫病的优势作用，促进中医药人才高质量培养，在医学院校开设中医疫病学课程，编写适应新时代的《中医疫病学》教材势在必行。

本教材以"守正创新"为指导思想，遵循立足经典为本，从临床实践出发，注重理论与临床相结合，注重中医与西医相结合，注重教学与科研相结合，注重以中医为主导的学科交叉知识体系构建。教材不仅包括疫病的预防、预警、诊断、辨证、治疗、康复，还分析了疫病的病因、发病、病机、传变与转归等内容，并结合临床常见传染病、疫病科学研究方法等内容，打破传统学科的壁垒，促进多学科交叉融合，旨在进一步提高临床诊治疫病水平，将疗效评价及内在机制说清楚、讲明白。教材编写坚持以温病学、伤寒学等中医经典学科为基础，结合呼吸、急症、消化、危重症等临床学科，吸收传染病学、流行病学、公共卫生与预防医学、病理、药理、病原微生物等现代学科知识，探索循证医学、叙事医学等现代科学理论与方法，以及大数据、人工智能等现代科学技术。

本教材分为上篇、中篇、下篇和附篇。上篇介绍中医疫病学基础理论，包括中医疫病学发展概况、疫病理论体系、疫病的各家观点、疫病的中西医诊断和防控、疫病的中医治疗等内容。中篇主要介绍疫病学临床应用，包括新型冠状病毒感染、流行性感冒、传染性非典型肺炎、肾综合征出血热、流行性乙型脑炎、手足口病、艾滋病、鼠疫，以及常见疫病重症处理等。下篇介绍疫病的科学研究方法，包括流行病学、循证医学、药物研发、药物经济学、社会心理人文、大数据等科学研究方法。附篇是疫病古籍原文摘选。本教材是在已开设两年多的本科生和研究生公共选修课实践经验积累和多次教学评价的基础上编写的。

本教材汇集了数十位疫病学理论、临床及多学科领域的专家与学者，实现了多学科交叉协同编写，是集体智慧的结晶。上篇第一章由谷晓红、刘铁钢编写；第二章第一节由郑丰杰、于河编写，第二节由赵岩松编写；第三章第一节由王玉光编写，第二节由王成祥编写；第四章第一节由林燕编写，第二节由刘铁钢编写，第三节由刘果编写。中篇第五章由刘清泉编写；第六章由王玉光编写；第七章由张晓梅编写；第八章由姜良铎、张晓梅编写；第九章由张伟编写；第十章由吴力群编写；第十一章由王健编写；第十二章由马成杰编写；第十三章由王兰编写。下篇第十四章由刘建平、费宇彤编写；第十五章由雷海民、金雪晶编写；第十六章由徐建平编写；第十七章由韩东燃编写。附篇由于河编写。最后，经过反复修改统稿及定稿而成。此外，感谢中国中医药出版社教材中心沈承玲主任和责任编辑张双强对本教材的辛苦付出和大力支持。

本教材适用于在校本科生、研究生和医学院校专业教师，也可为从事感染性疾病、传染病等相关专科的中西医医生、研究工作者提供参考。本教材旨在德医精进，发扬伟大的抗疫精神，构建中医疫病学理论知识体系，提高临床防控和诊治传染病中西医优势互补的综合水平，培养读者运用中医经典思维辨治临床常见传染病的能力，为培养新时代高水平中医临床人才和多学科交叉的中医药创新型人才作出贡献。

教材中若有不足或疏漏之处，诚望各院校师生和广大读者多提宝贵意见，以便今后进一步修订。

《中医疫病学》编委会

2022 年 10 月

目 录

上 篇　疫病学基础理论

第一章　绪　论 ▷▷▷▷

第一节　概述

一、疫病学的概念

疫病学是研究疫病发生发展规律及其预防、诊断、辨证、治疗、康复的一门学科。疫病学的研究对象是疫病，即传染病。疫病一年四季均可发生，男女老幼皆可罹患。疫病大多起病急骤，来势凶猛，发展迅速，若不及时采取有效的防控措施，可迅速传播蔓延，引起流行，且大多病情严重，易留下后遗症，甚至导致死亡，严重威胁着人们的生命和健康。

二、疫病学的历史源流

综合《中国疫病史鉴》《中国古代疫情年表》《中国救荒史》等的统计，自周朝至清末，中国至少发生过 350 余次大型疫病。中华民族屡经天灾和疫病，却能一次次转危为安，人口不断增加，文明得以传承，中医药作出了重大贡献。

关于疫病的文字记载，最早可追溯至殷商时期的甲骨文，其中有"疾年"一词的出现。"疾年"是指疾病多发的年份，这里虽未提出疫病之名，但可以推测，导致某年多发的疾病，应当是具有传染性的疾病。在周代的典籍中，已经出现了"疫"这一名词，在《礼记》中就多次提到疫病，如"孟春行秋令，则民大疫""季春行夏令，则民多疾疫""果实早成，民殃于疫""民必大疫，又随以丧"等。可见，在中国古代，疫病是威胁人民健康的重要疾病。

在中医学典籍中，首先记载疫病特点的是《黄帝内经》。《素问·刺法论》云："黄帝曰：余闻五疫之至，皆相染易，无问大小，病状相似。不施救疗，如何可得不相移易者？岐伯曰：不相染者，正气存内，邪不可干，避其毒气，天牝从来，复得其往，气出于脑，即不邪干。"提出了疫病之名"五疫"，指出了疫病有"皆相染易"的传染性，"天牝"是指鼻，最早提出疫病的传播途径是由呼吸道侵入人体，也指出"避其毒气"以隔离预防，并且强调"正气"对预防传染病的价值。《素问·本病论》中也有关于疫病的记载："民病温疫早发，咽嗌乃干，四肢满，肢节皆痛。"提出了"温疫"之病名，对其症状有所描述，文中还提出"四时不节，即生大疫"，指出了疫病的发生与季节气候反常有关。

东汉时期传染病广为流行，张仲景提出"疫气"概念，认为疫气即"非其时而有其气"，明确疫气致病有季节性、流行性，所致疾病有"长幼之病多相似者"的特点。《伤寒论·伤寒例》记载："凡时行者，春时应暖，而反大寒；夏时应热，而反大凉；秋时应凉，而反大热；冬时应寒，而反大温。此非其时而有其气，是以一岁之中，长幼之病多相似者，此则时行之气也。夫欲候知四时正气为病及时行疫气之法，皆当按斗历占之。"还提出："从春分以后，至秋分节前，天有暴寒者，皆为时行寒疫也……其病与温及暑病相似，但治有殊耳。"又说伤寒病"若更感疫气，变为它病者……阳脉濡弱，阴脉弦紧者，更遇温气，变为温疫"，认为疫病中有寒疫与温疫之别，为后世的疫病学说提供了依据。

晋唐时期对疫病记载较多的有《肘后备急方》《诸病源候论》《备急千金要方》《千金翼方》《外台秘要》等。东晋葛洪《肘后备急方》记载了世界医学史上对"天花病"和"沙虱病"（即西医学"恙虫病"）最早的认识，列举了数首"辟瘟疫""辟天行疫疠"的方剂，如老君神明白散、太乙流金方、赤散方等，其中，老君神明白散是最早出现的预防疫病专方。还记载利用青蒿绞取汁治疗疟疾，利用狂犬脑组织敷咬伤创口预防狂犬病，利用艾灸等方法阻断疫病传播等。隋代巢元方《诸病源候论》列举了"时气病诸候（凡四十二论）""疫疠病诸候（凡三论）"等疫病内容，指出疫病的病因是"人感乖戾之气"，其病变特点是"转相染易，乃至灭门，延及外人"。唐代孙思邈著《备急千金要方》《千金翼方》，收载"辟疫气""辟温气""辟温疫气"方剂。唐代王焘《外台秘要》收载了防治疫病的方剂数十首。

宋代在中央设立太医局、药局、方剂局等医疗机构，逐渐建立了传统医药卫生防治制度，医学家积累防治疫病方剂已达上千种。宋代庞安时《伤寒总病论》中有较多暑病、时行寒疫、斑痘疮、天行温病等有关疫病的内容，提出："天行之病，大则流毒天下，次则一方，次则一乡，次则偏着一家。"宋代郭雍著《伤寒补亡论》，提出温疫与伤寒、温病不同，其病因是"春天行非节之气中人"，即气候反常而致"温气成疫"，其特点是"长幼病状相似"，其病变规律是"多不传经"，因而治疗上"不拘日数，治之发汗、吐、下随证可施行"。

金元时期对于疫病的防治更加明确。金元四大家之一刘完素提倡寒凉清热以治热病，从而使疫病治疗学得到较大发展，所创制的双解散、防风通圣散、六一散对后世治疫影响深远，在《伤寒标本心法类萃》中说："凡伤寒、疫疠之病，何以别之？盖脉不浮者，传染也。设若以热药解表，不唯不解，其病反甚而危殆矣。其治之法，自汗宜苍术白虎汤，无汗宜滑石凉膈散，散热而愈。其不解者，通其表里，微甚随证治之，而与伤寒之法皆无异也。双解散、益元散皆为神方。"金元四大家之一李东垣创普济消毒饮，治疗"大头天行"，至今仍是治疗大头瘟、痄腮的代表方剂。

明清时期疫病学的理论与辨治方法不断丰富发展。明代吴又可著《温疫论》，是我国医学史上第一部疫病学专著，极大地推动了疫病学的发展。书中对温疫的病因、发病、治疗等提出了独特的见解。在病因方面，指出"夫温疫之为病，非风、非寒、非暑、非湿，乃天地间别有一种异气所感"，认为温疫并非风、寒、暑、湿等六气所感，而是自然界独特的致病物质"杂气"所致，其中致病暴戾的称为"疠气"。在流行特点方面，提出了温疫具有强烈的传染性，"无问老少强弱，触之者即病""邪之所着，有天受，有传染"，感染途径是由口鼻而入，客于膜原。这些对病因和感染途径的认识在当时的条件下是创新性发现。在治疗方面，强调以祛邪为第一要义，善于攻下，立疏利透达膜原之法，创治疫名方"达原饮"，并欲寻求针对温疫的特效药物，即"能知以物制气，一病只需一药之到而病自已，不烦君臣佐使品味加减之劳矣"。这些认识在当时的历史条件下是重大的创新性发展，直到现在仍不失其现实指导意义。其后，清代医家戴天章著《广瘟疫论》、杨栗山著《伤寒瘟疫条辨》、刘松峰著《松峰说疫》、余师愚著《疫疹一得》等，在吴又可《温疫论》的基础上对温疫的辨证论治又做了进一步发展，并创制了许多有效的治疗方剂，形成了温疫学派。戴天章强调辨证，指出"意在辨瘟疫之体异于伤寒，而尤慎辨于见证之始，开卷先列辨气、辨色、辨舌、辨神、辨脉五条，使阅者一目了然"，还指出"疫邪见证，千变万化，然总不出表、里二者"，治疗上总结出汗、下、清、和、补五法。杨栗山认为疫病的病因是"天地疵疠旱潦之杂气"，其传入途径是"杂气由口鼻入三焦，怫郁内炽"，病机是"邪热内攻，凡见表证，皆里证郁结，浮越于外也。虽有表证，实无表邪"，治疗上指出"若用辛温解表，是为抱薪投火，轻者必重，重者必死，唯用辛凉、苦寒，如升降、双解之剂，以开导其里热，里热除而表证自解矣"，自创以升降散为总方的15个方剂。刘松峰不仅论温疫，而且论杂疫与寒疫，对疫病进行了分类论述。余师愚详细辨治暑燥疫，从斑疹的形色判断预后，对临床具有指导意义，创立清瘟败毒饮，至今仍为气血两清的代表方剂。

自《温疫论》之后，疫病学专著在不断总结临床实践经验的基础上相继问世。由于疫病具有传染性强、病种不一、病证不同等特点，所以疫病学的专著多呈一书专论一病、一病专有主方的特点。这些著作所论述的病种局限，在疾病谱上呈个性化的研究趋势，难以形成完整的理论体系；但这些著作的出现，为温病学的形成奠定了坚实的基础。叶天士的卫气营血辨证论治与吴鞠通的三焦辨证论治，都是在总结前人经验的基础上完成的。温病学派综合各种温病发生发展规律方法，最终形成了温病学的理论体系，从而使中医学理论体系更完整。

中华人民共和国成立以后，随着国家对中医药的重视，疫病学在临床研究、文献和理论研究、实验研究等多方面都有发展，在防治急性传染病的实践中取得了新的成就，显示了中医药在治疗疫病方面的优势。20世纪50年代，河北省石家庄地区流行性乙型脑炎流行，郭可明认为此病属于"暑温"范畴，并提出了以白虎汤、清瘟败毒饮为主方，重用生石膏，配合使用安宫牛黄丸和至宝丹的治疗方案，取得了满意疗效，引起了医学界的重视。而次年北京流行此病时，用上述方法效果不明显，蒲辅周从临床实践中发现，北京多阴雨连绵，湿热交蒸，因此属暑湿偏盛，遂用白虎加苍术汤、杏仁滑石汤、三仁汤等化裁，清暑祛湿，取得了良好效果。

中医药防治流行性感冒、流行性脑脊髓膜炎、流行性乙型脑炎、麻疹、白喉、细菌性痢疾、急性血吸虫病、肠伤寒、钩端螺旋体病、流行性出血热、疟疾等传染病，都取得了较好的效果。不仅如此，中医药防治一些新发突发传染病，亦取得了显著成效。2003年传染性非典型肺炎流行，国医大师邓铁涛为中医药防治该病提供指导，广州中医药大学第一附属医院取得了"患者零死亡""院内零感染""患者零后遗症"的成就。2009年甲型H1N1流感全球肆虐，周平安、晁恩祥、姜良铎等中医专家亲临一线，参加危重病例的会诊及抢救工作，研制出有效中药"金花清感方"。2019年年底，新型冠状病毒感染疫情暴发，许多中医专家赶赴武汉，深入临床一线，进行中医指导，参与制订诊疗方案，大力推进中医药在整个疫情防控、救治中的临床应用工作，实施"一病一方""一人一方"，辨病与辨证结合，有力地达到提升治愈率、降低病亡率的目的，充分发挥了中医药救治新发突发传染病的优势。中医药与西医药联合防治疫病取得了显著疗效。

三、疫病学的课程特点

疫病学课程是讲授疫病的一门临床课，是理论与临床紧密结合的课程，既有较为完备的理论体系，又有很高的临床实用价值。课程以疫病防治的鲜活事例，结合中医药的古今抗疫史，坚定学生的专业自信，掌握中医防治疫病的独特作用，让学生深入理解"大医精诚"精神。将课程品德修养与学术提升有机融合，注重高尚情怀、职业道德的培养，落实"立德树人，以文化人"的理念。中医疫病学分布于伤寒论、温病学等中医文献中，其创造的许多理论和防治方法，要守正传承下来，成为疫病学课程的重要内容。课程注重中医疫病学的临床应用，临床部分由具有疫病诊疗经验的高水平医师承担，注重结合临床医案，注重中医学理论在临床中的实际应用。在临床相关疾病的诊治中，在中医学理论指导下，充分运用西医技术，让现代诊断技术与方法成为中医望闻问切的延伸，结合生理、病理、药理、免疫、病原微生物、影像学等学科，通过现代诊断技术认清疾病的内在变化。课程充分利用现代信息化技术，将中医思维的内容具象化，使学生易学易练，通过临床常见疫病的专题讲座、基于真实世界研究的临床医案，弥补相关疫病缺乏临床见习的不足，让学生在案例探究中理解中医思维，能够极大地激发学生的学习兴趣，有助于培养学生的临床辨治能力。

课程围绕疫病的中医学理论、各家学说、中西医诊断、中西医预防、综合治疗方案，以及临床常见传染病、疫病科学研究方法等内容，广泛吸收借鉴温病、伤寒等中医经典学科，呼吸、急症、危重症等临床各科，传染病学、流行病学、循证医学、公共卫生与预防医学、病原微生物、卫生经济学、大数据、药物研发等现代学科知识，邀请相关领域专家组成教学团队。通过课程强化中医思维，巩固中医健康观、疾病观、诊疗观，完善中医疫病学的理论体系，提高临床防控和诊治传染病的水平，培养运用中医思维辨治临床常见传染病的能力。

在疫病的防治中，对目前已形成的共识要辩证地、动态地应用于实践中，发挥中医药的优势，区别不同时期、不同地区、不同体质，因时、因地、因人制宜，既要重视某种病邪致病的临床特点，又要重视"非风、非寒、非暑、非湿，乃天地间别有一种异气所感"这一突出问题。针对新发疫病，拮抗病原体是一种认知和干预方法，而根据病毒侵入后的症状特点采取中西医结合治疗，也是积极有效的措施。研发疫病的特效药是十分有必要的，但同时不同时期的病毒是不断变异的，目前科学水平尚无法预知某种病毒何时出现，对自然界的病毒可否杀灭尚难预期。因此，要用中医思维与有效辨治经验防控疫情，也要有科学研究的长期规划，变被动为主动，从猝不及防到有备无患。

要重视中医经典理论的指导作用。中医药有着丰富的文献及实践基础，要从经典中汲取智慧。吴又可《温疫论》、叶天士《温热论》、薛生白《湿热病篇》、吴鞠通《温病条辨》、王孟英《温热经纬》、杨栗山《伤寒瘟疫条辨》、余师愚《疫疹一得》、戴天章《广瘟疫论》，还有刘松峰《松峰说疫》、李炳《辨疫琐言》等，均是在疫病流行的条件下写成的，不仅多有创见，并提供了许多行之有效的方法，蕴含着历代医家对疫病的诊治经验。中医对病原的认识，不只重视致病物质，同时重视人体正气内在因素与气候环境因素，更以调动机体防御和调节免疫的功能为主导思想。事实证明，中医药在参与新型冠状病毒感染的诊疗中，注重辨病辨证，注重病因病机及证候因素，取得了良好的临床效果。中医对疫病的治疗不只是对抗病毒，而是针对在病邪侵入人体后邪正两方面的关系进行有效的整体调节。中医药对急性传染病的治疗理念十分超前，对于感染性休克，清代王清任即提出解毒活血的名方"解毒活血汤"，较近年发现的感染性疾病所致弥散性血管内凝血用抗凝法治疗早近百年。在防治的思路上不只是寻求特异措施，亦可根据疫情发生的内在规律寻求新的出路。在诊疗过程中既要尊重中医学理论思维和临床经验，又要重视现代科学知识和方法。病情演变迅速，中西医在不同阶段、不同环节需要发挥各自优势，互相补充。临床医学的诊断、分期分型、实验室检测、影像学检查等，都对辨证论治思路具有重要的参考意义。

课程要求掌握疫病学的中医学理论体系、突发传染病的应急防控措施，掌握中西医诊断方法在疫病中的应用，掌握常见传染病的流行病学特征、中医病因病机、中西医诊断、中西医治疗、中西医防护，掌握传染病重症处理的原则和常用方法，熟悉疫病学相关的科学研究方法。总之，在中医思维的指导下，综合掌握疫病学的多学科知识与方法，具备运用疫病学经典辨治思维预防、救治、康复疫病的能力。当前，传染病仍然是威胁人类生命和健康，影响经济发展和社会稳定的重大问题。在全球，仍有许多传染病正在严重威胁全人类。学习好疫病学，对发挥中医药防治传染病的优势，促进中医药的传承创新发展具有重要意义。

第二节　疫病的概念与特点

一、疫病的概念

疫病是由疫疠病邪引起的具有强烈传染性和广泛流行性的一类外感病。疫病的概念有两个含义：一是疫病的病因是疫疠之邪，疫疠病邪是外在致病因素，说明疫病属于外感病范畴；二是疫病具有强烈传染性，并能引起广泛流行，相当于现代的传染病。

二、疫病的特点

（一）具有特异的致病因素

疫病的致病因素是疫疠病邪，为疫病特有的病因，源自明代吴又可在《温疫论》中提出的"杂气"，不同于风、寒、暑、湿、燥、火六淫之气。隋代巢元方提出的"乖戾之气"，也是为了区别疫病和非疫病的病因，为吴又可"异气"之说提供了启示。

疫病相当于现代的传染病，是由某种特定的病原体引起并能传播的疾病，疫疠病邪相当于传染病的病原体。病原体包括病原微生物（病毒、细菌、支原体、衣原体、立克次体、螺旋体、真菌）、寄生虫（原虫、蠕虫）等，其能突破机体的防御屏障，侵犯机体的特定病所，或局部，或多系统，并生长繁殖，进而损害机体。

（二）具有传染性和流行性

我国古代很早就认识到了疫病的传染性，如《素问·刺法论》的"五疫之至，皆相染易"，其中"染易"即是指疫病在人群中的相互传染。刘完素《伤寒标本心法类萃》记载："凡伤寒疫疠之病，何以别之？盖脉不浮者，传染也。"首先把疫病称为传染，为确立传染病病名之先。古人还认识到疫病传染有不同途径，吴又可认为："邪之所着，有天受，有传染。""天受"指通过空气传播，"传染"指直接接触传染。各种疫病传染性的大小和传染期的长短不一，这取决于疫疠之邪的性质和毒力大小，也取决于人体正气的状态。吴又可指出："其年疫气盛行，所患者重，最能传染。"如病毒性传染病，有的属于自限性感染，传染性小，传染期亦短；有的是持续性感染，即病毒在体内持久复制，并不断排出病毒又感染他人，传染性大，传染期也长；还有的是隐性感染，不出现明显症状，但依然传染他人而发病。人体状态包括正气的强弱和体质状态，这些是疫病发病的内在条件，决定着人体易感的程度，而外在致病因子的特性或毒力大小强弱决定着传染性的大小。

疫病在人群中连续传播，引起程度不等的蔓延、播散，即是疫病的流行。根据疫病流行的强度和广度，把流行分为散发、暴发、流行、大流行几个类型。宋代庞安时《伤寒总病论》说："天行之病，大则流毒天下，次则一方，次则一乡，次则偏着一家。"吴又可也指出疫病流行有"盛行""衰少""不行"的区别，盛行者"最能传染"，衰少者"里间所患者不过几人"，不行者"微疫亦有，众人皆以感冒为名，实不知其为疫也"。疫病流行程度和范围的决定因素或相关因素是多方面的，有疫病本身的因素，如有的疫病传染性强，很容易引起大流行，有的疫病传染性不强，很少有大流行。同时，社会制度、文化价值、治理水平也影响流行范围的大小。

（三）具有一定的季节性和地域性

疫病的发生与特定的季节气候条件有关。大多数疫病的发生和传播流行都有明显的季节性。呼吸系统的疫病，如流感、麻疹、肺炎、猩红热、流行性腮腺炎等多在冬春季节发病和流行；消化系统的疫病，如伤寒、霍乱、菌痢等，多在夏季或夏秋季发病和流行；虫媒疫病，如流行性乙型脑炎、疟疾、登革热等，多在作为媒介的蚊虫大量繁殖的秋季发病和流行。疫病的季节性取决于两方面因素：一是季节气候对疫疠之邪的生成种类有很大的影响。如春季温暖多风，易滋生风热病性的病原微生物，从口鼻、皮毛入侵人体，形成以呼吸系统为中心的疾病。夏秋之季气温高，湿度大，故疫疠之邪多有湿热之性，从口入而至脾胃，侵犯人体，形成以消化系统为中心的疾病。虫媒传染病是指以节肢动物为媒介的传染病，温度和湿度对此类传染病影响较大，流行性乙型脑炎、疟疾、登革热等病都是通过蚊子叮咬将其体内的病原体带入人体而发病的。夏秋季是蚊虫生长繁殖的高峰期，这些传染病的发生和传播多在夏秋季。疫病季节性的另一方面因素，是季节气候对人体的影响。人体对不同季节的气候变化会有不同的适应性反应，反常的气候会削弱人体对外界不良因素的抵抗能力，包括对疫疠之邪的抵抗能力。如冬春季节，天气应寒反暖，或应暖反寒，人体卫外功能就会降低，容易导致呼吸系统的疫病。夏秋季节，脾胃的受纳、运化功能低下，易导致消化系统的疫病。

疫病的地域性是指在某一地域某些疫病容易发生和传播。不同地域的地理环境不同，气候条件差别很大，生活习惯、饮食特点不同，从而影响了疫疠病邪的产生和传播。疫病地域性的特点还表现在一些自然疫源性疾病的传播上，自然疫源性疾病是指原发于野生动物之间的疾病，如布鲁菌病、炭疽等，在我国多见于内蒙古、东北、西北牧区，而岭南地区炎热多雨，蚊虫滋生，疟疾发病较多，血吸虫病在我国仅在长江两岸的10多个省流行等。全球化进程带来了疫病的全球化，这是当前面临的严峻挑战。不同的病原体本有自己的产生地域，但由于人类活动破坏了自然屏障，加之现代交通发达，使很多传染病"易地而居"，其地域性的特点不再明显。

（四）多具有免疫性

免疫性是指疫病痊愈后，机体一般会产生针对该病原体的特异性抗体，以后再遇该病原体入侵，就可获得保护而不受感染。我国很早就有"以毒攻毒"的免疫学思想。晋代葛洪《肘后备急方》有用狂犬脑敷治狂犬咬伤的记载。明代万全《痘疹世医心得》也记载患过麻疹和天花的人就不再得这些病。据清初俞茂鲲《痘科金镜赋集解》所载，明代隆庆年间已有预防天花的人痘法，在当时是世界领先的技术发明。虽然我国古老的人痘法有一定的危险性，操作上也有一定的困难，但却是现代免疫学思想的最早体现。18世纪90年代，英国医生琴纳发明了种痘法，人类免疫成功。疫苗是将病原微生物及其代谢产物，经过人工减毒、灭活或利用转基因等方法制成的用于预防传染病的自动免疫制剂。疫苗保留了病原菌刺激动物体免疫系统的特性，当人体接触到这种不具伤害力的病原菌后，免疫系统便会产生一定的保护物质，如免疫激素、活性生理物质、特殊抗体等；当再次接触到这种病原菌时，动物体的免疫系统便会依循其原有的记忆，制造更多的保护物质来阻止病原菌的伤害。

（五）临床表现具有特殊性

1. 发热 发热在疫病中是最基本的临床表现，正气奋起抗邪即发热。不同性质的疫病和处于不同发展阶段的疫病，发热的类型也不同。温热性质的疫病，起病就有明显发热，而且伴随明显的热象，而表证可以短暂出现。湿热性质的疫病，初起热象不明显，有的因为湿邪较重，阻遏阳气，并见恶寒发热等症。

2. 斑疹 斑疹是疫病的重要临床特征，斑疹的种类很多，有丘疹、玫瑰疹、瘀点、瘀斑、疱疹、荨麻疹、黏膜疹等。对斑疹的色泽、形态、分布、伴随症状、外发顺序、消退时间等进行详细诊察，有助于对疫病的病机、发展趋势、预后做出正确的判断。

3. 易出现危重症 喘憋、抽搐、出血、神昏、厥脱是疫病的危重症，直接威胁着患者的生命。喘憋多由肺气郁闭所致，抽搐多由引动肝风而致，出血多由热盛迫血妄行而致。疫邪内陷心营、内迫营血，可导致心窍闭塞、神昏等症，对生命的危害极大。厥脱是由于正气不足，而突然出现气阴外脱，乃至阳气外脱。

三、疫病的命名与分类

疫病在古文献中又称瘟疫、疫疠、天行、时气等。历代医家对疫病的认识有所不同，疫病之名也不同。早期只是笼统地称为疾疫、疫、疠等，如《史记》记载前 655 年"赵大疫"，前 243 年"天下疫"；《后汉书》记载前 11 年"大疾疫"，49 年"大疫，人多死"，126 年"疫疠为灾"等。《黄帝内经》之后，随着中医学的发展，对疫病的论述在内容上更丰富。隋代巢元方《诸病源候论》把"一岁之中，病无长少，率相似者"归于时气病、伤寒病、热病、温病、疫疠病中，时气、伤寒、热病、温病、疫疠是当时对传染病的称呼，认识上有了进步。金代有"大头天行""大头伤寒"等疫病名称，明代有"天行喉痹"，到清代有"霍乱""疟疾""烂喉痧"等。明清之后，温疫学派从病因、传变、证候、治法上认识到伤寒与温疫的不同，疫病证治被更多地纳入温病学范畴，但疫疠、瘟疫等作为中医学对传染病的统称仍然沿用至今。随着中医外感热病学的发展，医家们对疫病的认识逐渐加深，观察也更加细致，并注意到不同疫病之间的联系与区别，逐渐对疫病进行分类和命名。

（一）根据病证性质分类命名

疫病根据病证性质分为温疫、寒疫、湿疫。温疫有温热疫、湿热疫。温热疫是感受温热火毒性质的疫疠病邪而发生的疫病。温热疫的疫邪火性炽烈，侵犯人体后迅速出现邪热充斥表里上下内外之象，可见身体壮热，头痛如劈，两目昏瞀，或狂躁谵妄，口大渴，骨节烦疼，或吐血，衄血，发斑，舌红绛等；热毒深伏，可出现淫热内攻脏腑的危候。清代医家余师愚《疫疹一得》所论之疫，为温热疫的代表暑燥疫。湿热疫是感受湿热性质的疫疠病邪而发生的疫病。邪从口鼻而入先犯于膜原，症见憎寒壮热，继而但热不寒，苔白如积粉，舌质红绛。明代医家吴又可《温疫论》中所论之疫，为湿热疫之代表。寒疫是感受寒性的疫疠病邪而发生的疫病。寒疫初起寒邪束表，多引起卫外功能失调，见恶寒较重、发热较轻，影响肺的宣发功能，则出现咳嗽、气喘、鼻塞等；可凝滞经脉气血，出现头痛、项背酸楚、关节疼痛等。湿疫是感受湿性的疫疠病邪而发生的疫病，湿邪偏盛易出现恶寒、身热不扬、胸脘痞满、呕恶、头身沉重、下利、苔腻等。

（二）根据传染性和流行性分类命名

古代医家认识到疫病的传染性、流行性程度有不同。如宋代庞安时指出流行性强的可"流毒天下"，弱的仅限"一家"。吴又可在《温疫论》中把疫病流行分为盛行之年、衰少之年、不行之年，分别指在较大范围流行、在较小范围流行、没有流行的情况。传染性和流行性的大小，不同疫病之间是有差异的，这与疫邪的毒力和易感者正气的状态有关。一般把毒力强、疫邪侵犯人体后极容易发病的称为烈性传染病。《中华人民共和国传染病防治法》规定有甲类传染病（鼠疫、霍乱）、乙类传染病（传染性非典型肺炎、病毒性肝炎、艾滋病等）、丙类传染病（流行性感冒、流行性腮腺炎、风疹等）三种，其中甲类传染病和乙类传染病的一部分都是烈性传染病，这类传染病不但传染性和流行性强烈，而且对生命的威胁大。相对来讲，传染性不强，流行范围较小的是一般传染病。

（三）根据临床特点分类命名

根据临床特点对疫病进行命名最为直观。如"大头瘟"，最早在刘完素的《素问病机气宜保命集》中称为"大头病"，李东垣又称为"大头天行"。此病以"大头"为名，主要因为有头面部肿大的临床特征。"烂喉痧"的命名是以咽喉溃烂肿痛、肌肤外发丹痧的临床表现而命名。吴又可《温疫论》中列举了多种以临床特点命名的疫病，如众人咽痛，或时咽哑，名为"蛤蟆瘟"；胸高胁起，呕汁如血，名"瓜瓢瘟"；众人瘰核，名"疙瘩瘟"；便清泻白，足重难移，名"软脚瘟"等。

四、疫病相关概念辨析

（一）伤寒

伤寒有广义、狭义之分。《素问·热论》记载："今夫热病者，皆伤寒之类也。"《难经·五十八难》指出："伤寒有五：有中风，有伤寒，有湿温，有热病，有温病。"广义伤寒即一切外感病，狭义伤寒是感受寒邪的外感病。张仲景在《伤寒论》序中说其宗族死于伤寒的有十分之七，可见疫病是包括在广义伤寒之内的。《伤寒论·伤寒例》提出"时行之气"，将具有传染性和流行性的疾病称为时行之气，感受的病邪是"非时之气"，区别了疫病和伤寒。隋代巢元方《诸病源候论》把伤寒分成两种，一种是"自触冒寒毒之气生病者，此则不染着他人"，一种是"人感乖戾之气而发病者，此则多相染易"。

宋金元之后，温病学说得到很大发展，人们对伤寒和温病的关系认识有了改变，温病脱离伤寒。明清时期，出现了以吴又可为代表的温疫学派，把伤寒与温疫从病因、发病、传变、证候、治法等方面截然分开。

宋代以前，疫病属于伤寒的范畴，《伤寒论》奠定了中医疫病学的基础。宋以后到明末，疫病的概念逐渐明确，多相染易者为疫病，伤寒中有传染与不传染两种外感病。

（二）温病与温疫

温病是感受温邪引起的，以发热为主症，多具有热象偏重、易化燥伤阴等特点的一类急性外感热病，且多具有传染性、流行性、季节性、地域性。温病具有特殊的致病因素温邪，温邪可通过多种途径侵入人体而导致发病。温病主要的临床表现是发热；温病起病急、传变快、病情重，在病变过程中热象偏重，且容易损伤阴液。温病是指一类外感热病，而不是指某一具体的疾病。温病中具有强烈传染性，并能引起流行的一类疾病即为温疫，是疫病中的重要组成部分，属于具有温热性质、湿热性质的一类疫病。温病中也有少部分传染性不强或无传染性的疾病。疫病有寒热湿属性不同，其中属热性的称为温疫，故疫病包括温疫。疫病与温病有重合的部分。

（三）瘟疫

瘟与疫同义，针对疾病的流行而言，古文献中瘟疫与疫病的含义是一样的，都是具有强烈传染性和流行性的疾病，如天花、霍乱、鼠疫等。古典文学中的瘟疫书写，最早出现在春秋时期的诗歌总集《诗经》中，《大雅·思齐》云："肆戎疾不殄，烈假不瑕。""烈"即"疠"的假借，指烈性传染病，"假"即"瘕"的假借，指腹中有寄生虫的传染病。

（四）温毒

温毒是温病中具有局部肿痛、灼热，甚则溃烂或兼斑疹的一类疾病，如大头瘟、烂喉痧。温毒如具有较强的传染性和流行性，则也可以称为疫病。如大头瘟古称"大头天行"，是疫病中有头面咽喉肿痛症状的疾病。烂喉痧又称"疫喉痧"，是传染性的喉病，临床特征是咽喉肿痛腐烂，肌肤外发丹痧，既是疫病又是温毒。具有温毒特点的疫病还有很多，如咽痛声哑，或颈筋胀大，为"蛤蟆瘟"；斑疹疔肿，或吐泻腹痛，或呕血暴下，为"绞肠瘟""瓜瓢瘟"；众人瘿核红肿，为"疙瘩瘟"等。总体而言，疫病中具有局部肿痛灼热，甚或溃烂、斑疹者也是温毒，温毒具有较强传染性并能引起一定范围内流行者也是疫病。

第三节　疫病的病因与发病

一、病因

疫病的病因分为外因与内因，外因是主要病因。外部致病因素通过机体内部条件导致疫病的发生，即外因通过内因起作用。在强调外因对疫病重要性的同时，要重视内在机体脏腑功能失调，正气不足对发病的影响。没有外因，不足以发生疫病；而机体正气强盛，即使有外因存在，也不一定发生疫病。

（一）疫病的外因

疫病的外因是疫疠病邪，古代医家又称戾气、杂气、异气、疫气、疠气等，均指具有强烈传染性并能引起流行的外来致病因素。隋代巢元方所著《诸病源候论》中说：

"此病皆因岁时不和，温凉失节，人感乖戾之气而发病。"指出疫病的特点是"转相染易，乃至灭门延及外人"，"乖戾之气"是对疫病病因学说的重要贡献，也为吴又可的杂气学说奠定了基础。明代医家吴又可在《温疫论》中指出："夫温疫之为病，非风、非寒、非暑、非湿，乃天地间别有一种异气所感。""异气"又称"杂气"。清代杨栗山把杂气称为"毒气"，《伤寒瘟疫条辨》说："杂气者，非风，非寒，另为一种毒气。"乖戾之气、异气、杂气、毒气之称，均强调其特异性的病因。疫疠病邪应包括病原微生物在内，病原微生物的滋生、繁殖、传播与气候反常有关，亦与某些地区的地理环境有关。此外，战乱之后、灾荒之年、环境卫生差、捕食野生动物等因素，均可促使疫疠病邪的形成。

《素问·至真要大论》云："必伏其所主，而先其所因。"对疾病成因的充分认识，是对其进行有效预防和治疗的前提。疫病的发生发展具有独特的规律而有别于内伤杂病，根本原因就在于其病因是感受外界致病之邪。但由于历史条件的限制，古代医家对外邪的认识只能根据临床观察和实践体验，把人体能明显感觉到的气候变化看成是外感病的致病原因。通过疫病病证性质的寒、热、湿等，推导出疫病病因是寒性、温热性质的邪气等。随着现代科学技术的发展，人们逐渐发现疫病致病的主要原因是病原微生物的感染，病原微生物主导了疾病的发生。但不可忽视的是四时气候的变化，地理、自然环境、社会环境等因素同样可以影响病原微生物的生长繁殖和传播，同时对人体的防御能力和体质产生影响。疫病的发生发展不是传统的外感"六淫"所导致的，是包括病原微生物、气候、地理、环境等在内的多种因素与机体脏腑、气、津、血等相互作用所产生综合反应的结果。

疫疠病邪具有以下致病特点：

1. 致病力强，具有强烈的传染性和流行性 疫疠病邪致病力强，常常无分老幼，众人触之即病，并且来势凶猛，传染性极强，通过人群聚集和流动，在短时间内可引起大范围流行。

2. 多从口鼻而入，有特异的病变部位 疫疠病邪主要从口鼻入侵人体，即通过呼吸道或消化道侵犯人体。通过空气感染人体的，吴又可称之"天受"；也有通过直接接触皮肤黏膜而感染人体的，吴又可称之为"传染"。另外，不同性质的疫疠病邪，对脏腑经络有不同的选择定位。湿热性质的疫疠病邪多先犯于脾胃或膜原；温热性质的疫疠病邪多客于阳明胃，传布于十二经。2003 年传染性非典型肺炎、2019 年新型冠状病毒感染均呈现以肺系统为中心，多脏腑损害的系统综合征的致病特点。

3. 起病急，病情凶险复杂 疫疠病邪致病力强，起病多急骤，入侵人体后传变迅速，病情凶险，复杂多变。例如，吴又可描述的湿热疫舌象，晨起舌苔白厚如积粉而滑腻，病变尚在膜原；午前苔始变黄，疫邪初入胃腑；午后苔全变黄，邪已入胃；入暮则已伤下焦之阴，舌变焦黑。一日而有多变，吴又可归纳其邪溃有九种传变，始动于膜原，有先后表里多种传变方式。新型冠状病毒感染患者可出现呼吸窘迫和（或）低氧血症无法改善，或全身炎症反应综合征，甚至出现多脏器功能衰竭的临床重症。

4. 致病具有种属特异性 不同种类疫疠病邪对人或不同种属动物的感染具有一定

的选择性，某些病邪只引起人患病而不引起其他动物患病，而某些病邪只引起某些动物患病但不引起人患病。吴又可称这种选择性为"偏中"，《温疫论·论气所伤不同》云："然牛病而羊不病，鸡病而鸭不病，人病而禽兽不病，究其所伤不同，因其气各异也。"也有的病邪导致人畜共病。

（二）疫病的内因

疫病的发生与人体内因关系密切，即易感体质或机体内环境的失调，这是发生疫病的内因。《素问·刺法论》云："正气存内，邪不可干。"《灵枢·百病始生》云："卒然逢疾风暴雨而不病者，盖无虚，故邪不能独伤人。此必因虚邪之风，与其身形，两虚相得，乃客其形。"《湿热病篇》云："太阴内伤，湿饮停聚，客邪再至，内外相引，故病湿热。此皆先有内伤，再感客邪。"如果人体正气不足，不能抵御外邪的侵袭，就易发生疫病。人体正虚抗病能力低下主要包括：素禀体虚，御邪力弱；气血失调，卫外失固；饥饿、劳倦、寒热冷暖失宜，导致卫外功能下降。同时，素有蕴热、停湿的易感体质容易外感疫疠病邪。疫邪太甚，致病力太强，超过了正气所能抵御的限度，而导致正不胜邪，即可导致疫病的发生。

二、发病影响因素

外感疫疠病邪是疫病发生发展的首要条件。此外，自然因素、社会因素亦是疫病发病的重要因素。

（一）自然因素

自然因素主要包括气候、环境、地域因素等。气候、环境因素主要是指季节、气候，如温度、湿度等，不同季节、不同气候条件会影响致病微生物的滋生、传播，也影响人体反应性及抗病能力。此外，气候变化对疫病的流行也有直接关系，非其时而有其气，骤冷暴热，疾风淫雨，易致疫病流行。自然灾害与疫病的发生与流行也密切相关，自然灾害包括大旱、久雨、虫害、地震等。正所谓"大灾之后有大疫"，疫病发生表现出一定的地域性。例如，岭南地区气候炎热潮湿，多山岚瘴气，蚊虫滋生，容易导致疟疾传播。某些地区经济滞后，卫生条件较差，鼠类、虱子、跳蚤较多，容易发生疫病。人群聚集的公共场所，如火车、飞机、商场、电影院、剧场、饭店、学校等场所，容易引起疫病的传播。

（二）社会因素

社会因素包括国家的政治制度、经济实力，人民的精神文化素质、科学素养、生活习惯等方面。国家制定良好的社会制度，坚持人民至上、生命至上，决策正确有力，并有较优越的经济条件，联防联控的工作方案科学客观，物资丰富等，就能在人们的医疗卫生条件、工作生活环境、防疫措施等方面得以较好地保障和落实，疫病的发病率可大大降低；即使疫病发生并开始流行，亦能够尽快地得到控制并消灭。而某些经济落后的国家，人民生活贫困，卫生及防疫设施较差，便常有疫病的发生与流行。战争也是引起大疫的重要因素。交通发达，商业发展，人员交往频繁，也会影响疫病的发生和流行。

三、感邪途径及媒介

疫病感邪的途径主要有呼吸道传播、消化道传播、皮肤传播、血液及体液传播、母婴传播。某些传染病有多种传播途径，如新型冠状病毒感染、肾综合征出血热等，有些传染病只有单一传播途径，如肠伤寒、破伤风等。

（一）呼吸道传播

呼吸道传播是疫病重要的感邪途径之一。易感者吸入含有病原体的空气、飞沫或尘埃而感染。古代医家很早就认识到："一人病气足充一室。"病室空气被疫邪污染，就会感染健康人。吴又可称这种途径为"天受"。王清任在《医林改错》更明确地指出："遇天行触浊气之瘟疫，由口鼻而入气管。"被疫疠病邪污染的空气随呼吸进入鼻窍，病邪因而得以侵入肺系引起发病，初起病变多在手太阴肺，如流感、新型冠状病毒感染、白喉、百日咳、麻疹、传染性非典型肺炎等。

（二）消化道传播

消化道传播也是疫病重要的感邪途径。被疫邪污染的水源、食物，可随饮食从口而入侵于胃肠。古代医家很早就认识到了这种感邪途径，如《诸病源候论·食注候》云："人有因吉凶坐席饮啖，而有外邪恶毒之气，随食饮入五脏，沉滞在内，流注于外，使人肢体沉重，心腹绞痛，乍瘥乍发，以其因食而得之，故谓之食注。"葛洪《肘后备急方》云："凡所以得霍乱者，多喜饮食。"如肠伤寒、痢疾、霍乱、脊髓灰质炎等，都与进食不洁食物有关。

（三）皮肤传播

通过皮肤与传染源接触而感染。如炭疽、破伤风、狂犬病、血吸虫病及性病等均可通过接触而感染。

（四）虫媒传播

通过节肢动物叮咬吸血等方式传播。如蚊虫传播疟疾、恙螨传播恙虫病、人虱传播流行性斑疹伤寒、鼠蚤传播地方性斑疹伤寒、白蛉传播黑热病、蜱传播森林脑炎（伐木工人易患此病）等。某些病原体在媒介动物体内的繁殖周期中的某一阶段才能造成传播，称为生物传播；病原体通过蝇等机械携带传播称机械传播。此类传播常有季节性和地区性，有些与受染者的职业有关。

（五）血液及体液传播

存在于血液或体液中的病原体通过输血、使用血制品、体液而传播。如疟疾、乙型病毒性肝炎、丙型病毒性肝炎、艾滋病、梅毒等。其中包括医源性传播，是指在医疗、预防工作中造成某些传染病传播。医源性传播有两种类型，一类是指易感者在接受治疗、预防或检验（检查）措施时，由于所用器械受医护人员或其他工作人员的手污染或消毒不严而引起的传播，如丙型肝炎、乙型肝炎、艾滋病等；另一类是药厂或生物制品生产单位所生产的药品，或生物制品受污染而引起传播，如用第Ⅷ因子引起的艾滋病。

（六）母婴传播

母婴传播属于垂直传播，有三种方式：①经胎盘传播。如流感、风疹、乙型病毒性肝炎、腮腺炎、麻疹、水痘、巨细胞病毒感染及虫媒病毒、梅毒感染等，如孕妇在怀孕早期患风疹，胎儿可发生畸形、先天性白内障等。②上行性传播。病原体经孕妇阴道通过子宫颈口到达绒毛膜或胎盘引起胎儿感染，称为上行性传播。③分娩引起的传播。胎儿从无菌的羊膜腔穿出而暴露于母亲严重污染的产道内，胎儿的皮肤、呼吸道、肠道均有被感染的风险，如孕妇产道存在淋球菌、乙型肝炎病毒、疱疹病毒等，可能导致新生儿相应的感染。出生前在子宫内获得的感染又称先天性感染，如艾滋病、梅毒等。

第四节　疫病的辨证与辨病

一、辨证

疫病辨证是将临床四诊所得资料进行综合、分析、归纳，以揭示疫病的病因、病性、病位、病程阶段、邪正对比、病理变化，并归纳为各种证候的过程。疫病辨证的临床意义在于辨明病邪性质，归纳证候类型，了解病情轻重，阐明发病规律，认识传变形式，确立治疗原则，制订治法方药等。疫病辨证通过历代医家的不断充实与发挥，内容较为丰富，有卫气营血辨证、三焦辨证、六经辨证、表里辨证等。

（一）卫气营血辨证

卫气营血辨证由清代温病学大师叶天士创立，叶氏在《温热论》中指出"肺主气属卫，心主血属营""卫之后方言气，营之后方言血"。卫气营血辨证理论自清代创立以后，一直被作为温病的重要辨证论治纲领沿用至今。该理论体系不但广泛用于一般温病的辨证论治纲领，也适用于指导疫病分期的辨证施治。

卫分证属表，气分证、营分证、血分证属里，其病情轻重、病位浅深有所不同，其中气分证较轻浅，营分证较深重，而血分证更为深重。卫气营血既体现感邪后的病变阶段，又体现各阶段的证候类型，其每一个阶段均可出现多种证型。

1. 卫分证　疫疠病邪初袭，属人体卫外功能失调的初期阶段，多见轻型证候。临床表现为发热，微恶风寒，头痛，无汗或少汗，咳嗽，口微渴，舌苔薄白，舌边尖红，脉浮数等。湿热类疫邪可见身热不扬，恶寒，头身重痛，少汗，脘痞，呕恶，舌苔腻。病理特点为邪袭卫表，肺卫失宣。

2. 气分证　疫疠病邪入里，正邪交争，脏腑或组织气机活动失常的进展期阶段，可见轻型、重型证候。气分证的病变较广泛，凡不在卫分，又未传入营、血分，均属气分证范围，涉及的病变脏腑部位主要有肺、胃、脾、大小肠、膀胱、胆、膜原、胸膈等。温热类疫病临床表现为壮热，不恶寒反恶热，汗多，渴喜饮凉，尿赤，舌质红，舌苔黄，脉洪数。病理特点为里热蒸迫，热盛津伤。湿热类疫病共性表现为身热汗出不解，脘痞，大便溏，小便赤，舌红，苔黄腻，脉濡数。病理特点为湿热交蒸，郁阻气机。气分证的临床表现可因病邪性质及病变部位不同而产生不同的临床表现。

3. 营分证 疫疠病邪侵犯营分，引起以邪热灼伤营阴，扰乱心神为主要病理变化的进展期阶段，多见重型证候。临床表现为身热夜甚，口干反不甚渴饮，心烦不寐，或时有谵语，斑疹隐隐，舌质红绛，脉细数等。病理特点为营热阴伤，扰神窜络。

4. 血分证 疫疠病邪入于血分，引起以血热炽盛、迫血耗血的进展期阶段，多见危重型证候。血分证可见出血、神昏、痉、厥、脱等危重证候。临床表现为身灼热，吐血、衄血、便血、尿血，斑疹密布，躁扰不安，甚或神昏谵狂，舌质深绛。病理特点为迫血耗血，心窍闭阻，瘀热互结。

疫病发生后，病情往往处于不断变化的状态，这种变化主要是疫邪与人体正气相互斗争的结果，卫气营血辨证理论可以用来分析这一变化的主要规律。疫病总的传变趋势一般由表入里，由浅入深，但临床上的传变情况是复杂的，没有固定模式，临证不能刻板识证。疫病传变具有一般规律与特殊规律，一般规律为疫邪传变迅速，按照卫气营血的顺序传变；特殊规律为疫病不按照卫气营血的顺序传变，可不经某些阶段而出现"跳跃性"传变，或因疫疠病邪其性暴戾，或因各种基础性疾病，致疫疠病邪内陷生变。如卫分邪气太盛，波及营分出现卫营同病，还可见卫气营同病、气血两燔等。

疫病的卫分证较少，多发于气、营、血分。邪气从口鼻而入，首先犯肺，导致卫气失宣，形成肺卫失宣的卫分证。疫邪致病力强，除了犯肺，更易"直行中道，流布三焦"，导致发于气分，或郁于营血分。刘松峰在《松峰说疫》中指出，在疫病传变过程中，始终伴随着营分郁热，发病之时就会出现"卫闭营郁"。卫气营血辨证不仅用于辨析温热类疫病，而且用于辨析湿热疫。湿热疫邪易留恋气分，会出现湿遏热伏之重症，即湿遏气分而热伏营血，湿邪阻滞而邪热不能外透，是湿热疫邪引起的气营（血）同病。

（二）三焦辨证

三焦辨证由吴鞠通为代表的医家创立。以临床证候表现辨别病情、病位、病程等。三焦辨证可以把疫病病变的全过程划分为三个互有联系的病程阶段，即上焦证、中焦证、下焦证，从而为临床提供治疗依据。三焦辨证与卫气营血辨证理论有着密切联系，两者在临床应用中相辅相成。

1. 上焦证 包括肺及心包的病变。上焦证一般多见于疫病发病初期或进展期。疫疠病邪初犯肺卫，临床表现为发热，微恶风寒，咳嗽，头痛，口微渴，舌边尖红，舌苔薄白欠润，脉浮数。如感邪轻者，正气抗邪有力，邪气不向里传，可从表而解。如感邪重而邪热转甚者，病邪由表入里，可引起肺热壅盛，临床表现为身热，汗出，咳喘气促，口渴，苔黄，脉数。湿热疫邪犯肺，可引起湿热阻肺，出现卫受湿遏，肺气失宣的病理变化，即吴鞠通所说"肺病湿则气不得化"，临床表现为身热不扬，恶寒，头重如裹，胸闷脘痞，咳嗽，苔白腻，脉濡缓。湿热秽浊阻塞机窍而神昏者属危重症。若肺气大伤，严重者导致化源欲绝而危及患者生命，临床表现为汗出淋漓，鼻翼扇动，喘促息微，四肢逆冷，脉散大而芤或细微欲绝。若患者心气素虚，肺卫之邪可直接内陷心包，临床表现为身热，神昏，肢厥，舌謇，舌绛。疫疠病邪袭肺，毒侵百脉，亦属危重症。疫病上焦证如治疗得当，正气抗邪有力，则病变渐除而病情好转。如病邪未除，或转入中焦，或出现危重症。

2. 中焦证　包括胃、脾、大肠。中焦病证一般发生于湿热类病证的初期或进展期，病邪虽盛，正气亦未大伤，故邪正斗争剧烈，只要治疗得当，尚可祛邪外出而解。但若邪热过盛或腑实严重，每可导致津液或正气大伤。邪热入足阳明胃经，里热蒸迫，可形成阳明热炽，临床表现为壮热，口渴引饮，大汗出，心烦，面赤，脉洪大而数。邪热结聚与糟粕相搏，耗伤阴液，肠道传导失司，可形成阳明热结，又称阳明腑实或热结肠腑，临床表现为日晡潮热，大便秘结，腹部硬满疼痛，或热结旁流，或有谵语，舌苔黄燥或起芒刺，脉沉实有力。湿热疫邪困阻中焦脾胃，可形成湿热中阻，湿重于热者，病变偏重于脾，湿渐化热，或热重湿轻者，病变偏重于胃，临床表现为身热不扬，胸脘痞满，泛恶欲呕，舌苔白腻，或身热汗出而汗后热难退，脘腹满胀，恶心呕吐，舌质红，苔黄腻。湿热与肠道积滞糟粕相搏，肠道传导失司，可形成湿热滞肠，临床表现为身热汗出不畅，大便溏垢如败酱，便下不爽，烦躁，胸脘痞满，腹痛，舌赤，苔黄腻或黄浊，脉滑数。中焦证邪热虽盛，而正气未至大伤，正气抗邪有力，则病情向愈；但若中焦胃经邪热过于亢盛，腑实热结，津伤严重而耗竭真阴，或中焦湿热秽浊极盛，弥漫上下，气机逆乱，均可导致病情危重；中焦阴液耗损严重，可传入下焦。

3. 下焦证　包括肝、肾的病变。疫病邪入下焦时，主要表现为邪少虚多证，以肝肾阴虚为主要病理特征，属病变危重后期阶段。邪热深入下焦，耗伤肾阴，脏腑失于濡养，可形成肾阴耗损，临床表现为低热，神疲委顿，消瘦无力，口燥咽干，耳聋，手足心热甚于手足背，舌绛不鲜干枯而萎，脉虚；肾阴耗损导致肝失所养，可形成虚风内动，临床表现为神倦肢厥，耳聋，五心烦热，心中憺憺大动，手指蠕动，甚或瘛疭，脉虚弱。其转归有两种情况：一是治疗正确，正气渐复，余邪消除，病则渐愈；二为阴精耗伤严重，肝肾之阴耗竭至尽，阴损及阳，阴阳虚衰可致患者陷入危亡。

湿热疫邪从口鼻而入，客于膜原，其传变以三焦为主线。新型冠状病毒感染在中医学界普遍认为是湿毒疫，可以按照三焦辨证进行论治。新冠疫邪直趋中道，客于半表半里，邪伏三焦膜原。有学者提出以三焦为主体进行分期分治新型冠状病毒感染，以初期、中期、后期三个阶段对应邪在三焦，邪始上焦可犯太阴阳明之表；邪在中焦犯太阴阳明之经，有湿重于热、热重于湿之别；邪在下焦累及肝肾，多见危重症。

（三）六经辨证

六经辨证以阴阳为纲，以脏腑经络为核心，反映了外邪自表入里的病变。六经辨证揭示了外感热病发生发展的规律性和阶段性，六经证候有普遍性和特殊性。通过对外感热病过程中六经证候的辨析，掌握病情之轻重，病势之进退，病位之深浅，从而为立法提供依据。

六经辨证是张仲景在《伤寒论》中所创立，是伤寒学说的核心内容。张仲景通过对外感热病发生发展中的病理变化，将其分为太阳、阳明、少阳、太阴、少阴、厥阴六经病证。六经辨证纲领一直有效地指导着外感热病临床辨治，对中医疫病的辨证有实用价值。

1. 太阳病证　主要是指伤寒病初起的表证。太阳主人体的表层，外邪侵犯人体，太阳经首当其冲。临床表现是头项强痛，恶寒，脉浮。邪犯体表则见太阳经证；邪热内传则成太阳腑证。太阳病证主要有经证、腑证、兼证等。

2. 阳明病证 外感热病过程中，寒邪化热，邪热亢盛，津液耗伤的病变阶段，其证候属里热实证。阳明病证的形成主要有三个原因：一是感邪较重，虽经发汗解表，未能逐邪外出，病邪依然化热入里；二是阳气素旺，感受外邪后即易入里化热；三是误汗误下，导致阴津耗伤而阳气转盛。外感热病发展到阳明病证阶段，临床表现一般热势较高，不恶寒反恶热，大汗出，口烦渴，脉洪大有力。阳明病证主要有经证、腑证、变证。

3. 少阳病证 外感热病过程中，病位已离太阳之表而未深入阳明之里，处于表里之间，故其性质属于半表半里证。其在病程上已不属于初期阶段，而正气又有较虚弱的一面，故往往又是外感热病过程中由实转虚阶段。少阳病证的证候主要有少阳本证、少阳兼变证、少阳合病与并病三类。

4. 太阴病证 外感热病三阴病较轻浅。其发生原因是感受外来寒湿之邪，侵犯脾胃，或外感热病中病邪损伤脾胃阳气，造成脾胃虚寒而临床表现以下利、腹痛、呕吐等为主的症状。本病证可由三阳病中气虚，转化成脾胃虚寒证候，称之"传经"，亦可因里阳素虚而在病初即见虚寒证象，称之"直中"。太阴病证在病情严重时，还可转化成少阴病证或者厥阴病证。太阴病证可分为本证和兼变证两类。

5. 少阴病证 外感热病中全身性虚寒证，但也有表现为虚热证者。少阴主要指心、肾，为人身之根本。心肾虚衰则既可见阳虚，也可见阴虚，兼夹证候较多，病情比较复杂，故辨证时尤宜慎重。少阴病证可以分少阴寒化证、少阴热化证、少阴兼变证及少阴咽痛证等。

6. 厥阴病证 外感热病的最后一个阶段。由于厥阴是三阴之尽，又是阴尽阳生之脏，病情变化多端，证候特点是寒热混杂，病理机转可以归纳为阴阳胜复和上热下寒。厥阴病证可分为厥阴寒热错杂证、厥阴寒证、厥阴热证等。

疫病的六经传变可以循经传变，这种传变类似伤寒。发病首犯太阳经，循六经顺序，《诸病源候论》指出疫病传变是："一日太阳受病，二日阳明受病，三日少阳受病，四日太阴受病，五日少阴受病，六日厥阴受病。"疫病也可以根据六经阴阳分表里传变，传变由三阳入腑，复入三阴，以《松峰说疫》所论述的疫病传变规律为代表。疫病发病首犯太阳经，可依次传入阳明、少阳，传至阳明可入腑，三阳经传变后亦可入胃腑，再入里传至三阴经，即太阴、少阴、厥阴，传至厥阴经六经传变，若有力抗邪则发斑而解，否则预后不佳。

（四）表里辨证

表里辨证主要是把疫病的病位、病程等加以区别。这种辨证方法主要见于明代吴又可《温疫论》，吴氏曰："夫疫之有九传，然亦不出乎表里之间而已矣。""察其传变，众人多有不同者，以其表里各异耳。"清代戴天章继承发扬了吴又可表里辨证的学术观点，在疫病中重视病位之在表在里，《广温疫论》中将疫病常见的 70 余个症状，分别归纳为"表证"和"里证"两类，强调"疫邪见症，千变万化，然总不出表里二者"。清代杨栗山在《伤寒瘟疫条辨》亦列有"表证"与"里证",并论其脉证和部分治法方药。表里辨证是辨病位与病势浅深轻重的纲领。疫邪自外侵袭人体,首犯膜原,属于半表半里,邪气溃败之后,可浮越于表,也可内陷于里,即有"九传"之变。

1. 表证　疫邪初起也可有表证,疫邪在膜原已溃,可浮越于表。疫疠之邪致病性强,其表证可概括为发热、恶寒、头痛、项强背痛、腰痛、腿膝足胫酸痛、自汗或无汗、头肿、面肿、耳目赤痛、项肿、发斑、发疹等(《广瘟疫论》)。《温疫论》指出:"如浮越于阳明,则有目痛、眉棱骨痛、鼻干;如浮越于少阳,则有胁痛、耳聋、寒热、呕而口苦。大概述之,邪越太阳居多,阳明次之,少阳又其次也。"

2. 半表半里　一般为疫病初起。疫邪从口鼻而入,盘踞于半表半里之膜原,即"邪自口鼻而入,则其所客,内不在脏腑,外不在经络,舍于伏脊之内,去表不远,附近于胃,乃表里之分界,是为半表半里"。邪伏膜原症见寒热往来,寒甚热微,身痛,手足沉重,呕逆胀满,苔白厚腻浊如积粉。《温疫论》指出:"瘟疫初起,先憎寒而后发热,日后但热而无憎寒也。初得之二三日,其脉不浮不沉而数,昼夜发热,日晡益甚,头疼身痛。其时邪在伏脊之前,肠胃之后,虽有头疼身痛,此邪热浮越于经,不可认为伤寒表证。"邪气盘踞膜原,要使邪气溃败,速离膜原,疫邪"不溃则不能传,不传邪不能出,邪不出而疾不瘳"。

伏邪溃败之后,可浮越于表,可内陷于里,即有"九传"之变。"九传"为但表而不里、表而再表、但里而不表、里而再里、表里分传、表里分传而再分传、表里偏胜、先表而后里、先里而后表。但表而不里,见头痛身痛,发热恶寒,内无胸满腹胀等症,饮食正常,不烦不渴,此邪气外传,由肌表而出,或发斑而消,或从汗而解。表而再表是疫邪所发未尽,膜原尚有隐伏之邪,或二三日后,或四五日后,发于表,见发热,脉洪而数等症。如外解,仍是出斑、得汗而愈。但里而不表是外无头痛身痛,亦无出斑、得汗,只见胸膈痞闷,欲吐不吐,此邪传里之上焦,宜瓜蒂散吐之,邪从其减,邪尽病已。里而再里为愈后二三日,或四五日,复传里证,在上者仍吐之,在中下者仍下之,复传里者较为常见。虽有上中下之分,皆为里证。表里分传是指始则邪气伏于膜原,以邪气平分,半入于里,则现里证,半出于表,则现表证,疫病较为常见,然表里俱病,内外壅闭。表里分传而再分传照前表里俱病,宜三消饮,复下、复汗而愈,疫病较为常见。表里偏胜,若表胜于里,膜原伏邪发时,传表之邪多,传里之邪少,表证多而里证少,当治其表,里证兼之。若里证多而表证少者,但治其里,表证自愈。先表而后里,始则但有表证而无里证,宜达原饮;有经证者,当用达原饮三阳加法;经证不显,但发热者不用加法;继而脉洪大而数,自汗而渴,邪离膜原未能出表,宜白虎汤辛凉解散,邪从汗解,脉静身凉而愈。先里而后表,始则发热,渐加里证,下之里证除,二三日内复发热,反加头痛身痛脉浮者,宜白虎汤。若下后热减不甚,三四日后,脉浮者,宜白虎汤。

3. 里证　疫邪在膜原已溃,可内陷于里,疫邪初起也可内陷成为里证。疫病里证包括的范围很广,大多具有脏腑病变的表现,可概括为渴、呕、胸满、腹满、腹痛,胁满、胁痛、大便不通、大便泄泻,小便黄赤涩痛,及烦躁、谵妄、沉昏,舌燥、舌卷、舌强，口咽赤烂等（《广瘟疫论》）。《温疫论》指出："从内陷者，胸膈痞闷，心下胀满，或腹中痛，或燥结便秘，或热结旁流，或协热下利，或呕吐、恶心、谵语、舌黄、舌黑、苔刺等证。"

二、辨病

疫病的辨病是指辨别疾病的病证性质、病位所在、病变阶段、发展趋势、病理状态等，以更好地认识疫病的发生发展、传变转归等规律，为临床诊治提供依据，具体内容包括辨病性、辨病所、辨病期、辨病势、辨病理。

（一）辨病性

病性是指疫病的寒、热、湿、燥等属性，疫病的病性取决于感受疫疠病邪后，与机体脏腑气血津液相互作用形成的证候状态。决定病证性质的主要因素是疫疠病邪。其次是机体的气津血的综合反应，与气候特点也有关。疫病根据病证性质可分为湿热疫、温热疫、寒湿疫等。

1. 湿热疫　感受湿热性质的疫疠病邪而发生的疫病。湿热疫的辨证要点为初起身热不扬，胸闷，脘痞，肢重，苔腻等。明代医家吴又可《温疫论》中所论之疫，为湿热疫之代表。湿热疫邪从口鼻而入，先犯于膜原，症见憎寒，继而但热不寒，胸闷脘痞，苔白厚腻。

2. 温热疫　感受温热火毒性质的疫疠病邪而发生的疫病。温热疫的辨证要点为壮热，口大渴，舌红，苔黄燥，脉数，或见斑疹、吐血、衄血、神昏、痉厥、舌质绛等。清代医家余师愚《疫疹一得》所论之疫，为暑燥疫，是温热疫之代表。余师愚认为疫邪火性炽烈，侵犯人体后迅速出现邪热充斥表里上下内外之象，见身体壮热，头痛如劈，两目昏瞀，或狂躁谵妄，口大渴，骨节烦疼，或吐血，衄血，发斑，舌红绛等。热毒深伏，也可出现淫热内攻脏腑的危候。

3. 寒湿疫　感受寒湿性质的疫疠之邪而发生的疫病。《素问·疟论》云："寒者阴气也。"寒遏卫阳，寒性收引，易出现恶寒、肢冷、头身疼痛，肌肉疼痛，胸脘腹拘痛等。《中国医学大成·增订叶评伤暑全书》云："夏月亦有病凉者，偶遇暴风怒雨，不及加衣，或夜失覆，或路行冒犯，皆能为凉证，此非其时有其气，谓之寒疫。"寒邪与湿邪相合为寒湿之邪，导致寒湿之疫。但寒证或寒湿之证可以根据机体偏虚偏实而化热伤阴，或化寒伤阳。

（二）辨病所

病所即疾病病变之所在。中医学对人体的认识并非建立在实体解剖之上，而是"视其外应，以知其内脏，则知所病矣"（《灵枢·本脏》），因而对病所的认识就不仅指形态结构上的位置，也包括功能系统。如脏腑及外合的皮肉筋骨、五官九窍以及经络、三焦膜系等。

中医对病所的确定主要是依据在病因作用下，人体生理功能受损失调后的临床表现，因而中医的病所并非完全等同于症状或体征之所在，而是根据整体关联，综合分析后对正邪斗争的位置做出的判断。根据脏腑的生理功能、相应的官窍及五体等，分析找出病理表现与相应脏腑的关系，如肺系疫病，临床常见胸闷、喘憋、乏力等。经络病所即根据经络循行路线而确定，如头痛在头后部，下连于项，病多在太阳经；头痛在前额部及眉棱骨等处，病多在阳明经；头痛在头之两侧，并连及于耳，病多在少阳经；如足厥阴经脉绕阴器，经少腹，上行胸胁，因而这些部位出现的胀满疼痛等，可定位于足厥阴肝经。再头痛在颠顶部位，或连目系，病多在厥阴经等。

（三）辨病期

病期是指疫病的病变阶段。辨病期强调疾病不同阶段的主要病机、次要病机和兼夹病机，辨明其主要症状、次要症状和兼夹症状，并根据主要病机变化，确定立法遣方，根据次要病机、兼夹病机随症加减，从而实行理法方药的连贯性。根据疾病不同阶段的临床表现，以判断疫病的传变规律及动态病变趋势。此病期在西医的疾病分期基础上更加精细，治疗则更加精准。

1. 发病前期　此期包括潜伏期及前驱期。潜伏期是指病原体侵入人体起，至首发症状时间。不同疫病其潜伏期长短各异，短至数小时，长至数月乃至数年，一般为 7～14 天；同一种疫病，各患者之潜伏期长短也不尽相同。通常细菌潜伏期短于蠕虫病；细菌性食物中毒潜伏期短，短至数小时；狂犬病、获得性免疫缺陷综合征其潜伏期可达数年。推算潜伏期对传染病的诊断与治疗有重要意义。

前驱期是潜伏期末至发病期前，出现某些临床表现的短暂时间，一般 1～2 天，呈现发热、乏力、头痛、皮疹等表现。多数疫病前驱期往往被忽略，在疫病流行时或疫区要重视。潜伏期及前驱期有的虽然无首发典型症状，但从中医整体思维上可能发现有非典型症状表现，采取辨证施治可起到早治防变的作用。

2. 发病期　发病期是各传染病之特有症状和体征，随疾病发展陆续出现的明显症状时期，如咳嗽、气喘，甚至呼吸困难，特征性的皮疹、肝脾大和脑膜刺激征、黄疸、器官功能障碍或衰竭等。症状由轻而重，由少而多，逐渐或迅速到达高峰，呈现卫分、气分、营分、血分，由浅入深，由轻到重的气津血病理变化的区别。

3. 恢复期　恢复期是指病变逐渐修复，临床症状陆续消失的阶段。少数疫病可留有后遗症，依然需要通过四诊所呈现的征象辨证分治，以利尽早康复。

根据卫气营血分期辨证，较之前分期更加精准，同一阶段还有不同证候特点，通过辨证为立法提供可靠的证据，对疾病进行动态分期辨证而治。卫分阶段多为疫邪初袭，卫外功能失调；气分阶段多为疫邪在里，引起脏腑组织气机失常；营分阶段多为疫邪犯于营分，邪热盛于营分，灼伤营阴；血分阶段多为疫邪进入血分，血热亢盛，迫血耗血。卫气营血分辨证要点均见前章。

（四）辨病势

病势是疾病发展和演化的趋势，在疫病中主要判断邪气与正气的对比态势。一般在初期，呈现正盛邪微；在中期，邪盛而正气不衰，正邪相争，或邪盛正损；随着病情发展，后期邪实正虚参半、邪少虚多，甚至纯虚无邪状态。

疾病的发生发展过程是正邪相争的过程，邪气盛是疾病发生的外在原因，而正气亏虚是疾病发生的内在原因。《灵枢·百病始生》言："盖无虚，故邪不能独伤人，两虚相得，乃客其形。"可见正气在疾病发生过程中占主导地位。疫毒邪气性乖戾，感染疫毒邪气会消减人体正气，《素问·玉机真脏论》载："邪气胜者，精气衰也。"指出邪气致病必然导致正气损伤，邪盛则正易衰。正邪对比的状态不但决定疫病的发生，也决定疾病的病理、病势乃至预后。正气具有抗邪功能，急性虚损造成正气亏虚，则疾病加重而难愈。素体虚弱，正气不足，复感疫疠毒邪，毒邪迅速耗伤人体正气，正气愈加亏耗，抗邪能力极差。故疫邪可迅速损伤肺脾及心肝肾等脏器，导致其受损而衰竭，肺胃、心肾失交、肝肾耗竭是其常见证候。病势也可进展迅速，导致危重乃至死亡。

疫病发展过程中，邪气亢盛、气机逆乱可引起厥证，正气虚损气血耗竭可引起脱证，厥与脱两种证候在临床上常并见，合称为厥脱，是疫病中较为常见的危重证候。厥证包括昏厥与肢厥，昏厥是指突然昏倒、不省人事，由于痰热闭阻心窍所致；肢厥是指四肢清冷不温，即为肢厥，多由阳气内郁不能外达或阳气虚衰所致。瘟疫中的厥多为热邪炽盛、气机逆乱的表现，即"凡厥者，阴阳气不相顺接，便为厥"。寒疫中的厥为寒伤阳，阳气不达四末。脱证则是指阴阳气血严重耗损后，元气不能内守而外脱。在疫病中，发生脱证的原因主要有热毒炽盛，灼耗阴液，阴竭而元气无所依附；邪闭太甚而素体正虚，以致邪陷正脱；大汗、吐甚、暴泻、亡血等导致阴竭阳脱或气随血脱。厥脱进一步发展，则"阴阳离决，精神乃绝"，甚至死亡。

（五）辨病理

病理是指疫病过程中气津血失调后所产生的各种病理状态。由于疫疠病邪的浸淫，在疫病发展中，易使机体气血津液功能紊乱，脏腑组织特异性损害，产生各种病理变化，形成各种病理产物。其病理产物继续影响机体内各脏腑功能的发挥。常见的病理状态如毒、痰、饮、湿、食、瘀、积、聚等，所以及时调理病理状态和清除各种病理产物，对于疾病的转归预后，恢复机体生理状态非常关键。

1. 毒　毒之广义即"物之能害人痛苦者"，在人体泛指各种致病因素及其病理损害。在疫病中，毒可以指引起机体发生疾病的物质致病因素，这些致病因素与西医学中的病原体及其释放毒素有关。毒还有高度集聚的意思，《说文解字》云："毒者，厚也。"故毒可以表示病邪高度聚集而产生的对人体有害的病理状态，病性也有寒热之分，比如热毒、寒毒、湿毒等。其中以热毒最为常见，局部可表现为红肿热痛，甚则溃烂；热毒袭肺则可伴见咳嗽胸痛、口干鼻燥等；陷于阳明则可见腹痛拒按、便结溺短等；逆传心包，热入营血，则见神昏谵语；毒热闭窍则神昏肢厥、汗出喘憋，甚或伴发痉厥、斑疹等；耗伤正气，虚极欲脱，则目合口开、二便失禁；热毒渐退，正气未复，则低热消瘦，口干盗汗，舌红少苔。毒损机体，有病急、致危、易变等特点，在病情发展中，易使机体气血津液功能紊乱，脏腑组织特异性损害，伤肝、伤肾等，形成各种病理变化，这些变化的证候表现便是辨证施治的依据。

疫病发展过程中，病原体及其毒素会进入血循环乃至扩散全身，表现出多种中毒症状，主要有毒血症、菌血症、败血症、脓毒血症。毒血症是指病原体在局部繁殖，所产生的内毒素与外毒素进入血循环，使全身出现中毒症状。菌血症是指病原菌在感染部位生长繁殖，不断入血只作短暂停留，并不出现明显临床症状者。病毒侵入血循环称病毒血症，其他病原体亦然，如立克次体血症、螺旋体血症等。败血症是指病原菌在局部生长繁殖，不断侵入血循环并继续繁殖，产生毒素，引起全身出现明显中毒症状及其他组织器官明显损伤的临床症状等。脓毒血症是指病原体由血流扩散，到达某一或几个组织器官内繁殖，使之损害，形成迁徙性化脓性病灶。

在传染性非典型肺炎、流感、新型冠状病毒感染等外感性疾病，甚或在重症胰腺炎、烧伤等非外感疾病中，细胞因子风暴可表现为"热毒"之象。此改变或为外源性致热原，如细菌内毒素（endotoxin，ET），为 LPS 与蛋白质的大分子复合物，可直接刺激内源性致热原（endogenous pyrogen，EP）细胞合成、释放 EP，或在应激状态免疫系统活化过程中，伴发 EP 细胞生成、释放 EP，进而促使 EP 透过血脑屏障。EP 细胞包括单核 - 巨噬细胞、淋巴细胞及内皮细胞等，而 EP 中最具代表性的则为肿瘤坏死因子（tumor necrosis factor，TNF）与白细胞介素 - 1（interleukin - 1，IL - 1），干扰素（interferon，IFN）等参与的病理反应都具有一定"热毒"之象。

2. 痰　疫疠病邪可炼液为痰，或素体湿盛，感受疫邪，湿热相蒸，酿为痰热。痰郁内阻，则咳痰白或黄稠，喘促，胸脘痞满。痰郁阻络，则颌下、颈部结节，甚则脏器肿物。痰热蒙闭心窍，造成神昏、肢厥、发痉等危重症。戴天章《广瘟疫论》言"痰因病生，病以痰著"，疫病尤应注重辨痰。《松峰说疫》中描述了痰疫："三两日内抖然妄见鬼神，狂言直视，口吐涎沫，鼻中流涕，手足躁扰，奔走狂叫。"此疫邪袭脑之表现。

新型冠状病毒感染的肺部病变，局部表现为气道黏膜充血、水肿，黏液腺、杯状细胞与肥大细胞增生，黏液分泌增加，附着外源性致病原及组织损伤脱落的细胞碎片，在气道纤毛的摆动作用下，经咳嗽排出体外，表现为"有形之痰"。在新型冠状病毒感染患者的首例尸检报告中，肺部炎性病变为肉眼可见，"切面可见大量黏稠的分泌物溢出"，而临床多表现为干咳痰少，甚或无痰，究其原因为渗出液多分布于小气道中，且量多质黏，难以排出，即尸检报告中所言"小气道中黏液量多且黏稠度高，甚至可以阻碍气道"，此可对应中医的"无形之痰"，现代影像学将其诊断为"有形之痰"。新型冠状病毒感染患者的肺部 CT 影像可表现为毛玻璃样改变、团块状或条状阴影，恢复期会表现为肺部的纤维化，这些征象可认为是中医的痰结，治疗中要注重化痰散结。

3. 郁　疫疠病邪可以导致人体气机的不畅。如卫气被郁，可见发热、恶寒、无汗或少汗或汗出热不解、呼吸不畅，甚见发疹等；胸膈郁滞，可见胸闷胸痛、心烦懊恼等；肺气壅闭则咳喘上气、胸闷等；少阳气郁则见胸胁胀闷，甚至疼痛等；中焦脾胃气郁则可见胃脘痞闷，恶心呕吐，大便秘结或胶滞，腹满胀痛，小便不利等。

如果感受湿热类疫邪，以湿邪所居不同表现为不同部位之气机郁滞。如湿在肌表，郁滞卫阳，失于温煦，可见恶寒；湿在头面，郁滞清阳，可见首如裹，神情淡漠，面色淡黄；湿在四肢，阻滞清阳，可见四肢困重、肢倦；湿在胸膈，阻滞胸阳，可见胸闷；湿在胃脘，阻滞胃气，可见脘痞；湿在肠间，阻滞肠道气机，可见腹胀，甚至腹泻；湿在膀胱，阻滞膀胱气化，可见小便混浊或小便不利；湿在关节，阻滞经络之气，可见关节痹痛等。

4. 瘀 疫病的病变过程中，可以出现血瘀状态，也可出现病理产物瘀血。疫疠病邪致瘀，邪毒为祸根，邪毒生热、致寒皆可，致气郁，气郁可致血瘀；血被热灼，热伤阴津而使血稠，为耗血而致血瘀；热盛迫血妄行，可血溢脉外致血瘀。瘀血常见于斑疹、吐血、衄血、尿血、便血等出血证。邪热郁而不宣，内涉肺络，脉络受损，可见鼻衄、胸痛、痰中带血；营血分热瘀，发热夜甚，固定性肿块或疼痛，出血，舌绛紫或瘀点瘀斑。

在疫病发生细胞因子风暴的高炎症状态下，大量炎症因子的释放造成血管内皮细胞损伤，暴露出基膜与胶原纤维表面的负电荷，从而启动内源性凝血系统，加速内源性凝血反应；同时损伤的血管内皮细胞可暴露或表达组织因子，在钙离子的作用下活化凝血因子 X，促进外源性凝血进程。此外，内毒素等外源性物质可造成血小板损伤，从而加速凝血进程。上述大量促凝物质入血和凝血因子的活化，导致血液呈高凝状态，并于各脏器微循环中形成不同程度的微血栓，进而出现血小板与凝血因子的过度消耗及纤溶系统的继发激活，血液转而呈现低凝状态，临床表现为各种出血症状，此即细胞因子风暴诱发的弥散性血管内凝血，中医谓之血瘀状态，也可见瘀血。

5. 虚 阴阳气血是抗邪的物质基础和原动力。疫疠病邪可以耗气伤阴，若湿热疫邪从湿化，则阳亦伤，或疫病后期，阴损及阳，终至阴阳两虚，导致一方面祛邪抗邪无力，并易复感外邪，病情更为复杂多变；另一方面正虚也降低了药物对人体各脏腑组织的有效作用，使之治疗难以奏效。

疫毒邪气对人体正气损伤较大，容易导致虚损，故即使是平素体壮的年轻人也容易患疫病，导致人体正气急剧虚损；而平素基础疾病较多，正气素不足者，更易发展成重症，甚至死亡。疫病后期，大邪虽去，然正气却难复，往往存在肺脾气虚，津液不足，亦是因为疫邪致病性强，对正气耗伤严重所致。新型冠状病毒感染的死亡患者以高龄、有基础疾病的偏多，此类患者素来正气亏虚，免疫力低下，即有显著的内伤基础。正气耗伤，急性虚损，则机体正常的气血津液生理功能失调便产生内伤病邪，如气滞、水湿、湿热、瘀血等，人体内环境发生变化，邪气亦随之变化加重，即病毒发生变异，病情进展，导致正气受损，正气虚衰则邪气鸱张。如此内外合邪，邪气更盛，对正气损耗愈深，急性虚损愈重，则造成疫病进展快，传播速，预后差，难治难愈，甚至死亡。

疫邪可化燥伤阴，引起口燥咽干、口渴、心烦失眠、舌红少苔，脉细数等症，阴虚严重者可导致亡阴证，临床表现为大汗，呼吸短促，躁扰不安，渴喜冷饮，面色潮红，舌红而干，脉细数无力等，此属体液大量消耗而表现出的阴津枯涸的病变，为危重证候，应及时予以滋阴补津。疫邪可耗伤血液可引起血虚，导致脏腑、经络、形体失养，临床表现为见面色淡白或萎黄，唇舌爪甲色淡，头晕眼花，心悸多梦，手足发麻，脉细等。

疫邪可伤阳引起阳虚，表现为机体反应性低下，阳热不足的病理现象，临床表现为见畏寒肢冷，面色苍白，大便溏薄，小便清长，脉沉微无力等。阳气暴脱可出现亡阳的危重证候，表现为冷汗淋漓，面色苍白，四肢逆冷，畏寒蜷缩，精神萎靡，脉微欲绝，甚则口唇青紫等。

病理状态及其病理产物之间可以互相影响，形成恶性病理循环。如血液黏稠致瘀，形成瘀血之病理产物，瘀血进一步阻滞气机，加重气机郁闭，气郁推动受阻，津聚成痰，痰进一步加重气机的阻滞。痰热胶结，热愈炽则痰更黏，痰更黏则热愈无出路，从而加重热郁，更伤津液，且津聚成痰，是以消耗津液为代价的。疫疠病邪不但可以导致气郁、痰生、血瘀、正虚等病理，还可导致郁热夹杂、络脉失和、痰浊互结、易夹秽浊等相关病理。气因邪郁，而气又为火之舟楫，气若阻滞，火则屈曲，热更炽盛。

三、辨证与辨病的关系

卫气营血辨证、三焦辨证、六经辨证、表里辨证各从不同角度对病机进行了辨析，各有其优势和不足。卫气营血辨证偏重分期，可以辨析疫病的发展阶段，没有辨别具体的病位，如气分证，其病位非常广泛，有胸膈、肺、胆、膀胱、脾、胃、大肠、小肠、三焦等。三焦辨证可以有效辨析各脏腑病变，但对于疫病的动态传变规律分析不够精确和全面，只是针对脏腑所在的上中下三焦进行了大致分期。六经辨证主要应用于寒性疫病，而温热疫邪、湿热疫邪多由口鼻而入，先犯手太阴，或邪伏膜原，其传变规律不以六经为主。表里辨证主要是表里病位的辨析，并未定位具体脏腑，虽然有"九传"之变，但没有病变阶段的分析，主要分析湿热疫邪盘踞于半表半里之膜原的传变规律。

辨病是在辨证的基础上对于疾病多维度的综合性分析。要明确疫病的病性，不同性质的疫病具有其独特的临床特点和传变规律，要根据病性特点，总结和分析疾病的核心病机。要辨析疫病的病所，根据具体病变的脏腑或经络进行治疗，这是精准辨治疾病的关键；要明确疫病的病变阶段，确定各阶段的主要病机、次要病机和兼夹病机，根据主要病机立法遣方，根据次要病机、兼夹病机随症加减；要分析疫邪与正气的对比态势，以明确疾病发展和演化的趋势；还要辨明各种病理状态，及时对毒、痰、郁、瘀、虚等病理状态进行调整和纠正，并清除各种病理产物，这对于疾病的转归预后非常关键。

在疫病的临床诊治中，要立足真实世界，根据中医和西医对疫病的认识，运用各种辨证方法，对于疾病进行多维度的综合分析。在辨证的基础上进行辨病分析，较单纯应用一种辨证体系，分析角度更加广泛，辨析病机更加精准，指导治疗更加实用，能够更加准确地判断疫病的病性、病所、病期、病势、病理，从而确定相应的治则治法，进而确定方剂、配伍选药、加减运用。

总之，要在中医辨证思维的指导下，综合辨析疫病的特点，针对疫病的复杂病变，洞悉其传变规律，抓住其核心病机，以便于确立治则治法，指导遣方用药，切实提高中医对于疫病的临床诊治水平。

第二章 疫病的各家观点 ▷▷▷▷

第一节 明清之前医家

一、张仲景

张仲景（约150—219），名机，字仲景，南阳人。曾拜同郡名医张伯祖为师，尽得其传。张仲景著《伤寒杂病论》，被誉为中医学史上现存最早理法方药完备、理论联系临床的医学专著。《伤寒论》不仅为外感热病立法，也兼论内伤杂病、危急重症及其他疾病，创立了六经辨证论治体系；《金匮要略》则提出了根据脏腑经络病机和四诊八纲进行病证结合的辨证方法。因其在理论上和临床上均具有很高的指导意义和实用价值，对中医学的发展有着重大贡献和深远影响，所以后世医家都对其推崇备至。

仲景所在的东汉末年，因气候异常、战乱频繁、疫病流行，故而死伤者众，正如其《伤寒杂病论》原序中所云："余宗族素多，向余二百，建安纪年以来，犹未十稔，其死亡者三分有二，伤寒十居其七……为《伤寒杂病论》，合十六卷。虽未能尽愈诸病，庶可以见病知源，若能寻余所集，思过半矣。"从序中可以推断仲景所论伤寒病具有发病率高、流行范围广、死亡率高，以及老少皆病、无年龄之异等特点。此外，从"虽未能尽愈诸病，庶可以见病知源"，亦可反映两点：一则仲景医术精湛；二则人群所患疾病，病因及临床表现具有明显的相似性。如此背景下，仲景所著《伤寒杂病论》，其学术理论、治法方药等，对于疫病防治与调护具有十分重要的指导意义，也为后世疫病学的发展开辟了思路、奠定了基础。

（一）发病观

伤寒有广义和狭义之分。广义伤寒是一切外感热病的总称，即《素问·热论》所载："今夫热病者，皆伤寒之类也。"《难经·五十八难》曰："伤寒有五，有中风，有伤寒，有湿温，有热病，有温病。"《小品方》云："伤寒是雅士之辞，云天行温疫是田舍间号耳。"《肘后备急方》谓："贵胜雅言，总名伤寒，世俗因号为时行。""伤寒、时行、温疫名同一种耳，而本源小异。"由此可见，古代将一切外感热病称为伤寒，是医生的一种习惯称呼，温疫亦属广义伤寒范畴。就《伤寒论》而言，其所论固然以狭义伤寒为主，但其中亦不乏温热类、湿热类疾病，如《伤寒论·辨太阳病脉证并治》第6条云："太阳病，发热而渴，不恶寒者，为温病。若发汗已，身灼热者，为风温。风温为病，脉阴阳俱浮，自汗出，身重，多眠睡，鼻息必鼾，语言难出。"论太阳温病的脉证特点及误治后的变证，明确指出温病与风温邪气久伏，最易伤阴竭液，与风寒耗伤阳气，两类病证治法大异。

从病因而言，《伤寒例》载："冬时严寒，万类深藏，君子固密，则不伤于寒，触冒之者，乃名伤寒耳……不即病者，寒毒藏于肌肤，至春变为温病，至夏变为暑病……此非其时而有其气，是以一岁之中，长幼之病多相似者，此则时行之气也。"论述了四时正气之序，预防伤寒之法，以及感而即病之伤寒、伏气所发之温病与暑病、时行疫气之寒疫与冬温、新感激发伏邪的温疟与风温疫、六经伤寒与两感为病等，并以斗历候气法占测正令，以验太过与不及。《金匮要略·脏腑经络先后病脉证》则指出："客气邪风，中人多死。"同时还提出"客气邪风"是由于时令气候之太过或不及所造成，以及"有未至而至，有至而不至，有至而不去，有至而太过"等。综上所述，仲景关于外感热病的病因认识为后世疫病病因说奠定了基础。

（二）传变观

《伤寒论》以六经作为辨证论治的纲领。六经病证，是六经所属脏腑经络的病理变化反映于临床的各种证候。六经辨证的方法，即是以此为基础，结合人体内外因素，全面综合分析，判明其病位、病性、病机、病势等，以作为辨证论治的依据。六经病变的产生，是正邪相争的结果，是脏腑经络病理变化的反映，因为脏腑经络彼此联系、相互影响，故某一经的病变，常会涉及另一经或多经，从而出现传变。传，是病情循着一般规律发展，由一经传到另一经，如太阳病传为阳明病或少阳病等。变，是指病情不循一般规律发展，而起着性质变化，如太阳病变为坏病，阳证变为阴证等。传与变因联系密切，每传中有变，或变中有传，故传变常并称，其基本规律为：由表入里，由浅入深，由轻而重，由实至虚，反之则由里出表，由虚转实。

六经病证是否传变，主要决定于人体正气的盛衰及正邪斗争的状况。正气充盛，抗邪有力，则邪气不能内传；而正气虚衰，抗邪无力，则常导致邪气内传；若邪气虽已内传，但正气在与邪气斗争中逐渐得到恢复，又具备了祛邪外出的能力，则又可使病情由阴转阳，当正胜邪却时，还可以"战汗"的形式外解。正邪力量的对比也是相对的。六经传变与正气盛衰有关，而且与邪气的盛衰也有密切关系。若感邪势盛，所向披靡，长驱直入，也必然向内传变；而邪气不甚，或在与正气斗争中变衰，则无内传之力，或虽已内传，亦可转为外出之机。由此可见，六经病证的传变是有条件的，主要取决于正邪盛衰状况。

（三）辨证治疗观

六经病证是邪正斗争的反映，其发病过程也是正邪斗争的过程，因此六经病证治疗原则，不外乎祛邪与扶正两方面，亦是治病求本的必要途径。祛邪扶正的基本原则，是通过具体治法来体现的。《伤寒论》的治法，包含汗、吐、下、和、温、清、消、补八法。在六经辨证体系中，太阳病为风寒表证，治宜发汗，然随无汗或汗出之不同，又分为辛温发汗和解肌祛风二法。若太阳病不解，循经入腑，则有蓄水、蓄血之分。其蓄水者，宜化气行水；蓄血者，宜活血化瘀。阳明为燥热证，有经、腑证之分，经证用清法，腑证用下法。少阳为半表半里证，既不可发汗，又不可清下，因其枢机不利，邪正相争，故法宜和解。太阴病以脾虚内寒为主，故宜温中散寒。少阴病有寒化、热化两途，寒化证以回阳救逆为主，热化证以育阴清热为主。厥阴病证候复杂，治疗未可一律，大致有寒以治热、热以治寒，或寒温并用等法。

仲景在辨证立法中，重视固护胃气、急下存阴、泄热存津，这些救护津液的大法与温病"有一分津液，便有一分生机"的思想是相通的。在治疗方法上，《伤寒论》不仅有辛温解表、调和营卫、扶正祛邪、温阳救逆，还有辛凉清解、辛寒清气、苦寒攻下、通腑泄热、辛开苦降等治法，特别是攻里法和解表清气法的运用，与吴又可所倡温疫治法殊途同归，即"给邪气以出路"。后世治温病者，从《伤寒论》中继承并发展了很多的治法和方药，如《温病条辨》213 首方中，有 80 多首就是《伤寒论》的原方及其加减方。如吴氏在三大承气汤基础上，创立温病五承气汤。可见，《伤寒论》的辨证治疗思想为后世论治疫病奠定了基础。

从临床思维角度来看，表里先后与标本缓急是治疗外感热病的基本法则。在发病过程中，表里证候常同时出现，则须根据表里证候之轻重缓急，而决定不同治法。先表后里，是治疗常法，多用于表里同病，而以表证为主者，如葛根汤治疗太阳表实为主，而兼下利的病情。先里后表，是治疗的变法，适于表里同病，而以里证为重、为急的病情。此时里证的发展，决定着病势的吉凶、患者的安危，故须急予治里，待里证解除之后，再视表证如何，而随机治表，如少阴病，下利清谷，兼有表证时，则先予四逆汤救里，后予桂枝汤解表即是。表里同治，是表里证同时治疗的方法。因为有时表里证相对均衡，单治其表，则里证不除；纯治其里，则表证不解，故用本法以兼顾表里。如柴胡桂枝汤治少阳兼太阳证之相对均衡者，小青龙汤治太阳病兼水饮咳喘者。表里同治之法，有时依病情或侧重于表，或倾向于里之不同，而治法亦相对有所差异。但无论是伤寒、疫病，抑或内伤杂病，最重要的治疗理念均是祛邪务必要早、逐邪务必要尽，逐邪勿伤正气，防止从表入里、从实到虚的传变。病证虽多端，但始终应以逐邪为第一要务，不可"寻枝摘叶，但治其证，不治其邪，同归于误一也"。

（四）预防和调护观

在预防方面，《金匮要略》中指出："若人能养慎，不令邪风干忤经络……病则无由入其腠理。"《金匮要略》后三篇论述诸多饮食宜忌，包括论饮食摄生的基本原则、不洁食品的辨别方法、五脏病五味四时禁忌、各种禽兽鱼虫类"不可食"的辨别方法、食物中毒引起的各种疾病，以及某些食物相混食用不利于健康、妊娠饮食禁忌等；如"秽饭，馁肉，臭鱼，食之皆伤人""六畜自死，皆疫死，则由毒，不可食之""春秋二时，龙带精入芹菜中，人偶食之为病，发时手青，腹满，痛不可忍，名蛟龙病"等。可见仲景从锻炼身体、服食药饵等方面强调对疾病进行主动预防。

在调护方面，仲景在《伤寒论·阴阳易、差后劳复病脉证并治》中论述病后要防"劳复"，载有瘥后劳复之枳实栀子豉汤证，瘥后发热的小柴胡汤证，瘥后病腰以下有水气的牡蛎泽泻散证，瘥后喜唾的理中丸证，以及伤寒解后形气内耗、阴阳两伤兼有邪热的竹叶石膏汤证，强调大病初愈，病解脉平，脾胃气尚弱，若勉强多食，水谷难以消化，积滞胃肠，而日暮发热，提出病后要节饮食，注意调养，待胃气复健，自可痊愈，是保胃气之法则的具体体现，对疫病后期的调护也有深远影响。

二、葛洪

葛洪（281—342），字稚川，号抱朴子，东晋丹阳（江苏句容）人，史称"博闻深洽，江左绝伦"。撰有《玉函经》100 卷，从中选出可备急用的单验方 3 卷，即《肘后救卒方》，《肘后备急方》是我国第一部临床急救手册。葛洪对疫病发病原因见解独到，《肘后备急方》收录了较多防治疫病的方药。

（一）疫病记载

《肘后备急方》云："治时行发斑疮方。"又云："比岁有病时行。仍发疮，头面及身，须臾周匝，状如火疮，皆戴白浆，随决随生，不即治，剧者多死。治得瘥后，疮瘢紫黑，弥岁方减，此恶毒之气。世人云：永徽四年，此疮从西东流，遍于海中……以建武中于南阳击虏所得，乃呼为虏疮，诸医参详作治，用之有效方。""虏疮"的记载是世界上对天花的最早描述，比西方医学界认为最早记载天花的阿拉伯医学家雷撒斯要早500 多年。书中沙虱、射工、猘犬等记载还体现出对致病微生物的认识。在"卒为猘犬所咬毒方"中提出，用狂犬脑组织赘贴在被狂犬咬伤患者的伤口处以防治狂犬病的方法，比 19 世纪微生物奠基人法国巴斯德发现狂犬脑有抗狂犬病物质早 1000 多年。

（二）疫病病因

葛洪在"治尸注鬼注方"提出，有些疾病可"死后复传之旁人，乃至灭门"。"传"即指传染，指出"疠气兼夹鬼毒相注，名为温病"，"鬼毒"相当于致病微生物，疠气即不正之气。"疠气兼夹鬼毒相注"，把致病微生物和气候因素结合起来认识疫病的病因，这种超前认识，符合现代对疫病的认识。

（三）疫病方药

《肘后备急方》的治疫诸方为现代传染病的治疗提供了经验。如收录了治疟疾方剂30 余首，常山在 14 个方子中提及，现代研究也证明常山具有抗疟的特异性疗效。书中所载"青蒿方"治疟："青蒿一握，以水二升渍，绞取汁，尽服之。"根据《肘后备急方》的记载，中国中医科学院屠呦呦研究员率领团队先后经历了用水、乙醇、乙醚提取青蒿素的过程，最终确认只有采用低温、乙醚冷浸等方法才能成功提取青蒿素。多年后因"有关疟疾新疗法的发现"而获得 2015 年诺贝尔生理学或医学奖，全国科技协作创制了新型抗疟药——青蒿素和双氢青蒿素，是抗疟史上的一次突破。

《肘后备急方》"治瘴气疫疠温毒诸方"中收录许多防治疫病的不同剂型的方剂，说明对疫病的预防已积累了较为丰富的经验。散剂"太乙流金方"："雄黄三两，雌黄二两，矾石、鬼箭羽各一两半。"如丸剂"雄黄丸"："雄黄、鬼臼、赤小豆、鬼箭羽各三两。右四味捣末，以蜜和丸如小豆大，服一丸，可与病人同床。"又如外用药："雄黄三两，雌黄二两，矾石、鬼箭各一两半，羚羊角二两，捣为散，三角绛囊，贮一两带心前并门户上。月旦青布裹一刀圭。中庭烧温，病人亦烧熏之，即瘥。"

后世医家也常用一些药物烧熏防治疫病。酒剂如"屠苏酒"："《小品》正朝屠苏酒法，令人不病温疫。大黄五分，川椒五分，术、桂各三分，桔梗四分，乌头一分，菝葜二分，七物细切，以绢囊贮之，十二月晦日正中时，悬置井中至泥，正晓拜庆前出之，正旦取药置酒中，屠苏饮之。于东向药置井中，能迎岁，可世无此病。"膏剂如"赵泉黄膏方"："大黄、附子、干姜、细辛、椒、桂各一两，巴豆八十枚，去心皮。捣细，苦酒渍之，宿腊月猪膏二斤，煎三上三下，绞去滓，密器贮之……火灸以摩身体数百遍佳。"

《肘后备急方》在"治伤寒时气温病方"中的某些方剂，也具有治疗疫病的功效。例如："若已六七日热极，心下烦闷，狂言见鬼，欲起走，用干茱萸三升，水二升，煮取一升后，去滓，寒温服之，得汗便愈。此方恐不失，必可用也，秘之。"

三、孙思邈

孙思邈（约541—682），号孙真人，南北朝至初唐人，家居京兆华原。孙思邈在《备急千金要方·自序》中云："吾幼遭风冷，屡造医门，汤药之资，罄尽家产，所以青衿之岁，高尚兹典，白首之年，未尝释卷。至于切脉诊候，采药合和，服饵节度，将息避慎，一事长于己者，不远千里，伏膺取决，至于弱冠，颇觉有悟，是以亲邻中外，有疾厄者，多所济益。在身之患，断绝医门，故知方药本草不可不学。"孙思邈提出"胆欲大而心欲小，智欲圆而行欲方"，流传至今。著作有《备急千金要方》《千金翼方》等书。

（一）疫病防护

《备急千金要方·伤寒例第一》云："天行瘟疫病者，即天地变化之一气也。斯盖造化必然之理，不得无之。故圣人虽有补天立极之德而不能废之。"如果"善于摄生，能知樽节，与时推移，亦得保全"，提出以物制物预防，"天地有斯瘴疠，还以天地所生之物以防备之"。《备急千金要方·辟温第二》列举了辟温方36首，收录并补充了《肘后备急方》的防疫方剂。

（二）疫病证治

《备急千金要方》创立了时行温病的五大温证说。立"青筋牵""赤脉攒""黄肉随""白气狸""黑骨温"五大温证，联系三阴三阳、六气六经进行病机分析，再以腑虚、脏实，分为阴毒、阳毒两大证候。所提出的辨证纲领，是对张仲景六经辨证的重要补充和发展。

（三）疫病方药

孙思邈对五大温证的治疗，重用石膏、栀子、芒硝、大青、玄参、生地黄、知母等清热解毒，攻下养阴。"治肝腑脏温病。阴阳毒，先寒后热，颈筋牵挛，面目赤黄，身中直强方。玄参一两，细辛二两，栀子、黄芩、升麻、芒硝各三两，石膏三两，车前草暴，切，二升，竹叶切，五升。右九味，㕮咀，以水一斗半煮竹叶、车前，取七升，去滓，下诸药煎至三升，下芒硝，分三服。"后世庞安时命名为"石膏竹叶汤"，为温病常用方。

此外，《备急千金要方》云："治肺腑脏温病。阴阳毒，咳嗽连续，声不绝，呕逆方。麻黄、栀子、紫菀、大青、玄参、葛根各三两，桂心、甘草各二两，杏仁、前胡各四两，石膏八两。右十一味，咬咀，以水九升煮取三升，分三服。"此治白气狸方，庞安时命名为"石膏杏仁汤"。

《备急千金要方》还载有流传后世的广泛应用的名方。如治疗"温风之病"的葳蕤汤，为滋阴解表的代表方剂。其云："治伤寒及温病，应发汗而不发汗之，内蓄血者，及鼻衄吐血不尽，内余瘀血，面黄，大便黑，消瘀血方——犀角地黄汤。"该方为后世热入血分凉血散血的代表方。

（四）疫病针灸治疗

孙思邈在《千金翼方·针灸上·时行法第》提出针灸治疗疫病："初得一二日，但灸心下三处。第一去心下一寸，名巨阙；第二去心下二寸，名上管；第三去心下三寸，名胃管；各灸五十壮。然或人形大小不同，恐寸数有异，可绳度之，随其长短寸数最佳。取绳，从心骨鸠尾头少度至脐孔，中屈之取半，当绳头名胃官……若病者三四日以上，宜先灸囟上下二十壮……又灸风池，又灸肝俞百壮，余处各二十壮，又灸太冲三十壮，神验无比。"

（五）疫病饮食宜忌

孙思邈提出疫病恢复期应注意饮食宜忌。《备急千金要方·劳复》载："时病差后，未满五日，食一切肉面者，病更发，大困。时病差后，新起，饮酒及韭菜，病更复。时病新差，食生鱼鲊，下利必不止。时病新差，食生菜，令颜色终身不平复。时病新差汗解，饮冷水者，损心包，令人虚不复。时病新差，食生枣及羊肉者，必膈上作热蒸。时病新差，食犬羊等肉者，作骨中蒸热。时疾新差，食鱼肉与瓜生菜，令人身热。时疾新差，食蒜脍者，病发，必致大困。"

四、庞安时

庞安时（1042—1099），字安常，宋代蕲水人。幼时随父习医，博读《灵枢》《太素》《甲乙经诸书》。著有《难经辨》《主对集》《本草补遗》《伤寒总病论》，前三部书都已亡佚，现仅存《伤寒总病论》六卷。《伤寒总病论》所讲的"伤寒"为广义，包含疫病。

（一）疫病病因

庞安时对暑病、时行寒疫、斑痘疮、天行温病等有关温病与疫病论述较多。他强调体质与外感病发病的关系，提出"勇者气行则已，怯者则著而成病矣"。

《天行温病论》中将温病分为春及夏至前触冒寒毒和感受异气而发为具有流行性的温病。书中云："感异气而变成温病也……更遇风热，变成风温，阳脉洪数，阴脉实大，更遇其热，变成温毒，温毒为病最重也，阳脉濡弱，阴脉弦紧，更遇湿气，变为湿温，脉阴阳俱盛，重感于寒，变为温疟，斯乃同病异名，同脉异经者也。"

庞安时将外感热病的病因统称为"毒"，包括温毒、寒毒、阳毒、阴毒，均属疫病范畴。在总结《伤寒论》与《备急千金要方》的基础上，对外感热病中的温病、疫病有所发挥："温病若作伤寒，行汗下必死，伤寒汗下尚或错谬，又况昧于温病乎？天下枉死者过半，信不虚矣。"提出伤寒与温病的病因不同、治法大异，为后世寒温分治奠定了基础。

（二）疫病流行

《伤寒总病论》云："即时发病温者，乃天行之病耳。""天行之病，大则流毒天下，次则一方，次则一乡，次则偏着一家，悉由气运郁发，有胜有复，迁正退位，或有先后，天地九室相形，故令升之不前，降之不下，则天地不交，万化不安，必偏有宫分，受斯害气。"将疫病的流行程度分为大流行、小流行和散在发生等，并指出流行程度与运气有关。

（三）疫病方药

庞安时将温毒五大证与四时、五行、经络、脏腑联系起来，指出："自受乖气而成腑脏阴阳温毒者，则春有青筋牵，夏有赤脉攒，秋有白气狸，冬有黑骨温，四季有黄肉随，治亦别有法。""青筋牵"用柴胡地黄汤、石膏竹叶汤，"赤脉攒"用石膏地黄汤，"黄肉随"用玄参寒水石汤，"白气狸"用石膏杏仁汤、石膏葱白汤，"黑骨温"用苦参石膏汤。《备急千金要方》最早提出以上五种病名、病机、症状及治疗用药，但分散于不同卷目中，难以将其连贯，庞安时将之整理得更加系统，并将方剂冠以名称，为后世提供了范例。

（四）疫病预防

庞安时提出疫气可通过口鼻传染并可以预防，其云："凡温疫之家，自生臭秽之气，人闻其气……邪气入上元宫，遂散百脉而成斯病也。""天地有斯害气，还以天地所生之物，以防备之，命曰贤人知方。"他列举了"疗疫气令人不染"方，提出用"辟温粉"涂鼻窍中防疫气、雄黄嚏法、千敷散等。

五、刘完素

刘完素（1110—1200），字守真，号通玄处士，宋金元时期河间人，世人尊称他为刘河间。刘完素重视运气学说在医学理论中的重要性，提出火热论，著有《素问玄机原病式》《素问病机气宜保命集》《宣明论方》《三消论》《伤寒标本心法类萃》等。

（一）疫病火热论

《素问玄机原病式·火类》提出"此一时，彼一时，奈五运六气有所更，世态居民有所变"。《素问玄机原病式》提到一些医家"误以热药投之，为害多矣"，针对当时疫病流行的特点提出火热病机的认识，强调运气对疫病发生的影响。

刘完素认为火热病机居多取决于"天地造化之机"。六气为厥阴肝木、少阳相火、少阴君火、太阴湿土、阳明燥金、太阳寒水，六气中唯有火分君、相二气。《素问玄机原病式》中，刘完素又对病机十九条所主病证进行了扩充，增加的55个病证中有38个属火热病证，火热病证比例提高。他提出六气皆可化火，如风可化火，"火本不燔，遇风烈乃焰"；湿能化火，"积湿成热"；燥能化火，"金燥虽属秋阴，而其性异于寒温，反同于风热火也"；寒能生火，"人之伤于寒也，则为病热"。

（二）疫病寒凉法

刘完素倡寒凉清热以治疫病，从而发展并丰富了温病、疫病的治疗。"六经传受，自浅至深，皆是热证，非有阴寒之病"，创辛凉解表、表里双解方剂，如双解散、天水散、防风通圣散等，对后世产生了重要影响。《伤寒标本心法类萃·传染》云："凡伤寒、疫疠之病，何以别之? 盖脉不浮者，传染也。设若以热药解表，不惟不解，其病反甚而危殆矣。其治之法，自汗宜苍术白虎汤，无汗宜滑石凉膈散，散热而愈。其不解者，通其表里，微甚，随证治之，而与伤寒之法皆无异也。双解散、益元散皆为神方。"

《素问病机气宜保命集》云："余自制双解、通圣辛凉之剂，不遵仲景法桂枝、麻黄发表之药，非余自炫，理在其中矣。故此一时，彼一时，奈五运六气有所更，世态居民有所变，天以常火，人以常动，动则属阳，静则属阴，内外皆扰，故不可峻用辛温大热之剂，纵获一效，其祸数作。岂晓辛凉之剂，以葱白、盐豉，大能开发郁结，不惟中病令汗而愈，免致辛热之药，攻表不中，其病转甚，发惊狂、衄血、斑出，皆属热药所致。故善用药者，须知寒凉之味况。"刘完素开寒凉清热治疗温病之先河，故后世有"伤寒宗仲景，热病崇河间"之说。

六、李东垣

李杲（1180—1251），字明之，晚号东垣老人，宋金元时期真定人。李杲师从张元素学医，尽得其传。《元史》记载："杲幼岁好医药，时易人张元素以医名燕赵间，杲捐千金从之学。"李杲所处时代，战乱频仍，民不聊生，李杲提出"内伤脾胃，百病由生"的论点，著述有《内外伤辨惑论》《脾胃论》《兰室秘藏》等。

（一）疫病脾胃内伤论

李杲所处年代疫病流行。《内外伤辨惑论》载："向者壬辰改元，京师戒严，迨三月下旬，受敌者凡半月，解围之后，都人之不受病者，万无一二，既病而死者，继踵而不绝。都门十有二所，每日各门所送，多者二千，少者不下一千，似此者几三月。"在这种社会背景下李东垣形成了脾胃学说，提出"此百万人岂俱感风寒外伤者耶"。《脾胃论》和《内外伤辨惑论》包含着对疫病内伤病机的理解。提到"大抵人在围城中，饮食不节，及劳役所伤，不待言而知。由其朝饥暮饱，起居不时，寒温失所，动经三两月，胃气亏乏久矣，一旦饱食大过，感而伤人，而又调治失宜，其死也无疑矣……盖初非伤寒，以调治差误，变而似真伤寒之证，皆药之罪也"。当时疫病流行的病机包括脾胃内伤。

（二）疫病名方普济消毒饮

《东垣试效方·杂方门·时毒治验》云："泰和二年（1202），先师以进纳监济源税，时四月，民多疫疠，初觉憎寒体重，次传头面肿盛，目不能开，上喘，咽喉不利，舌干口燥，俗云大头天行，亲戚不相访问，如染之，多不救。"普济消毒饮治疗大头瘟"全活甚众"，至今仍是治疗大头瘟的代表方剂。普济消毒饮是李杲采用泻火为主的方剂，但在众多苦寒泻火药中，配伍人参顾护元气，升麻、柴胡升清阳，体现了顾护脾胃思想。

七、其他医家及其代表事例

（一）华佗

华佗（145—208），字元化，又名旉，东汉末年豫州沛国谯县（今安徽省亳州市谯城区）人。据古代文献及古医籍记载，华佗一生著述很多，但因时逢战乱动荡，华佗著作多所佚亡，但其学术观点还是通过其他医家的记载流传下来，其中也有关于疫病防治相关的。

华佗创制了避瘟的药物——屠苏酒，在后世医家论著中多有提及屠苏酒有"辟疫气，令人不染瘟病及伤寒"的药效。据陈延之《小品方》说："屠苏酒，此华佗方也。"其配制方法是把赤木、桂心等药物，其云："以三角绛囊盛之，除夕夜悬井底，元旦取出置酒中，煎数沸。""举家从少至长，次第饮之……岁饮此酒，一世无病。"葛洪的《肘后备急方》载："小品正朝屠苏酒法，令人不病瘟疫。"孙思邈《备急千金要方》记载，屠苏酒："辟疫气，令人不染瘟疫病及伤寒。"李时珍在《本草纲目》中解释："苏魂是一种鬼名，该酒能屠灭之，故曰屠苏。"华佗方屠苏酒在民间沿用流传千余年，随着历史演变，古籍中记载的屠苏酒药物组成有所变化，用途也就因之而异，但其预防疾病的功能深入人心，影响深远。

（二）苏耽

苏耽（前2世纪），桂阳（今湖南郴州）人，早年丧父，孝敬母亲，仁爱乡邻，为世人所称道。在汉文帝时（前179—前157）被誉为"苏仙"。

葛洪在他的《神仙传》中记载了苏仙公"橘井泉香"防治瘟疫的故事。传说苏耽以一颗仁爱之心救济广大民众，孝母爱人德行昭著，他曾预测疫病流行曰："明年天下疾疫，庭中井水檐边橘树可以代养。井水一升，橘叶一枚，可疗一人。兼封一柜留之，有所缺乏，可以扣柜言之，所须当至，慎勿开也。"第二年，果然发生大规模疫情，他的母亲便遵照嘱咐，用井中泉水泡橘叶施救众乡邻，活人无数，传为佳话，医学史上"橘井泉香"的典故由此而来。

（三）巢元方

巢元方（550—630），隋代著名医学家，籍贯缺乏考证。奉诏主持编撰《诸病源候论》，于隋大业六年（610）成书。

《诸病源候论》是中国第一部中医病因证候学专著，也是第一部由朝廷组织集体进行编撰的医学理论著作。《诸病源候论》在总结前人学术思想的基础上，将外感热病分伤寒病、时气病、热病、温病、疫疠病等，并列提出伤寒、时气、热病、温病、疫疠五类疾病的范畴。在此之前，《肘后备急方》曾分述伤寒、时气、疫疠之治法，但言"伤寒、时行、温疫，三名同一种耳，而源本小异"，在《诸病源候论》中明确地从概念上将温病、时气、疫疠从伤寒中独立出来，各自独立成篇，分别论述其病因病机和不同证候表现。对于传染病，隋以前，医学界认为传染病多属伤寒、时病范畴，多为气候变异，人体感触而发病。而《诸病源候论》却提出，传染性热病是由于感受了外界的一种"乖戾之气"而造成的，而且"人感乖戾之气而生病，则病气转相染易，乃至灭门，延及外人",即能引起大流行,导致全家及所接触之人感染此病。书中于伤寒、时气、热病、疫疠病候中均有对于登痘疮(天花)的描述,对于其认识更加系统。对于疫病的治疗,书中虽无载方,但于"温病诸候""疫疠病诸候""时气病诸候·时气候"篇目收载了一些防治瘟疫的养生导引法。《诸病源候论》中关于外感热病的研究,为后世温病的发展及疫病的认识提供了重要资料。

第二节　明清及以后时期医家

一、吴又可

吴有性(1582—1652),字又可,号淡斋,明末清初江苏吴县(今苏州)人。据《江苏艺文志·苏州卷》记载,吴又可著有《温疫论》2卷、《春生妙术瘟疫论》6卷,这些现在看来均为"瘟疫论"的源头性著作。

崇祯年间,一场急性流行病席卷全国,吴又可亲身观察和诊病施药,获得了第一手资料。遂"静心穷理,格其所感之气,所入之门,所受之处,及其传变之体,平日所用历验方法",著成《温疫论》,是我国医学史上第一部论述急性传染病的专著,为温疫学派的形成奠定了基础。《清史稿·列传》记载:"崇祯辛巳岁(1641),南北直隶、山东、浙江大疫,医以伤寒法,治之不效。有性推究病源,就所历验著《温疫论》。"《清史稿·艺术传一》称:"古无瘟疫专书,自(吴)有性书出,始有发明。其后,有戴天章、余霖、刘奎,皆以瘟疫名。"

(一)疫病杂气论

吴又可指出:"温者热之始,热者温之终,温热首尾一体,故又为热病,即温病也。又名疫者,以其延门合户,如徭役之役,众人均等之谓也……今省文作'殳',加'疒'为疫。"明确了其所研究的温疫就是传染性较强的温病,与伤寒、非疫性温病不同。温疫的强烈传染特性,用六淫学说是难以解释的,因而提出:"温疫之为病,非风、非寒、非暑、非湿,乃天地间别有一种异气所感。""异气"也称为"杂气",并阐明这种戾气"气虽无象可见,无声可闻,茫然不可测,然绝非无物无质"。

(二)疫病起病于膜原

吴又可全面论述了戾邪自口鼻而入,客于膜原,分表里九传的病机观,其云:"邪自口鼻而入,则其所客,内不在脏腑,外不在经络,舍于夹脊之内,去表不远,附近于胃,乃表里之分界,是为半表半里,即《针经》所谓横连膜原是也。"

戾气初起侵犯膜原,继以表里九传。膜原之邪外传称表而不里,头痛身痛发热而复凛凛,内无胸满腹胀,汗出不彻宜白虎汤,斑出不透宜举斑汤,斑汗不透彻则白虎举斑合方。俾里热清而邪自外达,大忌发散;膜原之邪再次出表者称表而再表,治仿前法;膜原之邪传里者称但里不表,邪传里之上者宜瓜蒂散,邪传里之中下者宜承气汤;膜原之邪再次传里者称里而再里,法同前;膜原之邪半入于里,半入于表,表里俱病,内外壅闭,或以承气汤导之,里气通则表气达,或以三消饮分消;表里分传再分传者治同前；表里偏胜者重里为主，表甚于里者表里同治，里甚于表者但治里；膜原之邪先表后里者，始则有表证而无里，宜达原饮，继则出现里证，无可下之证用白虎汤，有可下证加大黄微利之；膜原之邪先里后表者，在里用承气，在表用白虎。

（三）疫病治法重逐邪

客邪贵乎早逐。"勿拘于下不厌迟之说，应下之证，见下无结粪，以为下之早，或以为不应下之证，误投下药，殊不知承气本为逐邪而设，非专为结粪而设也。必俟其粪结，血液为热所搏，变证迭起，是犹养虎遗患，医之咎也"。病初正气尚充，尽早祛邪，不至"养虎遗患"，而致"变证迭起"。《温疫论》云："大凡客邪贵乎早逐，乘人气血未乱，肌肉未消，津液未耗，病人不至危殆，投剂不至掣肘，愈后亦易平复。欲为万全之策者，不过知邪之所在，早拔去病根为要耳。"对温疫急症，采用"数日之法，一日行之"，突破陈规。姜春华"扭转""截断"，黄星垣"把好气分关，顿挫邪热""重用解毒清热"，吴又可"因证数攻""下之""更下之""再下之"，均为对此的继承和发挥。

《温疫论·标本》云："今时疫首尾一于为热，独不言清热者，是知因邪而发热，但能治其邪，不治其热，而热自己。夫邪之与热，犹形影相依，形亡而影未有独存者。"这体现了治疫求本的思想。

二、戴麟郊

戴天章（1644—1722），字麟郊，晚号北山，人称戴北山或北山先生，清顺治、康熙年间江苏上元（今江苏南京江宁区）人。少习举子业，尤精于医学，擅治温病，学术思想宗于吴又可。生平著述颇丰，但多遗失或未刊行，现存著作中影响最大的为《广瘟疫论》。该书临床实用性强，对后世疫病的防治以及温病学说的发展作出了重要贡献。

（一）疫病诊断方法

戴天章集平生治疫经验著《广瘟疫论》，共四卷，论疫病的诊断和常见兼夹证。诊断上突出"嗅尸气、观垢晦、察舌苔粉积、判神情昏昧、别脉数模糊"五辨，如辨舌，指出风寒在表舌多无苔，即有白苔亦薄而滑，渐转入里方由白而黄，由黄而燥，由燥而黑。瘟疫一见头痛发热，舌上即有白苔，且厚而不滑，或色兼淡黄，或粗如积粉，若传经入胃则二三色。论兼证有兼寒、兼风、兼暑、兼疟、兼痢之分，论夹证有夹痰水、夹食、夹郁、夹蓄血、夹脾虚、夹肾虚、夹亡血、夹哮喘、夹心胃痛、夹疝之别。兼者，疫邪兼他邪，二邪自外而入；夹者，疫邪夹内病，内外夹发。无论兼证或夹证，都一一明其脉、因、证、治，精切可取。

（二）疫病表里辨证

戴天章传承吴又可表里辨治学说，并进行补充完善。指出"疫邪见证千变万化，然总不出表里二者"，从部位而言，温疫症状不外在表在里：在表具有发热、恶寒、发斑等31症；在里具有烦躁、呕、咳、吐等40症。从病机而言，所述71个常见症状的病理机制不外疫邪在表在里。如发热，按部位来说属于在表，从病机来说则又有因表因里之别。其对71症精细辨析，务求理明心得，发展了疫病的表里辨证。

（三）疫病五大治法

《广瘟疫论》论述了治疫的汗、下、清、和、补五大治法。如下法有六：结邪在胸上，贝母下之，贝母本非下药，用至两许即解；结邪在胸及心下，小陷胸下之；结邪在胸胁连心下，大柴胡汤下之；结邪在脐上，小承气汤下之；结邪在脐及脐下，调胃承气汤下之；痞满燥实，三焦俱结，大承气汤下之。此外，又有本质素虚，或老人、久病，或屡汗屡下后，下证虽具而不任峻攻者，则麻仁丸、蜜煎导法、猪胆导法为妙。

戴氏认为，凡两种相互对立的治法合用称为"和"，合法可用于温疫之热兼他邪之寒，须寒热并用以和之，如黄连与生姜同用，石膏与苍术同用，知母与草果同用；或温疫邪实夹患者正虚，须补泻合剂以和之，如"参、芪、归、芍"与"硝、黄、枳、朴"同用；或温疫表里同病，须表里双解以和之，如"麻、葛、羌、防、柴、前"与"硝、黄、枳、朴、栀、芩、苓、泽"同用等。

三、杨栗山

杨璇（1705—1795），又名杨浚、杨璿，字玉衡，号栗山，清代河南夏邑县人。戴天章之后，温疫学说得以进一步推阐，至18世纪末，发展至鼎盛阶段。杨栗山著有《伤寒瘟疫条辨》，全书共六卷。卷一为总论，论伤寒与瘟疫之别，载医论二十余篇，从伤寒和瘟疫的病因、脉法、证候、治法等方面一一详辨；卷二、卷三为辨证，对伤寒、瘟疫出现的七十余种症候进行辨证；卷四、卷五为医方辨，选方二百余首，多为前人成方，而治温十五方，乃师古化裁之方，颇受后人推崇；卷六为本草辨，对治寒温有关的一百九十种药物的性味、归经、功效及主治等加以归纳、阐述；后附成方或是验案，便于读者阅读理解药物之功能效用。

（一）疫病病因病机

杨栗山发展了吴又可的杂气学说，认为："温病得天地之杂气……一发则邪气充斥奔迫，上行极而下，下行极而上，即脉闭体厥，从无阴证，皆毒火也。""虽曰温病怪证奇出，如飙举蜂涌，势不可遏，其实不过专主上中下焦，毒火深重，非若伤寒外感，传变无常，用药且无多方，见效捷如影响，按法治之，自无殒命之理。"毒火为疫病基本病因，三焦传变，病势急重。

杨栗山认为，吴又可以瘟疫本于杂气之论，足启后人无穷之智慧，独惜泥于邪在膜原，提出疫邪由口鼻而入，闭郁三焦。其云："杂气由口鼻而入，直从中道，流布三焦，散漫不收，去而复合，受病于血分，故郁久而发。"一发则邪毒充斥奔迫，形成脏腑经络、上下内外一切毒火之证。气滞血凝，进而疫邪怫郁，从里达表而以里热为重。杨栗山把疫邪总的分为轻清与重浊两种，轻清之邪浮而上，自鼻进入中焦后"上入于阳"而阳分受伤，出现"发热、头肿、项强颈挛"等上焦证；重浊之邪沉而下，自口进入中焦后"下入于阴"而阴分受伤，出现"脐筑湫痛，呕泻腹鸣，足膝厥逆，便清下重"等下焦证。杨栗山反复强调瘟疫"怫热内炽"的病机特点，有热证无寒证的证候特征，以及三焦的传变规律。

（二）疫病诊法

杨栗山十分重视临床脉诊，指出："伤寒温病不识脉，如无目冥行，动辄颠陨。夫脉者，气血之神也，邪正之鉴也。呼吸微茫间，死生关头，若能验证分明，指下了然，岂有差错耶？伤寒脉法，与杂证自是不同，而温病脉法，与伤寒更是大异。"由于是火郁三焦，内发于外，从血分而出，故初起"脉不浮不沉，中按洪长滑数，右手反盛于左手"，因"怫热在中，多见于肌肉之分"，故脉不甚浮。如若脉浮大有力或浮长有力，则为热越于外，邪欲外散之象，法当清里泄热，切不可发汗，其与伤寒大异也。

杨栗山虽未列专项详述疫病之舌质舌苔特点，然于书中亦夹带述及。如其云："舌黄或黑，舌卷或裂。"又云："舌苔黄黑，或生芒刺，舌卷。"瘟疫初起，可见恶寒甚至寒战，有似邪袭于表，但瘟疫属郁热在里，此恶寒乃阳气闭伏于里不得外达，外失阳之温煦而致。杨栗山曰："在温病邪热内攻，凡见表证，皆里热郁结，浮越于外，虽有表证，实无表邪。"若里热郁结甚者，则不仅恶寒，而可出现肢厥、通体皆厥，例如："阳气亢闭郁于内，反见胜己之化于外。故凡阳厥，轻则手足逆冷，凉过肘膝，剧则通身冰冷如石，血凝青紫成片，脉沉伏涩，甚则闭绝。"

（三）疫病治疗

杨栗山对于疫病治疗注重运用清解法，提出"早祛邪为贵，疏三焦为务"。疫病是"杂气热郁三焦，表里阻隔，阴阳不通"，治疗应"清热解郁以疏利之"。三焦疫热怫郁，治以开阖表里，清上通下，以升降散为主，统领神解散等十五方，治疗特色体现在清热解毒与辛凉升透并用。

杨栗山对疫病治疗学的贡献，还突出体现在十五方，每能"救大证、怪证、坏证、危证""全活甚众"。贯穿着宣、清、通三大治则，其中"轻则清之"者凡八方；"重则泻之"者凡六方，而升降散为其核心方。其云："升清可以解表，降浊可以清里，则阴阳和而内外俱彻矣。"《寒温条辨》载："刘氏《直格》……以温病为大病，特制双解散、凉膈散、三黄石膏汤，为治温病主方，其见高出千古，深得长沙不传之秘。"观杨栗山增损三黄石膏汤、增损双解散、加味凉膈散可知，三方皆由河间原方合升降散、黄连解毒汤化裁而得。

四、余师愚

余师愚（1723—1795），名霖，字师愚，乾隆年间安徽桐城县（今安徽桐城市）人。余师愚生活年代正逢瘟疫横行，岁甲申（1764）桐城瘟疫流行，死者甚众。其父亦染时疫，庸医以伤寒误治而死。余师愚悲愤交加，遂潜心于疫病的研究，《清史稿》记载："乾隆（戊子）中（1768），桐城疫，霖谓病由热淫，投以石膏辄愈。后数年（乾隆癸丑年，1793）至，京师，大暑，疫作，医以张介宾法者多死，以有性法亦不太尽验……霖与大剂石膏，应手而痊，踵其法者，活人无算。"乾隆五十九年（1794）著《疫疹一得》。王孟英赞许道："独识淫热之疫，别开生面，洵补昔贤之未逮，堪为仲景之功臣。"

（一）疫病火毒说

余师愚认为，疫病乃感四时不正病气为病，病气是无形之毒，既曰毒，其为火也明矣。因而辨证析理，一以火毒为本，"头痛倾侧"由乎火毒达于阳位，"腹痛不已"由乎火毒冲突无门可出，"谵语"由乎火毒燔心，所列五十二个瘟疫症状无不责其火毒为患。余师愚谓其病变部位为"邪火干胃"。余师愚认为，一方面疫气（淫热）由口鼻而入同吴又可之论，另一方面不同于吴又可邪伏膜原之说，而认为肺胃为邪气盘踞之地，其云："瘟既曰毒，其为火也明矣……火之为病，其害甚大，土遇之而赤，金遇之而熔，木遇之而燃，水不胜火则涸。"

（二）疫病斑疹

余师愚对疫病斑疹的认识独到，尝谓"火者疹之根，疹者火之苗"。论斑疹色泽，指出以淡红而润为佳，若淡而不荣或娇艳干滞为血热极重，深红较淡红稍重，艳红为血热之极，紫赤则火更甚；论斑疹形态分布指出总以松浮为吉，紧束为凶，如松活浮于皮面，红如朱点纸，黑如墨涂肤，为毒外现，虽紫黑成片可生，若疹小如粟，紧束有根，如履底透针，如矢贯的，为毒深锢结，邪气闭伏于里，纵不紫黑，病亦危重。这些斑疹的临床辨治经验，对于疫病的诊断具有重要价值。

（三）疫病治疗

《疫疹一得》全书特色鲜明，远绍刘完素火热论、近师吴又可瘟疫学说，尊先贤而不泥古，重实践而有所突破，总结出清瘟解毒，不宜表下，表散则火毒得风；攻下则中虚阴伤，邪毒易于内犯，应以祛除淫热邪气为急务，则重用石膏并兼顾扶正养阴。《疫疹一得》所用主方仅两首，一为余师愚加减之清心凉膈散，一为清瘟败毒饮。《疫疹一得·疫疹诸方》所列方药主要有《类证活人书》的败毒散、《太平惠民和剂局方》的凉膈散和自创的清瘟败毒饮。

《疫疹一得》云："一切火热，表里俱盛，狂躁烦心。口干咽痛，大热干呕，错语不眠，吐血衄血，热盛发斑。"此为热毒充斥肆虐表里上下、五脏六腑，治以清瘟败毒饮。清瘟败毒饮合白虎汤、犀角地黄汤、黄连解毒汤三方于一方，重用石膏，随证变通。石膏居用药频次之首，其次为黄连、犀角、生地黄、玄参。由此反映出余师愚的治疗思想，即认为暑热疫变化多端，但能治病求本，重清阳明，气血两解，则诸证自消。余师愚认为，面临恶候，用药不可稍存疑虑，不可用药含混或病重药轻，提出"用药必须过峻，数倍于前人"的主张，尤其是对石膏的应用达到极致。如王孟英："纪文达公于癸丑年，曾目击师愚之法活人无算，而谓石膏一剂用至八两，一人用至四斤。"提出用药含混或病重药轻，都无以解燃眉之急，甚至贻误人命。大剂生石膏用六至八两，小剂用八钱至一两二钱，重用石膏是杀其炎势，强调"非石膏不足以取效耳"。

五、李炳

李炳（1729—1805），字振声，号西垣，江苏仪徵县人，清代中期医家。李炳自幼就拜师学医"幼习三世之书"，事迹可见于焦循所著《李翁医记》，据《重修扬州府志》记载，李炳著有《金匮要略注》22卷、《辨疫琐言》1卷和《西垣诊籍》2卷等三部著作，但除《辨疫琐言》外，其余两种均已亡佚。

（一）疫病病因病机

李炳认为："疫为地气，发不常有，此气一行，病则少长率皆相似，沿门阖户，互相传染。"疫邪从口鼻而入，首先损伤肺脾胃，表现为恶寒发热，胸膈满闷，甚至两胁胀闷，恶心呕吐，苔白腻，脉弦数。李炳提出"见症异于太阳之表"，因二者的感邪途径不同，并对疫病与太阳表证进行了详细鉴别，如疫病脉象之于表证，不同在于凝滞而有力；疫邪自口鼻而入，上中二焦之气被壅遏，则表现在脉象上寸关被壅遏，壅则凝滞而有力。

（二）疫病治疗

李炳自创治疫主方"清气饮"，旨在轻清以开肺舒气，芳香以醒胃辟邪。清气饮方药物组成："杏霜二三钱，桔梗一二钱，蝉蜕（去头足）二三钱，金银花二三钱，广藿香二三钱，苏叶一钱或一钱五分，神曲二三钱，谷芽三四钱，广皮五七分，半夏一钱，赤茯苓二三钱。水两小碗，煎一碗温服，如未觉，更进一服，觉气通舒畅，是其验也。重者日三服。"方中杏霜、桔梗味苦以开肺。蝉蜕轻清上升而从风化，"上焦如雾"，被疫邪郁遏，则雾气弥漫，用蝉蜕取其清风生雾气潜消之义。金银花、藿香、苏叶芳香辟秽，能散胸中不正之气。谷芽乃稻米浸渍而成，神曲乃面蒸而成，凡蒸熟之物，能舒展郁遏之气，"同气相求"而使用谷芽、神曲。广皮辛香能通阳，半夏滑利能通阴，赤茯苓能利水。略煎便成，取其清芬未散之故。三焦得以通畅，则何气不清，故曰清气饮。

清气饮宜用于疫病初起二三日内，四五日疫邪郁深而热，可见烦渴、面红、口苦咽干、小便不利、腹胀大便不通、喜冷恶热等热象，酌情加入冬桑叶、牡丹皮、瓜蒌根、芦根、黄芩、白通草、飞滑石、大黄等，以上所用诸凉药，须慎而又慎，服一剂若无效，便应当揣摩其无效之原因，对病情的掌握不能似是而非。如寸口脉微弱，为里阳不足，于本方加玉竹五七钱，因玉竹甘缓而不滞。李氏遂举例说明：乾隆二十二年大疫，李氏每日诊治多人，如脉大而空，或大而寸脉不满，或大虽似有力而往来凝滞，症虽见烦躁、舌焦诸热象，便要防其人正气虚，如再见心慌，便非疫邪所致，因为疫邪为气遏于内，绝对不能导致心慌。审证若属正气虚，可用补中益气汤、四君子汤、六味地黄汤、理中汤等类。行疫之年，未必人人都感染疫邪，也有劳伤以及里虚里寒，伤湿伤暑诸症夹杂其中，所以医者不可为疫证所拘，审证察脉不能似是而非，应当细心体认。

六、丁甘仁

丁甘仁（1865—1926），名泽周，江苏武进县孟河镇（今常州市新北区）人，清末民初著名医家、中医教育家，孟河医派代表人物。1878 年弃儒习医，并要求自己做到"学无止境，见闻宜广"。18 岁从业于名医马培之，深得马氏内、外、妇、幼及喉科真传，又私淑费伯雄、巢崇山两位大家，汲取所长，从其对时疫喉痧的辨治以窥其治疫特色。

（一）时疫喉痧病因病机

丁甘仁认为，痧有多种，如正痧、风痧、红痧等，其中时疫喉痧为最重，传染迅速，"竟有朝发而夕毙，夕发而朝亡"。时疫喉痧好发于冬春两季，"冬不藏精，冬应寒而反温，春犹寒禁"，非其时而有其气。疫疠之邪由口鼻入肺胃，"暴寒束于外，疫毒郁于内，蒸腾肺胃两经。厥少之火乘势上亢，攻于咽喉，于是发为烂喉丹痧"。本病起病急骤，可见咽痛、红肿、腐烂，热毒外溢肌表则全身皮肤发出痧疹，兼见有咽关腐烂、舌质红绛、脉象滑数或细疾。

（二）时疫喉痧辨治

辨治时疫喉痧须首分初、中、末三阶段，再辨在气在营，或气分多，或营分多。时疫喉痧初起，初则寒热烦躁呕恶，咽喉肿痛腐烂。舌苔或白如积粉，或薄腻而黄。脉或浮数，或郁数，甚则脉沉似伏。丁氏指出"脉象无定，辨之宜确，一有不慎，毫厘千里"，先用汗法。丁氏指出"此时邪郁于气分，速当表散，轻则荆防败毒、清咽利膈汤去硝黄，重则麻杏石甘汤"，且强调"不可不速表"，体现"畅汗"为第一要义，可见此病初起是遏制疾病向急重症发展的治疗关键时期。邪热转重，则加用清法，或用下法。如壮热口渴烦躁，咽喉肿痛腐烂，舌边尖红绛、中有黄苔，丹痧密布，甚则神昏谵语。此为时疫邪化火，渐由气入营，"当生津清营解毒，佐使疏透，仍望邪从气分而解"。轻则用黑膏汤、鲜石斛、豆豉、败毒汤之类，重则用犀豉汤。若上症又见舌色光红或焦糙，痧子布齐，气分之邪已罢，而营分热毒阴伤皆重，当用大剂清营养阴，凉解热毒，如犀角地黄汤，不可再行表散。可见，丁氏所说"疏透"不仅体现叶天士"透热转气"之意，也是在强调治疗时疫喉痧从肌表透邪的重要性。喉痧末期，气分之邪已透，痧子布齐，方用加减滋阴清肺汤。

（三）时疫喉痧宜忌

丁氏告诫治时疫喉痧之宜忌：其一，"用药贵乎迅速，万不可误失时机"，当表则表之，当清则清之，或用釜底抽薪法，亦急下存阴之意，有谚云"救病如救火，走马看咽喉"。其二，治时疫喉痧首要明用药之次第，既不可早用寒凉，邪遏于内则必致内陷神昏或泄泻等症，甚成不救，亦不可表散太过，而致火炎愈炽，伤津劫液，引动肝风，发为痉厥等险象。其三，表散法的恰当使用是治疫痧的关键，如先哲云"丹痧有汗则生，无汗则死""重痧不重喉，痧透喉自愈"。其四，内服为主，配合外用，喉痧的显著症状为咽喉肿痛糜烂，肌肤丹痧密布。外用药直接用于咽喉，起效迅速。丁氏记载外用方八首，其中吹药包括玉钥匙、金不换、加味珠黄散、锡类散，外贴药用贴喉异功散，敷药包括三黄二香散、冲和膏、紫金锭，皆有祛腐生新、消炎退肿的功效。另外，丁氏指出时疫喉痧不治、难治的危险之证：如脉伏者不治；泄泻不止者不治；会厌腐去，声哑气急者不治；始终无汗者难治；丹痧遍体虽见，而头面不显者，难治，以供临床借鉴。

丁甘仁认为，临诊还要估患者体质的强弱，量病势的轻重缓急，并适当地考虑患者的居处习惯、饮食嗜好等，这充分体现了中医整体观与辨证论治的特色。

七、冉雪峰

冉雪峰（1879—1963），原名敬典，后更名剑虹，号雪峰，医学家，四川奉节县人，出身中医世家，自幼习文学医，弱冠之年即于故里行医。1929 年，在反汪精卫政府取消中医案的运动中，冉雪峰和张锡纯结成了南北联盟，与全国中医界一道奋起反抗取得胜利，自此有"南冉北张"的杏林佳话。中华民国期间，鼠疫、霍乱、白喉等蔓延不断，先生奔走救治，活人无数。著《温病鼠疫问题解决》《霍乱症与痧症鉴别及治疗方法》《麻疹商榷正续篇》而驰名武汉三镇，享誉医林。

（一）鼠疫病机

《温病鼠疫问题解决》体现"温病"为总纲，规范大法。重视探明病源所在，而后辨治才有法度，温病亦是如此。精求气化，对"冬伤于寒，春必病温"解释为寒邪气化不出，内郁而成温邪，"关键在温邪乃气化不出所致"。冉雪峰认为，温病是由外邪闭郁，气化不利而得，邪之来路由外而内，去路即由内而外。外闭一开，气化机转，则内郁得泄，如果确实外闭难开，也可从内攻之。是故病虽在内，却必先开之于外，即气化则邪化，邪化则病亦化，如此则温病不作，温病之各种变证亦随之而解。

冉雪峰认为，鼠疫为温病之一种，发病与肾脏关系密切，亦与人体气化不利有关。鼠疫多发于冬季寒冷之时、北方寒冷之地，此时若机体气化不及，肺气被郁，肺气失于引心火下交肾水，从而不能蒸动膀胱化水为气濡泽脏腑皮毛，水生不足，阴凝成燥，燥甚化热为毒则为鼠疫。鼠疫之临床表现可分为四期：初起燥邪干肺，上犯清空则晕眩，上灼咽喉则肿痛，留于脉则结核，内逆冲动则干渴，内郁固闭则躁闷，气不化津则咽干，不贯四末则指头冷，不获布于周身则振寒，内郁勃发者面赤肤红气粗，但热不寒，兼有外感者伴有发热恶寒；二期肺燥愈甚，口大渴，咽痛剧，结核渐大，咳逆加喘，胸闷加痛，治疗期间痰中带血丝或吐紫血，或微鼻衄，或出现疹点、斑点和痘点；三期肺已发炎，唇焦舌裂，不得平卧，吐淡红水，为肺炎之特征，又可见吐血或衄血，亦有二便下杂色及秽浊物者，此为肺之功能渐失，为难治；四期疫毒内陷，身热反去，结核反消，原有疹、斑、痘等反化，毒已化脓，胸痛及喉痛反缓，唯吐脓血，音塌耳聋，目无神光，精神恍惚，此肺脏已坏。凡此种种皆属气分，亦有直入血分，血液凝滞，则面目青，不贯彻四末则四肢厥，血液凝滞渐成青紫色，腹鼓气闭难出，身痛如被杖，且气分终及血分。

（二）鼠疫方药

鼠疫为燥甚化毒，治燥则苦寒之药必不能用，甘寒滋腻之药有碍气化亦不可用，宜选用"甘而不苦，凉而不滞，柔润而不滋腻"，以清透肺郁，辛凉透邪，不可妄用苍枳橘半等燥烈之品以燥治燥，亦不可以泽苓滑通之渗利，竭其阴而助其燥。又如生地黄、玄参等虽能润燥，而重浊滋腻，未能灵空斡旋，而连翘、红花、牡丹皮、桃仁等疏空血道之品，又有引贼入室之弊。

冉雪峰自拟"太素清燥救肺汤"和"急救通窍活血汤"示鼠疫气分和血分治法，以方立法，强调鼠疫气分当清凉透表、柔润养液，鼠疫血证当防病变，通窍活血，透出气分为治。太素清燥救肺汤，方用桑叶、菊花、薄荷芳香清透，瓜蒌皮、杏仁利肺化痰，石斛、芦根清而能透，柿霜、梨汁柔润而不滋腻，甘草补土生金，和诸药，解百毒，治燥气怫郁在气分者。急救通窍活血汤，方中青蒿、升麻、石斛、芦根透达气分之邪，桃仁、红花入血分通络，犀角、鳖甲直入阴分而攻邪，再加麝香以走窜，使邪气透达立速，全方合之由阴出阳、通窍活血却无黏滞之弊。冉雪峰并征引仲景方且用于鼠疫者，并详加解释，如麻杏石甘汤、竹叶石膏汤、葶苈大枣泻肺汤、桔梗汤、大黄牡丹汤、升麻鳖甲汤、升麻鳖甲汤去雄黄蜀椒等。

八、蒲辅周

蒲辅周（1888—1975），原名启宇，清光绪十四年出生于四川省梓潼县长溪乡，家中三代行医，15 岁跟师侍诊，铭记先祖"医乃仁术"的教诲，立志周济病贫、辅之困弱，遂自己改名为"辅周"。18 岁出师，独立行诊于乡，深入钻研《皇汉医学》，尊崇《黄帝内经》，冶伤寒温病学说于一炉。除精通内、妇、儿科外，尤其擅长治热病瘟疫，被周恩来总理称赞为"懂辩证法""有真才实学""人民的好医生"的著名中医学家。著有《蒲辅周医案》《流行性乙型脑炎》《中医对几种传染病的辨证论治》等著作。

（一）疫病病因病机

蒲辅周指出，《素问·至真要大论》"必伏其所主，而先其所因"是临床治疗的绳墨，即治病求本，审证求因，尤其是对复杂的疾病的根本原因。对外感热病的诊治应当融会贯通"伤寒""温病""温疫"学说，方能如虎添翼。如他对"冬伤于寒，春必病温"和"冬不藏精，春必病温"的看法，摆脱了冬日受了寒邪至春发为温病的伏气论点，悟出冬失固藏和冬病伤寒的人，其气必虚，则春日邪之所凑，自然容易病温。说明其对《黄帝内经》论点"尊经不囿经，师古不泥古，从不抱残守缺，故步自封"。

蒲辅周认为治时病主要抓表里寒热，治瘟疫与四时温病不同，乃杂气为病，蒲辅周治寒疫喜用十神汤加减。又有似温病非温病，似伤寒非伤寒，他称之为"杂感"，喜用杨栗山先生方，尤推崇升降散。热疫亦用此方，其治多效。蒲辅周常说治疗急性病，尤其是急性传染病，要研究杨栗山的《伤寒瘟疫条辨》，余治温疫多灵活运用杨栗山温疫十五方，而升降散（僵蚕、蝉衣、广姜黄、大黄）为其总方。温病、温疫更怕里气郁闭，秽浊阻塞，尤怕热闭小肠，水道不通，故二便畅通极为重要。

在时疫病的治疗上，蒲辅周注重人与自然的整体观，推崇"必先岁气，毋伐天和"，并且强调对时病辨证还应注意季节、气候的影响。1945 年的夏季，在成都地区麻疹流行，辛凉宣透法没有起效，蒲辅周那时考虑到成都那年暑期大雨不断，路有积水，老人小儿久坐在床，不敢下地，遭受暑热雨湿之邪，等暑期一过，湿热蒸发。小孩发热，麻疹皮下隐伏不透，这是因为暑季多雨，湿遏热伏，于是按湿温治法，通阳利湿，疹毒获愈。又如对乙脑一病的治疗，1955 年河北石家庄气候偏热，久晴无雨，首先用白虎汤治疗乙脑取得经验；1956 年京津地区气候偏湿，雨水较多，乙脑流行用白虎汤则不效，蒲辅周采用芳香化浊和通阳利湿的方法治疗，治愈率大幅度提高。暑多夹湿，"徒清热而热不去，湿留之故也"。

（二）疫病方药

在立法用药方面，蒲辅周贯彻"汗而毋伤，下而毋损，凉而毋凝，温而毋燥，补而毋滞，消而毋伐，和而毋泛，吐而毋缓"的治疗原则。"乙脑"本是热证，清热亦是常法，但不可过剂。临床有服寒凉太早、太过，转为寒中不得不用参附救逆，并曾屡诫：凡用清法，便须考虑胃气，体弱者宁可再剂，不可重剂，否则热病未已，寒证即起，变证百出。选药轻灵，药味少，用量少，疗效好，反对一病一方一药，反对为投患者喜欢而使用贵重药物，认为药物用对即贵，蒲辅周自创二鲜饮（鲜芦根、鲜竹叶）及三鲜饮（二鲜饮加鲜茅根）加减，药虽二三味，用以益胃生津，效果奇佳。蒲辅周亦曾用桑菊饮治疗 1 例重症流行性乙型脑炎，药轻方小，却亦能挽救患者于病危之际。

　　乙脑以清热、解毒、养阴三原则立方，取得了显著效果。进而以"辛凉为主、清热解毒"为基本治则，并根据临床确立"辛凉为主，佐以芳化""辛凉透邪、芳香开窍""辛凉透邪，芳香开窍，佐以息风"三法。蒲辅周根据暑温有暑热、暑湿、伏暑、暑风和暑厥的不同，运用中医的辨证论治，拟定乙脑治疗八法，辛凉透邪是治疗"乙脑"的主要方法之一，邪在卫分宜银翘散、桑菊饮，或银翘散合葱豉汤。在气分用白虎汤、白虎加苍术汤，若表实无汗则用新加香薷饮或黄连香薷饮，或二香饮加减，另有凉膈散、六一散、三仁汤、三石汤、黄芩滑石汤、千金苇茎合杏仁滑石汤、橘皮竹茹汤及《温病条辨》的五个加减正气散，辰砂益元散、碧玉散、芦根竹叶汤（芦根、竹叶）等方随症选用，不少患者初服大量石膏、犀、羚，高热不退，病势不减，改用芳香、宣化，通阳利湿，转危为安。说明正确运用辨证论治原则的重要性，也说明治疗"乙脑"不可胶执一法、一方、一药。另有逐秽通里、清热解毒、通阳利湿、镇肝息风、开窍豁痰、生津益胃、清燥养阴等法，合为八法。"乙脑"患者，受邪有偏暑、偏湿，感邪有轻重浅深，病有轻重表里，治有缓急，方有大小。立法方药，寒热温凉，各随病情而异。同时要结合气候、环境、年龄等情况全面分析，抓主要矛盾或矛盾的主要方面，给予恰当的治疗。

第三章 疫病的中西医诊断和防控 ▷▷▷▷

第一节 疫病的中西医诊断

一、概述

疫病多有发热，发病迅速，传变极快，病情复杂多变，常出现喘脱、出血、痉厥、神昏等危重证候，具有"急""重""热""变"等特点，需要相应的现代诊断学方法。疫病的"早期、精准"诊断有利于发现患者及相关传染源，做到早发现、早报告、早隔离，防止疫情扩散。早期明确疫病的中西医病证特征，将有利于及时有效治疗疫病，提高疫病的治愈率，降低病死率。

疫病侵袭，产生复杂多样的临床症状，这些症状是疫病诊断的基础。疫病的诊断主要体现在定病性、定病位、定量等多个层面。需要结合流行病学史、系统观察临床症状或体征，结合常规实验室生化检查，提出疑诊，进一步寻找病原学证据，结合免疫学、分子生物学、影像学、病理学等检查方法验证假设、明确诊断，并根据疫病的特征，动态监测症状、体征，以及理化检查的变化，分期、分型，研判病情轻重及预后。

中医疫病诊断方法优势在于，在病原学不清楚情况下，或诊断清楚，但没有针对性有效治疗方案时，及时通过望、闻、问、切四诊合参，进行诊病、辨证，分证施治，争取主动救治患者。影像学、血生化等指标，为中医辨证提供了更加及时准确的依据。通过卫气营血辨证、三焦辨证等辨证体系，明辨病因、病性、病位、病势、病期、病理，确定证候类型，判断疾病的传变、顺逆，制订中西医药综合方案。实现无西医诊断时，中医可诊可辨证可治；有西医诊断时，中医辨证加西医辨病，治疗效果更好，这是中国防治疫病的独特医学方案。

二、流行病学资料收集

流行病学资料是诊断传染病必不可少的基本条件，是传染病病例筛查的第一步。对"5"人以上的聚集性病例要保持高度警惕。对任何传染病首先必须了解有无传染来源，通过什么途径传播，人群易感性，以及流行的特征。

传染病都有其发病特点，如发病年龄、性别、季节、地区、接触史，以及发病的规律性等，这些资料常常可以为诊断提供重要线索。如新型冠状病毒感染的大流行中，通过分析与该病的密切接触史或集中发病等特点，查核酸检测或抗原检测，结合症状、体征和 CT 等影像学检查资料，即可以获得新型冠状病毒感染的诊断线索或初步诊断依据。

有些自然疫源性疾病，则应详细了解疫源地的状况，包括地区、季节、地形地貌、动物宿主及传播媒介等，特别是动物和家畜的感染率和发病率，患者的职业暴露和与动物密切接触程度也是重要的诊断线索。如在牧区与牛羊及其制品密切接触，极易感染布鲁菌、皮肤炭疽等。

近年来随着国际交往增多、药物干预、微生物变异等因素，已完全打破已知的流行模式或规律，典型的临床表现难以及时出现，给临床的诊断和防治带来了困难，应高度警惕和重视。

三、诊察要点

疫病的诊断内容主要包括临床症状、特殊体征，并结合发病季节及地区和实验室检查结果。但是要注意，疫病的病程发展具有明显的阶段性，病情进展迅速，需要细致、全面、动态诊察疾病。必须借助中医诊察特点，望闻问切，四诊合参，通过卫气营血辨证、三焦辨证、六经辨证等方法，确定病因、病证性质、病变部位，了解邪正消长，确定转归，精准分期，确定病理要点，辨证施治。

（一）主诉和现病史

主诉是患者就诊的主要症状和病情。现病史则应从首发症状、主要症状、演变过程、伴随症状及诊治经过的全过程。首发症状提示早期受累脏器、主要疾病，主要症状提示主要病位。如呼吸系统的呼吸急促、呼吸困难，消化系统的腹泻、腹痛、大便性状改变，中枢神经系统的头痛、呕吐、意识障碍等。有的疫病呈现多系统病变，中医的望诊可以及时发现患者的主要体征，对于群体患者的分类很有价值。如新型冠状病毒感染，早期混杂在感冒、流感之中，除了主要症状，还可通过舌苔腻分辨，为进一步确诊赢得时间。

采集病史一定要客观全面、实事求是，真实反映病情，遇到微线索或者对诊断有价值的蛛丝马迹，都要彻底追问。若发现有遗漏，或病情表现与体检、化验等结果不符或矛盾的地方，应反复追问病史，并密切观察病情发展变化，以完善和补充第一手资料。

（二）体格检查

体格检查在临床诊断中发挥着重要作用，一定要全面、仔细。首先从患者一般情况、生命体征等基本项目观察和检查，找出诊断线索。通过视、触、叩、听、闻、切等方法，主要在心、肺、肝、脾、肾、脑等重要器官和全身整体系统检查，注意有无异常。对五官、淋巴结、皮肤和毛发等表面部位，也不放过任何有意义的阳性体征，如麻疹等。

重视七大生命体征：呼吸、体温、脉搏、血压、意识、尿量、血氧饱和度。呼吸急促作为最敏感的生命指征，通常是危重病最重要的指标。除此之外，还需对患者进行更为细致的监护和检查。

（三）病情进展

传染病急性期，病情发展变化快，有时一日几变，甚至几小时一变。比如，流行性脑膜炎的出血点初为散在、点片状，可迅速发展为大片瘀斑；高热患者迅速出现抽搐、意识障碍等。各种疫病的症状、体征，具有共性表现，如病程大都按一定的规律发展变化，同时也具有特有征象。控制疫病发展的关键在于及时发现和重视。因此，应发挥临床医生细心、勤勉和敏锐的品质，加强临床观察和必要的检查，特别是应逐步缩小范围，再进行相关检查，随时发现病情变化，以协助或纠正诊断。

（四）综合分析

掌握了症状、体征和病情变化的资料，必须对获取的资料去粗存精、去伪存真、由表及里、由此及彼，综合分析，全面判断，通过正确推理和逻辑分析，找出诊断的特殊病征和确切依据。比较各种共性和个性，客观地做出诊断。

（五）鉴别诊断

临床表现常具有"多因一果""一因多果"等特征，众多感染性疾病多有不少共性的症状和体征，容易混淆诊断。最初诊察时可将范围扩大，提出疑问，然后逐渐缩小，与类似疾病进行鉴别。

（六）分期辨证

大多数疫病从发生、发展到痊愈都有一定的规律性，这种规律性表现为从一个阶段进入另一个阶段。古人在长期与疫病作斗争的过程中，创立了多种针对当时所流行的疫病的辨证体系，如六经辨证、卫气营血辨证、三焦辨证等。现代传染病学把传染病的发展过程分为四个时期：潜伏期、前驱期、发病期（症状明显期）、恢复期。其中潜伏期虽感染病原体，但无症状，可通过舌、脉进行诊察并辨证。其他三期则均可与卫气营血、三焦辨证等精细分期进行大致对应。如前驱期可归为卫分阶段，或上焦证候；发病期症状明显、病情多变，可以归为气分、营血分，或上焦、中焦证候。

总体而言，疫病发展的阶段性，大致反映了病位由表及里、由浅入深，病情由轻到重，病性由实到虚，直至正气衰亡的变化过程，而及时有效地治疗可以顿挫病邪，使病变终止于某一阶段。但要注意的是，疫病发病迅速、传变极快，有的几日之内即可波及全身，脏腑气血大伤，故不能像大部分伤寒、温病那样按照由表及里、由浅入深、从上到下一般传变发展规律来认识，而是在借鉴古人经验的基础上，将传统的辨证求因、求机不断赋予新方法，对疫病发展阶段的病理实质和相互联系做出准确的诊断辨证。

四、常见症状和体征

大多数疫病都有发热、斑疹、头身痛、汗出异常、痉厥、神志异常、出血等表现，辨斑疹、辨舌、切脉也是重要辨证手段，可结合现代诊断技术，加以综合应用。应重视症状、体征的动态变化，详尽询问，仔细观察，认真比较，查明病因，辨别病机，确定证候特点，判断邪正消长、病势进退、预后顺逆等。

（一）发热

发热作为疫病的主症之一，有助于辨病邪之深浅、病情之轻重、病证性质、病势之进退。在疫病过程中的发热是感受疫邪后，正气抗邪，邪正相争，阳热偏盛的表现。如正能胜邪，则热退而邪却；如正邪俱盛，则热势持续难退；如热盛日久耗气伤津，可致阴竭阳脱而危及生命。疫病发热有虚实之分。一般而言，在疫病早中期，正气不衰，邪毒亢盛，多属实证发热；邪正剧争，热盛阴伤，属虚实相兼之证；疫病后期，常见气阴大伤而余邪未尽，此时发热多属虚多邪少证，或为虚热证。不仅要用体温表测得患者热势的高低，而且应明确发热特点（表3-1）。

表 3-1　常见疫病的发热特点

发热特点		临床表现	常见疾病
阶段性特点	体温上升期	骤升型，常伴寒战	疟疾、登革热等
		阶梯状上升型	伤寒、副伤寒等
	极期	表现不同热型	流行性感冒等
	体温下降期	骤降型（1天内降至正常）	间日疟、败血症等
		缓慢下降型	伤寒、副伤寒等
热型特点	稽留热	体温维持在 39~40℃以上的高水平，24 小时内温差 <1℃	伤寒、斑疹伤寒等
	弛张热	体温在 39℃以上，24 小时内温差 >2℃，最低温度高于正常	败血症、风湿热等
	间歇热	24 小时内体温波动于高热及常温之下	疟疾、急性肾盂肾炎等
	回归热	骤起高热数日，骤退后间歇无热数日，高热重复出现	回归热等
	波状热	渐起至 39℃或以上，数日渐降至正常，此后重复上升下降	布鲁菌病等
	双峰热	24 小时内体温升降两次，每次升降相差 1℃，形成两个峰	黑热病、败血症等
	马鞍热	发热数天，退热 1 天，再发热数天	登革热等
	不规则热	发热没有规律	流行性感冒等
	消耗热	24 小时体温波动甚大，可达 40℃或以上，下降可至正常，提示毒血症	毒血症等

　　大多数疫病基本上自始至终都可见发热，因所处卫气营血的阶段及感受病邪的性质不同，其发热的表现各有差别。中医将疫病常见的发热类型主要归为以下几种。

　　1. 发热恶寒　指发热的同时伴有恶寒，多见于疫病初起，但由于病邪性质不同，伴见的证候表现也各不相同。如初起见发热重而恶寒轻，伴见口微渴，咳嗽，咽痛，苔薄白，舌边尖红，脉细数者，为风热疫邪在肺卫，卫气失和之象；如恶寒重，头痛身痛较重，口不渴，苔薄白而润，脉浮紧，为风寒疫邪袭表，卫气被郁；如初起见发热恶寒而少汗，头身沉重，肢倦胸闷，苔白腻，脉濡缓者，为湿热疫邪初犯卫气，湿遏卫阳之象；寒邪外束，外邪引动伏热，亦见发热恶寒。

2. 寒热往来 指恶寒与发热交替出现，为热在半表半里，少阳枢机不利之征象，伴见口苦、心烦、呕逆、尿赤、脉弦。若发作有时，多见于疟疾。

恶寒与发热此起彼伏，连绵不断，多为湿热秽浊郁闭膜原之征象。若湿邪偏盛，多呈恶寒重而热象相对较不显著；若湿热俱盛，也可呈现恶寒发热并重。

3. 壮热 指持续高热，热势炽盛，通体皆热，不恶寒但恶热。为邪入气分，邪正剧争，里热壮盛之征象。邪热盛于阳明时，多表现为壮热，同时有大汗、口渴和脉洪大等表现，气营血同病时亦可见。

4. 日晡潮热 日晡相当于午后3~5时。发热盛衰起伏有定时，如同潮汐，多见于阳明腑实、湿热困阻脾胃之证。可伴有腹满便秘或热结旁流、舌苔焦黄等表现。亦可出现午后体温升高的征象，为湿热交蒸之象，伴见脘腹痞满、舌苔腻等症。

5. 身热不扬 指身热稽留而热象不显，即体温可达到39℃，甚至40℃以上，但自觉热势不盛。初扪体表不觉很热，但扪之稍久则觉灼手。发热时间不定，热势变动无规律。为湿热病邪在卫气分，湿重于热，热为湿遏之征象。下午热势较盛，并伴有汗出热不解，渴不欲饮，胸闷脘痞，身重纳呆，苔白腻，脉濡缓等症状。此发热类型可见于伤寒、副伤寒等。

6. 发热夜甚 指发热入夜更甚，为疫病热入营血分，灼伤营血之征象。可伴见时有谵语、口渴不欲饮、斑点隐隐、舌绛、脉细数等症。

7. 夜热早凉 指至夜发热，天明热退身凉，多见热退无汗。为疫病后期，余邪留于阴分之征象，卫气夜行阴分，入夜与邪相争则发热，昼行阳分，不与邪争则热退，但病邪伏留阴分，故热退无汗，发热反复。此外，蓄血证也可见到夜热早凉。

8. 低热 指疫病后期，热势低微，或手足心热，为阴伤虚热内生之征象。如兼见口渴欲饮，不欲食，舌绛光亮者，为胃阴大伤，虚热内生；如兼见手足心热甚于手足背，舌质绛而萎，为肝肾阴虚的虚热证。多见疫病的恢复期。

9. 身热肢厥 高热同时伴见肢体厥冷，热度越高，肢厥的程度越重。多见于疫病极期，由于热毒亢盛，充斥壅遏于内，闭阻气机，阳热不能外达所致。

（二）出血

在温热性质的疫病中较常见，多为邪热深入营血分，邪热迫血，血离经妄行所致。表现为急性多脏器、多窍道出血，血色多鲜红。正如柳宝诒所说："凡此皆血为热邪所迫，不安其络，因而上溢下决。"也可见到局部出血，为局部血络损伤所致。

（三）痉、厥、脱

痉，指抽搐，又称动风。疫病动风有实风与虚风之不同。实风可见气营血分阶段，多见于疫病的极期，为邪热炽盛，热极生风，筋脉受邪热燔灼所致，多属温热与湿热证。虚风多见于疫病后期，为邪热耗伤肝肾真阴，筋脉失于濡养的水不涵木、虚风内动之证。阳明腑实失下，伤及下焦肾阴，亦属热盛伤阴、动风扰神的表现，属病危征兆。

厥，指神志不清，四肢逆冷，有热厥、寒厥之分。热厥多为热毒炽盛，郁闭于内，气机逆乱，阴阳气不相顺接，阳气不能外达四肢所致。寒厥为阳气大伤，虚寒内生，全身失于温煦所致。

脱，指阴阳气血严重耗损后，远期不能内收而外脱，多与厥证并见。疫病过程中发生脱证的原因较为复杂，有因热毒炽盛，灼伤阴液，阴竭而元气无所依附；有因邪闭太甚而素体正虚，邪陷正脱所致；或因大汗、暴泻、亡血，而致阴竭阳脱或气随血脱。

（四）神志异常

疫病过程中，神志异常为常见症状，且温热、湿热证均可出现。神志异常的表现包括烦躁不安，神昏谵语，神志昏蒙，昏愦不语，神志如狂等。常伴有四肢厥冷、抽搐、出血等表现。若神昏同时伴有四肢厥冷，则称为昏厥，一般属病情危重的表现。神志异常可见于卫、气、营、血不同阶段，须细察明辨。

疫病过程中的神志异常类型主要有以下几种。

1. 烦躁不安 一是胸膈邪热扰心，包括热郁胸膈，或热灼胸膈，扰及心神，而致烦躁。二是胃肠邪热扰心，阳明无形热盛者，伴见大热、大烦、大渴、脉洪大；邪热里结胃肠，循胃络而乘于心者，伴见潮热、烦躁、便秘、舌苔老黄、焦燥起刺等。三是邪热初入营分，营热扰心，症见心烦不安、舌绛、口干反不甚渴饮等症。

2. 神志昏蒙 多为气分湿热蒸酿痰浊而蒙蔽心包，扰及心神所致，伴见身热汗出不解、胸脘痞满、舌苔黄腻、脉象濡滑而数等症。

3. 神昏谵语 一是热结肠腑，邪热循胃络上扰心神所致，称为"胃热扰心"，属气分病变，伴见语声重浊、潮热、腹满硬痛、便秘或热结旁流、舌苔老黄焦厚等症；二是营热炽盛，营热扰心所致，属营分病变，其神志异常多为神昏，时有谵语，伴见身热夜甚、口干反不甚渴饮、舌绛无苔、脉细数等症；三是血热扰心所致，属血分病变，其神志异常多见神昏谵语，如狂发狂，伴见身灼热、斑疹显露、多部位多窍道出血、舌深绛等症；四是热闭心包，扰乱神明所致，多见神昏谵语、身热肢厥、舌謇、舌纯绛鲜泽等症。

4. 昏愦不语 多为热闭心包，或邪热夹痰瘀闭阻心包所致。若同时见面色灰惨，舌淡无华，脉微欲绝等症，则属于内闭外脱。

5. 神志如狂 一是下焦蓄血，瘀热扰心，可伴见少腹硬满疼痛、大便色黑、舌质紫暗等症；二是热入血室，女子月经期感受温邪，热入胞宫，与血相搏，瘀热互阻，扰及心神，可见神志如狂、喜忘，可伴寒热往来、腹胁硬满疼痛等症。

6. 恐惧 表现为惊恐、怕光、怕水、怕风等，为狂犬病的特有表现。

7. 瘥后神迷 指疫病后期，特别是在较长期的昏迷、痉厥之后出现神志呆顿萎靡。是由于余邪留滞经脉，与营血相搏，阻遏气血，气顿血滞所致。

（五）汗出异常

疫病过程中，会出现体温升高而无汗、汗多、时有汗出、战汗等异常现象。临床上通过对汗出异常的辨察，有助于判断邪热的轻重浅深，津液正气的盛衰情况和气机开阖状态。

1. 无汗 如见于疫病初起，为邪在卫分，邪遏肌表，闭塞腠理所致；在气分，为邪热炽盛，壅遏气机，肌表气机不畅，腠理闭塞所致；在营血分，为邪在营血，劫烁营阴，津液不足，无作汗之源所致。

2. 时有汗出　汗随热势起伏而时出时止，多表现为热盛而汗出，汗出热退，继而复热。为湿热郁蒸之象，多见于湿温、暑湿等湿热性疫病。

3. 大汗　如大汗而伴有壮热、大渴、脉洪大等症状，为阳明气分热炽，蒸腾于外，迫津外泄之象；如骤然大汗，淋漓不止，并见气短神疲，甚则喘喝欲脱，唇干齿燥，舌红无津，脉散大等症状，为津气外脱的亡阴征象；如突然冷汗淋漓不止，并见肤冷肢厥，面色苍白或青惨，神气衰竭，语声低微，舌淡无华，脉微欲绝等症状，为气脱亡阳征象，亡阴亡阳之汗又称为绝汗。

4. 战汗　往往是疾病发展的转折点，其后的病情发展可有几种情况。如战汗后，热退身凉，脉象平和，为正能胜邪，病情向愈之佳象；如战汗后，身热不退，烦躁不安，为病邪未衰，也有可能经过一段时间后再发生战汗；如战汗后，身热骤降，冷汗淋漓，肢体厥冷，躁扰不卧或神情委顿，脉急疾而微弱，为正不胜邪，病邪内陷而阳气外脱之象。

（六）口渴

口渴一般由热盛伤阴所致，但也有因津液输布失常而引起，其中又有邪阻气机，津不上承及阳气不足，气化失司等不同原因。通过对口渴程度、喜饮或不喜饮，喜热饮或喜凉饮等的辨察，可判断津伤的程度及津不上承的原因。

1. 口渴欲饮　疫邪伤津则口渴。口微渴为口渴程度较轻，饮水量少，邪在卫分，热未炽盛，津伤未甚，所以口渴不甚，多见于疫病初起。大渴喜冷饮为口渴非常明显，且喜凉饮，饮水量多，为热盛于阳明气分，胃津大伤。口干而渴为疫病后期，肺胃阴伤。

2. 口渴不欲饮　口渴不欲饮或渴喜热饮为邪在气分，湿邪、痰饮阻于内，津液不布所致。口干反不甚渴饮，为邪在营血分，蒸腾营阴所致。口干但欲漱水不欲咽，为瘀血阻滞。

3. 口苦而渴　为邪犯少阳，胆火内炽，津液受伤所致。也可见于心火炽盛，往往伴见舌尖红赤。

（七）呕恶

呕恶是胃失和降的表现，主要由疫邪、痰饮或食滞等因素犯胃而引起。根据呕吐声音的强弱和吐势的缓急，可判断证候的寒热虚实。吐势徐缓，声音微弱，提示虚寒呕吐；吐势较急，声音响亮，提示实热呕吐；朝食暮吐或暮食朝吐，被称作"胃反"，多因胃寒脾弱，不磨水谷所致；呕吐呈喷射状，多为热扰神明；口干欲饮，饮水则吐，多为水逆证，痰饮内停所致。

（八）头身痛

在多数疫病中都可出现，且表现为疼痛剧烈，难以忍受，皆为疫毒内侵经气不利之象。疼痛的部位、程度可反映所感疫毒邪气的轻重和疫邪兼夹痰瘀的程度。头痛在脑后、颠顶，证多属卫分。若额头胀痛，或眉棱骨痛，多为阳明气热，气血上壅，经气不利。若侧面头痛，则属少阳郁热。全头痛如劈，往往热入营血，热极动风之象。若身痛，多为热郁三焦，表里不通。若身沉头重痛，则为湿邪所感，卫气郁遏；周身酸痛，为余邪不净，经络失和。

（九）胸腹不适

胸腹不适指在胸、胁、脘、腹等部位有胀、满、疼痛等感觉，或胀痛并见，或但痛不胀，或但胀不痛。王孟英说："凡视温证，必察胸脘。"胸腹胀痛多由气机失调而致，并与湿浊、积滞、瘀血等因素有关，诊察时应根据胀痛部位、性质，并结合其他症状进行综合分析。胸闷脘痞、腹胀多由湿浊阻滞气机所致，兼瘀血则病位刺痛。腹部胀痛拒按者属实，多因食积、热结所致。

（十）大便异常

1. 大便不通　多为肠腑热结。疫病后期，津枯肠燥，大便亦见艰涩难出。湿热疫病，湿浊阻闭肠道，气机阻滞，亦可见大便不通。大便不通而伴潮热、谵语、腹满疼痛、舌苔黄厚焦燥者，为热结肠腑之阳明腑实证；大便秘结而腹不胀满疼痛，不发热，舌红口干者，属津枯肠燥的"无水舟停"之证；大便黏滞不爽或胶闭不畅，苔垢腻，为湿阻肠道，气机痹阻，传导功能失常所致，与燥粪邪热搏结的阳明腑实证有所不同。

2. 泄泻　多为肺胃热邪不解，下注大肠，蒸迫肠中津液暴注于下所致。或外感风寒湿热疫毒之邪，痨虫或寄生虫积于肠道。如里急后重，即腹痛窘迫，时时欲泻，肛门重坠，是湿热内阻、肠道气滞所致，见于痢疾。

3. 大便溏垢　大便溏垢指大便稀溏垢浊，排出不爽，其形质如败酱，或如藕泥，为湿热与肠腑宿滞相搏结，交阻肠道，肠道传导失司所致。常伴有发热，汗出不解，脘腹痞胀，呕恶，舌苔黄腻黄浊等。见于湿热或暑湿疫邪伤及胃肠，即《灵枢·师传》云："脐以上皮热，肠中热，则出黄如糜。"

4. 大便色黑　多为下焦蓄血征象，正如吴瑭所说："瘀血溢于肠间，血色久瘀则黑，血性柔润，故大便黑而易也。"

5. 黏冻便夹有脓血　属痢疾，多为湿热蕴结大肠，大肠传导失职所致。亦有属虚寒痢者。

6. 便色灰白如陶土　多见于疫病黄疸患者。每因肝胆疏泄失常，胆汁外溢，不能下注于肠以助消化所致。

（十一）小便异常

1. 小便涩少　疫病见小便涩少者，多由热盛津伤所致，同时伴有小便颜色的加深。如小便黄赤短少，伴见高热、汗多、烦渴等症，常见于疫病热入气分，汗出愈多小便愈黄赤短少；如热结小肠，下移膀胱时可发生小便涩少，并有尿时灼热，尿道作痛和尿频等症状；如湿热蕴下，亦可见排尿涩少，并有尿频、尿急、尿痛。另外，湿浊阻于下焦而膀胱气化失司，亦可发生小便短涩不畅。

2. 小便不通　疫病小便不通，一是火腑热结，津液枯涸，即"热结液干"证，二是湿阻小肠，小肠分清泌浊失司等。本症多由小便涩少进一步发展而成，所以其病机亦多相似，只是病变的程度更甚。如热盛阴伤严重者，或属热结火腑，津液枯涸者，可出现尿量极少，甚至尿闭，多并见心烦、舌干红、少汗等热盛津液大伤之证；如属湿浊阻于下焦，泌别失职，导致膀胱不利而小便不通，且有湿浊上逆者，多伴见热蒸头胀、呕逆神迷、舌苔白腻等症。同为小便不通，由于病因病机不同，临床表现和治法迥异，临床上应根据全身症状及舌苔脉象等进行综合判断。

（十二）皮疹

常见皮疹的形态学特点及鉴别见表 3－2。

表 3－2　常见皮疹的形态学特点及鉴别

	斑疹斑丘疹	丘疹	疱疹	结节
发生机制	局限性皮肤色泽改变，多为真皮毛细血管扩张，有些为出血	表皮或真皮浅层内局灶性炎性渗出，浸润，或毛囊角化形成	表皮细胞坏死、空泡变性、细胞内外水肿渗出，形成含液性空腔	浸润或增生性实质性损害
直径大小	<1cm >1cm 称斑片	<1cm	<1cm >1cm 称大疱	>1cm
形态	与皮肤同平面，中心扁平隆起者为斑丘疹	坚实而隆起于皮肤表面呈小丘状	呈半球型或不整型	圆形、椭圆或不规则，单发或多个
不同表现	玫瑰疹，红斑疹，紫癜，褐色斑	丘疹，丘疱疹（中心有水疱）	水疱，脓疱，血疱	疣（位于皮肤或黏膜表面），结节（位于真皮深层或皮下）

常见皮疹与感染性疾病见表 3－3。

表 3－3　常见皮疹与感染性疾病

皮疹形态	感染性疾病	
	常见	较少见
斑疹斑丘疹		
周身性斑丘疹（麻疹样）	麻疹，风疹，幼儿急疹，斑疹伤寒，非脊髓灰质炎肠道病毒感染	传染性单核细胞增多症，梅毒（Ⅱ期），HIV 感染急性期，非支原体感染
弥漫性红疹（猩红热样）	猩红热，金黄色葡萄球菌感染，中毒性休克综合征，肾综合征出血热，皮肤黏膜淋巴结综合征	缓症链球菌感染（类猩红热），登革热
玫瑰疹	伤寒，斑疹伤寒	副伤寒
多形性红斑	传染性红斑	皮肤黏膜淋巴结综合征
出血疹（瘀斑）	流行性脑脊髓膜炎，流行性出血热，败血症	粟粒性结核
水疱疹		
斑丘疹＋水疱	水痘，带状疱疹，单纯疱疹，天花，手足口病	无

皮疹形态	感染性疾病	
	常见	较少见
脓疱	金黄色葡萄球菌感染（脓疱病）	无
斑块、结节		
疣	尖锐湿疣，梅毒 I 期（硬下疳）	皮肤结核
皮下结节	猪囊尾蚴病	并殖吸虫病

皮疹出现的时间、分布部位和先后顺序有一定的规律性，对诊断和鉴别诊断具有重要意义。如麻疹先见于耳后、面部，然后向躯干、四肢蔓延，直到手足心。水痘集中于躯干，呈向心性分布。伤寒玫瑰疹数量少，主要见于胸腹部。水痘、风疹多在病程的第 1 日出疹，猩红热于第 2 日出疹，天花于第 3 日出疹，麻疹于第 4 日出疹，斑疹伤寒于第 5 日出疹，伤寒于第 6 日出疹。

1. 斑疹　斑疹的形态及其成因不同，临床诊断意义也各异。斑点大成片，平展于皮肤，有触目之形，而无碍手之质，压之不退色，消退后不脱屑；疹形如粟米，突出于皮肤之上，视之有形，抚之碍手，压之退色，消退后脱屑。斑与疹常同时出现，称为夹斑带疹，所以前人经常举斑以赅疹，或名疹而实指斑，也有统称为斑疹者。

叶天士："斑疹皆是邪气外露之象。"观察斑疹分布、疏密、色泽变化，了解疫邪之浅深轻重、病变性质、邪正消长、病情顺逆。余霖《疫疹一得》不仅注意观察斑疹色泽，更重视斑疹形态，"予断生死，则又不在斑之大、小、紫、黑，总以其形之松浮、紧束为凭耳"。斑疹的发生在疫病中既是邪入营血的重要标志，也是邪气外露的表现。陆子贤在《六因条辨》中提到"斑为阳明热毒，疹为太阴风热"。如斑疹透发后，病情得以好转，是邪热外泄的表现，但亦有因邪热过盛或正气虚弱而致斑疹发出后，病情进一步恶化。所以通过对斑疹的诊察，有助于了解邪正双方的情况，为确定治疗方法和判断预后提供依据。诊察斑疹的顺逆，主要应注意以下几个方面。

（1）观察色泽　疹的色泽可以反映感邪轻重和正气强弱，对于判断病情的顺逆具有重要意义。如雷少逸所说："红轻、紫重、黑危。"

（2）辨别形态　疹的形态与病情轻重、预后好坏有一定的关系，观察斑疹形态可判断热毒能否顺利外泄。正如余霖所说："苟能细心审量，神明于松浮紧束之间，决生死于临症之顷。"若斑疹松浮色鲜，如洒于皮面，为邪毒外泄之象，预后大多良好，属顺证；若斑疹紧束有根，如从皮里钻出，"如履透针，如矢贯的"，则为热毒深伏、锢结难出之象。

（3）注意疏密　疹分布的疏密情况反映了热毒轻重与正气盛衰。叶天士称斑疹"宜见而不宜见多"，所谓"宜见"，是指斑疹的透发提示邪热得以外透；所谓"不宜见多"，是指斑疹过于稠密，为热毒深重的表现，提示病情危重。一般来说，疹应透发至全身，而斑不宜过多。

（4）结合脉证　斑疹透发之后，热势随之而下降，神情转为清爽，这是邪热通过斑疹透发而外达，属外解里和的佳象；如斑疹透发后热势不退，则为正不胜邪的逆象。

（5）重视动态变化　疫病过程中，斑疹的色泽、形态、分布与全身症状都随着病情的发展而发生动态变化，从这一变化上可以推断出邪正的消长、病邪的进退。如余霖说："务使松活色退，方可挽回。"斑疹分布由稀疏朗润而转为融合成片，为热毒转盛之象，如急现急隐，或甫出即隐，则为正不胜邪、热毒内陷之兆。

2. 疱疹　包括水疱、大疱和脓疱，为局限性空腔含液体的高起损害。水疱直径一般小于0.5cm，大疱超过0.5cm。疱疹的出现多由于湿热内蕴，或火毒内盛，外发于肤而成。

（1）白㾦　多见于湿热性疫病过程中，是湿热郁阻气分，蕴蒸于卫表、汗出不畅所形成的。叶天士认为，白㾦是"湿热伤肺""湿郁卫分，汗出不彻之故"。每随发热与出汗而透发，但因湿热之邪黏腻滞着，非一次所能透尽，可透发多次。

在白㾦透发后，晶莹饱绽，颗粒清楚，称为"水晶㾦"，又称"晶㾦"，每见热势递减，神情清爽，此为津气充足，正能胜邪，邪气外达之佳象。如㾦出空壳无浆，如枯骨之色，称为枯㾦。还偶见到㾦内含脓样浆液者，称为脓㾦，属热湿毒极盛之象，病情亦多危重。

（2）水痘疱疹　多见于儿科传染病水痘，水痘由感染风热疫毒所致。形似露珠水滴，卵圆形，晶莹明亮，水疱壁薄易破，周绕红晕。疱液稀薄透明，后转混浊成脓疱。瘙痒1~2天后从中心开始枯干结痂。水痘一般分批出现，先现于躯干及四肢近端，呈向心性分布。四肢面部较少，手掌足底偶见，窍道黏膜亦可出现，大小不等。

（3）带状疱疹　多因肝经湿热毒邪浸淫肌肤脉络所致。

（4）单纯疱疹　可发生于口唇、眼部、皮肤、甲周、生殖器周围。

（十三）辨舌

吴坤安《伤寒指掌》云："病之经络、脏腑、营卫气血、表里阴阳、寒热虚实，毕形于舌。故辨症以舌为主，而以脉症兼参之。"疫病的发展过程中舌苔和舌质变化，对分析和判断病邪性质、病变阶段、病情轻重、病势进退、正邪盛衰等具有重要参考价值。

1. 辨舌苔　在疫病过程中，当邪正交争而阳热亢盛时，伤津、湿浊、痰热、燥屎等更易蒸腾胃中浊气，而使舌苔的色泽、形态、厚薄及润燥出现许多不同变化。一般来说，苔薄者病势较轻，苔厚者则病势较重。但若苔厚无根，如涂于舌上，则为胃气、肾气衰败。苔润泽者津伤不甚，苔干燥者为津液已伤，苔浊腻则属湿痰秽浊为患。舌苔的变化主要反映卫分和气分的病变，尤其能反映出病邪的性质和津液的盈亏。

（1）白苔　白苔的变化主要有厚、薄、润、燥之分。薄者主表，病属卫分，一般见于疫病初起，病变尚轻浅；厚者主里，病属气分，多见于湿热为患。

①苔薄白欠润，舌尖略红：为疫病初起邪袭卫分的征象，多见于风热疫邪初起；若肺津已伤，则苔薄白而干燥，同时舌边尖更红。风寒初起可见薄白苔，但质地润泽，舌色正常。②苔白厚而黏腻：为湿热相搏，浊邪上泛的征象，多见于温热疫湿重于热阶

段，湿阻气分而湿浊偏盛的病证。③苔白厚而干燥：为脾湿未化而胃津已伤。可见于胃燥气伤之证，即胃津不足不能上承，而肺气又伤，气不化液所致。④苔白腻而舌质红绛：湿遏热伏，一般属气分病变。由湿热疫邪在气分，湿邪阻遏而致热邪不能外达所致。此外，热邪已入营分而又兼有气分湿邪未化者，也可见到此种舌象。⑤白如积粉苔：多见于湿热疫膜原证。⑥白苔如碱状：为胃中宿滞兼夹秽浊郁伏的征象。其舌上苔垢白厚而板滞，状如石碱，多见于湿热疫病。⑦白砂苔：又名水晶苔。多属里热结实之证。其苔白而干硬如砂皮，扪之糙涩，是白苔中的可下之征。⑧舌罩白苔又见黑刺：苔燥有刺则为胃热火毒内结的表现，苔白滑腻为湿热蕴蒸，皆属危候。⑨白霉苔：为秽浊之气内郁而胃气衰败，预后多属不良。常见于湿热性疫病胃气大伤者。⑩银白苔或苔白如旱烟灰色：苔白光亮如银色，为热证误用温燥药或温补药而致。若苔银白而燥甚，为津气已伤，元气受损，邪将深入之候。⑪白腐苔：苔色白带淡红，黏厚如脓，多为肺痈及下疳毒结。

一般来说，白苔有表里、燥湿之分，白而薄者主表，白而厚者主湿；白而润者主津未伤，白而燥者主津已伤；白而厚浊黏腻者主湿痰秽浊，白而干硬粗糙者主里热实结。在温疫过程中见白苔者，一般病情多较轻，预后也较好。但白苔中的白砂苔、白霉苔，却为危重证的表现。此外，还要结合舌质状况，如苔白如积粉又见紫绛舌质者，主温疫凶险之证。这些特殊的白苔在诊断病情和判断预后时应予注意。现代研究白厚苔与饮食过多，营养过剩，消化不良，以及细菌、真菌感染有关。

（2）黄苔 疫病中的黄苔多由白苔转化而来，为邪热进入气分，里热已盛的标志。

①薄黄苔：如苔薄黄而不燥者，为邪热初入气分，里热不盛而津伤不著；若苔薄黄而干燥，为气分热盛，津液已伤。②黄白相兼苔：黄苔微带白色或有部分白苔未转黄色，为邪热已入气分，但表邪尚未尽解所致，其苔一般较薄而干燥。如为较厚腻之苔，则白色为湿盛之象，而非表邪未除的表现。③苔黄干燥：苔色黄而干燥，不甚厚，舌质较红，为气分邪热炽盛，津液受损。舌红，苔黄，有裂纹，呈虎斑纹样，为气血两燔之候。④苔老黄燥裂：苔色深黄，焦燥起芒刺，有裂纹，为阳明腑实证的征象。若黄苔见生黑色芒刺，为热势极重、胃液干涸之象。⑤黄腻苔或黄浊苔：黄苔如蜡敷舌上，无孔而腻，为湿热内蕴、痰热阻滞的征象，多见于湿热性温病，湿热并重盛于气分。

总之，黄苔主里、实、热证，为邪在气分的主要舌苔表现。如薄者邪势尚轻浅，厚者则邪势较为深重；润者津伤不甚，干燥者为津已伤；浊腻者主湿，厚实者主里有燥实。另外，也要注意如体内热较深重者，特别是湿热素盛者，平时就有黄苔或黄腻苔的表现。现代研究发现，黄苔与炎症、感染、发热及消化功能紊乱关系密切。

（3）灰苔 灰苔有润燥两大类，所主病证各异。其灰而燥者多从黄燥苔转化而来，主实热之证，属热盛阴伤；其灰而润滑者多从白腻苔或黄腻苔转化而来，主痰湿或阳虚之证。

①苔中间色灰而两边色黄：为脏腑热盛，复有火毒疫邪中于脾胃。②灰苔起刺：多为疫邪中于脾胃，阴液大伤；亦可见于实热证误用辛燥温补之品者。③灰燥苔：舌苔灰厚，焦燥起刺，为阳明腑实而阴液大伤。④灰腻苔：为疫病兼夹湿痰内阻的征象，多伴

有胸闷脘痞，渴喜热饮，或吐痰浊涎沫等症状。⑤灰滑苔：为疫病后期多因湿邪损伤阳气而演变为寒湿之证的征象，多伴有舌质淡、肢冷、脉沉等症。

总之，灰苔所反映的病理变化，有寒、热、虚、实及痰湿之别，应根据其润燥并结合全身证候表现进行辨别。

（4）黑苔　疫病过程中的黑苔，大多数由黄苔或灰苔发展而来，往往是病情危重的标志。根据其所表现的厚、薄、润、燥不同，所主病证也有虚实寒热之分，常见的黑苔有以下几种。

①黑苔焦燥起刺，质地干涩苍老：此舌象多由黄燥苔或灰燥苔发展转化而来，可见于热结肠腑，应下失下，而致阴液耗竭的危重病证。②黑苔薄而干燥或焦枯：其苔黑干燥无津，但较薄而无芒刺。如舌体色绛而枯萎不鲜或见音哑，为疫病后期邪热深入下焦而肾阴耗竭的征象。如见苔黑干燥而舌质红，兼有心中烦，不得卧，为真阴欲竭而壮火复炽所致，即所谓"津枯火炽"。③舌体无苔只舌尖见黑燥苔：为心火自焚，难治。若舌根苔黑燥为热在下焦。④苔黑枯干，而苔垢不显，舌边或略有微刺：为津枯血燥。⑤舌尖苔黑而干，边见白苔：为脏腑感火热燥邪，又为湿气熏蒸所致。⑥遍舌黑润：其舌遍体黑润而无明显苔垢，为疫病兼夹痰湿的征象，每见于胸膈素有伏痰而复感温邪者。⑦舌苔干黑，舌质淡白无华：当湿温疫病化燥入营血，灼伤阴络，大量下血，气随血脱时可见此种舌象。⑧黑苔滑润而舌淡不红：其舌苔色黑而润滑多津，舌淡不红，为湿热疫病后期湿胜阳微之象。

总之，黑苔多主重危病证，但有寒热虚实之别。除了邪热极盛和真阴耗竭证外，痰浊及寒湿证也可见到黑苔。其主要区别点在于辨苔之润燥，同时应结合全身表现进行综合判断。现代研究黑苔与高热、脱水、炎症感染、毒素刺激、胃肠功能紊乱、真菌感染及长期使用广谱抗生素有关。

（5）辨舌苔的动态变化　①苔由白变黄至灰黑：说明热邪逐渐入里加重，反之为病邪外透，热邪减轻。②舌苔由薄变厚：为有形实邪，如燥屎、湿浊、痰浊、食积内停；若舌苔由厚变薄，为病势减退，是邪气渐消；若苔退而舌底红绛，为热入营血，营阴亏损；若厚苔突然退去，舌光而燥，为胃气败绝之象。③由有苔变为无苔：为胃阴衰亡，反之为胃气来复。④由全舌见燥苔，至舌边渐润至舌心：为病退征兆。

2. 辨舌质　舌为心之苗，舌质由血液荣养，在疫病过程中，当邪热深入营血，营阴受伤，耗血动血时，舌质必然有相应变化。所以通过对舌体色泽、形态等方面的观察，可以辨别热入营血的各种病候，特别能反映出邪热的盛衰和脏腑气血、津液的盈亏。

（1）红舌　正常人舌色稍深，为邪热渐入气分的标志。疫病邪在气分，舌质亦可变红，多罩在苔垢之下。疫病的红舌有以下几种：①舌质光红柔嫩，望之似润，扪之干燥：为阴液损伤之象，多由邪热初退而津液未复而致。②舌淡红而干，其色不荣：此为红舌中一种特殊舌象，即比正常舌质更淡的一种舌象。多为心脾气血不足、气阴两虚之征象，多见于疫病后期，邪热已退而气血阴液亏虚的病证。

总之，红舌有虚实之别。如实者多为邪热入于心营，舌色红赤鲜明；虚者属气阴不足，舌色淡红不荣。

（2）绛舌　绛指深红色，多由深红色发展而来，其反映的病变与红舌基本相同，只是病变的程度更为深重。

①舌质纯绛鲜泽：指舌色绛而鲜明润泽，多为热入心包。②舌尖红赤起刺：为心火上炎。多见于邪热初入营分而出现红绛舌之早期。③舌红中有裂纹如人字形，或舌中生有红点：为心营热毒炽盛之征象。若舌纯红干燥，中有裂纹呈红色，为火极似水，不治之候。舌红，生有黑点，为热毒入胃，郁积不解而欲发斑。④舌绛而干燥：指舌色绛而舌面干燥，为邪热入营，营阴耗伤之征象。⑤舌独中心绛而干：胃中热盛，不但耗伤胃津，且伤及心营，应在清胃方中加入清营之品，否则热邪内陷心营。⑥舌绛而有黄白苔：为邪热初传入营而气分之邪未尽之征象。⑦舌绛而舌面上有黄白碎点：为湿热化火入营，蕴毒上泛，口舌将生开疮之象。⑧舌绛上罩黏腻苔垢：为热在营血而兼夹痰热或秽浊之气，可发生于痰热闭阻心包证中，同时伴有明显的神志异常症状。⑨舌绛光亮如镜：即镜面舌，为胃阴衰亡的征象，多见于疫病后期。⑩舌绛不鲜，干枯而萎：为胃阴耗竭之征象，病情多危重，多见于疫病后期。

总之，绛舌标志病情较为深重。其反映的病理有虚实之分：色鲜绛者多主实证；色绛而光亮，或干枯不荣者为阴液大伤，主虚证。

（3）紫舌　紫舌比绛舌色更深而且瘀暗。疫病过程中出现的紫舌大多是从绛舌发展而来，所以反映的病证更为深重，也有因阴枯或瘀血等原因而形成紫舌的。常见的紫舌有以下几种：①焦紫起刺：又称杨梅舌，见舌体紫红而有点状颗粒突起于舌尖部，状如杨梅。为血分热毒极盛，也可是热盛动血或动风的先兆。可见于猩红热、伤寒等疫病早期。②舌紫肿而起大红点：可见于疫病热毒乘心。③舌紫晦而干：其色如猪肝，故又名猪肝舌，为肝肾阴竭之征象，预后多不良。④舌紫而瘀暗，扪之潮湿：为内有瘀血之征象，常见于素有瘀伤宿血而又感受疫邪者，临床上可伴有胸胁或腹部刺痛等症状。⑤青紫舌：舌色青紫而焦燥或胀大或卷缩，为热证兼瘀血。内伤杂证见青舌多主阴寒、瘀血或肝胆病。

疫病中出现紫舌，属营血热极及肝肾阴竭者，多为危重病证，但如为素有瘀血而见紫舌者，往往不能一概视为危重病证。

3. 辨舌态　舌体的形状和动态又称舌态。疫病过程中除了有舌苔和舌质的变化外，舌体的形状和动态等方面的情况也可以反映邪正虚实情况，所以应注意辨别。

（1）舌体强硬　指舌体硬直，转动不利，言语不清，为火热内盛，气液不足，络脉失养所致，每为动风惊厥之兆。

（2）舌卷囊缩　指舌体卷曲，兼有阴囊陷缩，为邪已深入足厥阴肝经的危重征象。

（3）舌体痿软　指舌体痿软无力，不能伸缩或伸不过齿，为肝肾阴液将竭之征象。

（4）舌斜舌颤　指舌体偏向一侧，或有颤动，为肝风内动之征象。若舌色紫红，为热毒燔灼肝经；若舌色淡红或嫩红，为气血不足，虚风内动。

（5）**舌伸不收**　若舌干有裂纹，伴见面红烦躁、口渴、尿赤等症，说明火热内盛或心经有热；若舌肿胀伸出口外或伸出不收，为心经痰热壅盛；若舌绛无苔，干枯而瘦长，有裂纹直达舌尖，说明阴虚已甚，心气已绝，为死证；若舌虽绛有裂纹，但有黄黑腻苔，主实热证。

（6）**舌体短缩**　舌体红绛圆短，不能伸出齿外，为热邪极盛，或痰浊内阻舌根，内风扰动的征象。若舌紫绛晦暗，为肝肾阴竭的危证；舌边卷，为胃阴大伤；舌体红，上生白疮，为心火内燔。

（7）**舌体胀大**　如兼黄腻苔垢满布者，为湿热蕴毒上泛于舌；如其色紫晦者，为酒毒冲心；如舌红并见唇舌紫暗青肿，为热毒或药毒上攻；舌肿而神清，为脾湿胃热郁极，化风生痰，热毒延及于口；舌肿而神不清，为心脾两脏受邪；若舌肿胀而见黄白腻苔者，为痰浊内蕴，上溢而为舌肿。若舌肿大兼有白滑或黑滑苔者，为水气浸淫所致。

（8）**舌疮**　舌红生疮，见于外感疫疠邪气而内有中焦食积蕴热。邪热内蒸，毒热上攻，而致舌上生疮。若疫毒火热邪气较重或久留不退，甚则疮体肿胀溃烂而成溃疡。

（9）**舌赤起紫疱**　为心经热毒极盛。若舌苔灰黑又见起疱腐烂，为湿热成毒上攻而肝肾已伤，属危候。

（10）**舌生芒刺**　舌鲜红生芒刺为热毒极重，伤津耗液，多见心胆火盛或营分热盛；舌红中生红赤点，同时伴见头汗出、目黄、小便不利者，为发黄征兆。若舌红极而有黑黄芒刺，为热毒入腑，成阳明腑实证；舌起红紫刺，为心经热极，又受疫疠之邪。若白苔满布中见红点如朱砂色，为暑湿疫邪未解，心火内郁。

（11）**舌见星斑**　星，指较大的突起。红舌上见有深红星或紫色星，说明热毒冲心，血分热盛，多见于时疫、酒毒证中，或温病误用温燥药；若红舌上起白色星点如珍珠，为火极化水之象，其证较重，见于瘟疫；若舌红见黑星，为胃热极盛，将发斑疹；若舌红中见紫色斑块，为发斑毒征兆；舌淡红见红赤斑点，为发黄先兆。

（12）**舌衄**　即舌上出血。多因心脾热盛导致血热妄行，上溢于舌所致。可以根据出血的程度判断热毒的轻重。

（十四）辨咽喉

咽喉为肺胃之门户，咽通胃腑，喉通于肺，手太阴肺经从咽喉与肺结合部横出；足阳明胃经，其支者，循喉咙；足少阴肾脉循喉咙；足厥阴肝经循喉咙之后；足少阳胆经上行咽部而出于口。可见，咽喉的异常可反映诸多脏腑的病变，尤其反映肺、胃、肾的变化。疫病察咽喉主要有以下几个方面。

1. **咽喉红肿疼痛**　疫病初起常伴见，并有发热咳嗽。若为湿热蕴毒上壅之证，常并有发热、胸痞腹胀、舌苔黄腻等。

2. **咽喉红肿疼痛溃烂**　为肺胃热毒上冲，是烂喉痧必有见证。温疫病疫毒上攻也见此证。若咽喉腐烂而颜色紫黑，为热毒极盛，属危证。

3. **咽喉色淡红，不肿微痛**　多为气液两虚，虚热上扰而致，常并见喉痒干咳等症。

若咽喉红色娇嫩，为肾阴亏损，虚火上炎。咽后壁有颗粒状突起，色暗红，为阴液耗损，气血瘀滞。

4. 咽喉上覆白膜　若擦之不去，重剥出血，剥后旋而复生，伴咳嗽声嘶者，为白喉，多由肺胃热毒伤阴所致。伪膜经久不退，或有自行脱落，喘息痰鸣，声如犬吠，或直视抽搐，脉绝，属白喉凶证，为疫毒攻心，痰浊郁闭咽喉。

总之，咽喉的征象主要表现为红肿与疼痛，辨证可虚可实。红肿多属于实者，为温疫类病邪侵犯肺胃所致。湿热邪气也可蕴毒上攻，但常并湿热证的其他征象。色淡多属于虚者，为肺胃气液两虚，或肾阴亏损，虚热上扰。

五、病原学检查

（一）病原体直接检出

许多传染病可通过显微镜或肉眼检出病原体而明确诊断，如从血液或骨髓涂片中检出疟原虫、利什曼原虫及回归热螺旋体等；从大便涂片中检出各种寄生虫卵及阿米巴原虫等；从脑脊液离心沉淀的墨汁涂片中检出新型隐球菌等。可用肉眼观察粪便中的绦虫节片和从粪便孵出的血吸虫毛蚴等。

病毒由于体积较小，一般需要电镜下观察。对于大病毒颗粒（痘类病毒）和病毒包涵体，可以通过光学显微镜观察。电镜可以检测营养需求高或不能培养的病毒，对新兴病毒可以通过形态学表现快速缩小范围。免疫电镜通过将免疫化学技术与电镜技术相结合，是在超微结构水平研究和观察抗原、抗体结合定位的一种方法学，可以提高敏感性。但电镜技术的设备和维护费用昂贵，要求观察人员经验丰富，较其他检测方法敏感度低，病毒颗粒浓度至少 10^6/mL，这又限制了其应用，多应用在科研工作中。通过镜下观察病毒感染后组织细胞形态学改变，寻找病毒包涵体，也是确诊存在病毒感染的依据，但其对标本的要求较高，且标本获取不易，故不常用。

（二）病原体分离培养

细菌、螺旋体和真菌通常可用人工培养基分离培养，如伤寒杆菌、志贺杆菌、霍乱弧菌、钩端螺旋体和新型隐球菌等。立克次体则需经动物接种或细胞培养才能分离出来，如斑疹伤寒、恙虫病等。

病毒的分离培养，限于临床检验条件，仍存在很大阻力，不同生物安全级别的病毒培养必须在相应安全等级的实验室才能进行。如流感病毒分离培养必须在 P2 实验室，而新冠病毒必须在 P3 实验室才能操作。对一些烈性传染病则必须在 P4 级别实验室进行，如霍乱弧菌、埃博拉病毒、天花病毒等。

病原体分离培养的特异性高，是诊断的"金标准"。具有广谱的优势，可以分离大部分常见病毒，检测到未知病毒，亦可检测多种病毒的混合感染。其缺点是耗时、耗财，技术要求高。但即使在今天，仍有不可取代的地位。

（三）宿主抗体反应检测

机体在接触病毒时，IgM 抗体产生最早，但浓度低、维持时间短、亲和力较低，是急性期感染的诊断指标；IgG 产生晚，但浓度高、维持时间长、亲和力高，血清 IgG 阳性提示处于感染中后期或既往感染。故在急性期及恢复期双份血清检测其抗体由阴性转为阳性，或滴度升高 4 倍以上时有重要诊断意义。特异性 IgM 型抗体的检出有助于现存或近期感染的诊断。

常用方法如酶联免疫吸附试验（enzyme linked immunosorbent assay，ELISA）、化学发光免疫分析法（chemiluminescence immunoassay，CLIA）、胶体金免疫层析法（colloidal gold immunochromatographic assay，GICA）等。蛋白印迹法（western blot，WB）特异性和灵敏度都较高，较常用于艾滋病的确定性诊断。因皮肤试验可引起不良反应，故目前已较少应用。不同检测技术各有优劣，敏感性、特异性存在差异，临床择优而取。灵敏度反映诊断试验检出感染者的能力，若过低，会出现较多假阴性结果，影响疾病的诊断、干预和预后，严重可导致患者过早死亡；特异度衡量诊断试验可正确判断非感染者的能力，若过低，则会出现较多假阳性结果，导致医疗资源的浪费，并造成患者及群众的焦虑和恐慌。因此，具有较高灵敏度和特异度是抗体检测技术的应用基础。不同病原体抗体产生的时间窗不同，如新型冠状病毒感染血清学检查新型冠状病毒特异性 IgM 抗体和 IgG 抗体阳性，IgM 抗体其中多在发病 3～5 天后开始出现阳性，IgG 抗体由阴性转为阳性或滴度恢复期较急性期有 4 倍及以上增高，可作为确诊依据。

（四）特异性抗原检测

病原体特异性抗原的检测可较快地提供病原体存在的证据，其诊断意义往往较抗体检测更为可靠。常用于检测血清或体液中特异性抗原的免疫学检查方法有凝集试验、酶免疫测定、荧光抗体技术、放射免疫测定和流式细胞检测等。必要时可做核酸定量检测、基因芯片技术检查。

（五）核酸测定/基因诊断

在感染性疾病诊断领域，核酸测定（基因诊断）是继病原体形态学、生物化学和免疫学之后的第四代诊断技术。可用分子生物学检测方法，如用放射性核素或生物素标记的探针做 DNA 印迹法或 RNA 印迹法，或用聚合酶链反应（polymerase chain reaction，PCR）或反转录 PCR（reverse transcriptional PCR，RT－PCR）检测病原体的核酸。必要时还可做原位聚合酶链反应（in－situ polymerase chain reaction，in－situ PCR）。主要诊断方法包括反转录 PCR（RT－PCR）、依赖核酸序列的扩增技术（nucleic acid sequence－based amplification，NASBA）、环介导等温扩增技术（loop－mediated isothermal amplification，LAMP）、连接酶链反应（ligase chain reaction，LCR）、序列分析检测等。环介导等温扩增技术（LAMP）检测性能和实时荧光 RT－PCR 相近、检测时间短，但技术难度和设备要求较高。多重核酸检测试剂盒、下一代测序技术、基因芯片技术可同时对多种病原体核酸进行检测，在病原未知的情况下意义很大。全组基因测序对于病原学种属鉴定非常重要。

六、常规实验室和物理检查

血、尿、便三大常规检查简单、方便、实用，在任何医院或基层单位都能开展，对辅助诊断有重要意义。血液常规检查中以白细胞计数和分类的应用最广。白细胞总数显著增多常见于化脓性细菌感染，如流脑、败血症和猩红热等。G－杆菌感染时白细胞总数往往升高不明显甚至减少，如布氏病、伤寒及副伤寒等。病毒性感染时白细胞总数通常减少或正常，如流感、登革热和病毒性肝炎等。原虫感染时白细胞总数也常减少，如疟疾。蠕虫感染时嗜酸性粒细胞通常增多，如钩虫、血吸虫等。嗜酸性粒细胞减少则常见于伤寒、流脑等。尿常规检查有助于钩端螺旋体病的诊断。便常规有助于肠道寄生虫和细菌感染的诊断。

　　血液、浆膜腔积液、脑脊液等生化检查有助于对脏器功能和病情危重程度的判断，并可缩小疾病诊断范围。脑脊液检查对中枢神经系统疾病比较重要。如外观上，化脓性脑膜脑炎脑脊液外观早期正常，稍后变混浊或呈脓样；结核性脑膜炎脑脊液外观清亮或呈毛玻璃样，放置后出现薄膜；病毒性脑膜脑炎脑脊液外观澄清或微浑。脑脊液常规：化脓性脑膜炎急性期的脑脊液细胞数增高，以中性粒细胞为主，伴有少量单核细胞和浆细胞。结核性和病毒性脑膜炎急性期的脑脊液细胞学检查，与化脓性截然不同，多以淋巴细胞（含异形淋巴细胞）为其特点，一般少有中性粒细胞、单核细胞和浆细胞的出现。脑脊液的生化检查显示：化脓性脑膜炎和结核性脑膜炎相似，蛋白明显增高，糖和氯化物降低，结核性脑膜炎氯化物的减低更为显著；病毒性脑膜炎蛋白可稍增高，糖和氯化物可正常或偏高。真菌性脑膜脑炎急性期的脑脊液细胞学检查常与结核性脑膜炎相似，且很难区别，若以脑脊液涂片墨汁染色发现新型隐球菌，则极有利于诊断和鉴别。

　　有价值的物理检查包括支气管镜、胃镜、结肠镜等内镜检查，超声检查、核磁共振、CT 等影像学检查和组织病理等。在呼吸道传染病中，尤其重视影像学的诊察。X 线对临床初诊及危重症患者动态监测极其重要。而 CT 检查能更清晰地显示病变位置和形态特征，可以提出更加明确的定位定性诊断，发现某些隐蔽区的病变和不明显的病变。高分辨率 CT（HRCT）可以发现细小的病变，并可区分间质浸润和间质纤维化。

　　禽流感患者胸片有异常改变，但缺少特异性，包括弥漫性、多灶性或斑片状浸润。某些患者有肺段或肺小叶实变和含气支气管像。重型患者胸部 X 线检查可显示单侧或双侧肺炎，少数可伴有胸腔积液等。传染性非典型肺炎患者的 X 线和 CT 检查主要表现为磨玻璃样影像和肺实变影像。绝大部分患者在起病早期胸部即可发现异常，多呈双肺、多叶间质性肺浸润，特别是磨玻璃样改变。起病初期常呈单灶病变，短期内病灶迅速增多，常累及双肺或单肺多叶。部分患者进展迅速，呈大片状阴影。部分重症患者 X 线胸片显示两侧肺野密度普遍增高，心影轮廓消失，仅在肺尖及肋膈角处有少量透光阴影，称为"白肺"。新型冠状病毒感染胸部 CT 早期呈现多发小斑片影及间质改变，多双肺受累，以肺外带明显。逐渐发展为双肺多发磨玻璃影、浸润影，严重者可出现肺实变影，胸腔积液少见。疾病后期的胸部 CT 图像显示双肺磨玻璃样密度影，而实变影已被吸收。胸部影像学显示 24～48 小时内病灶明显进展＞50% 者按重型管理。

　　影像学检查在神经系统疾病中诊察价值也很大。如手足口病颅脑受累时，头颅 CT 可见蛛网膜下腔增宽、脑池扩大、脑沟增深增宽、脑室扩大等脑萎缩样改变，部分病例可见局部脑叶、脑干、丘脑处低密度，随病情进展，逐渐趋于软化、液化。在寻找感染性占位病变如结核球时，MRI 也比 CT 更敏感，尤其在小脑。单纯疱疹病毒脑炎通常影响脑边缘系统，病变常位于内侧颞叶、岛叶、扣带回和额叶皮层。颅脑 MRI 表现为皮髓质交界区 T_2 加权像（T_2WI）和 T_2 磁共振成像液体衰减反转回复序列（T_2FLAIR）呈高信号，增强扫描呈轻度强化或不强化，基底神经节通常不受累，"刀切征"为其较典型的表现。水痘－带状疱疹病毒（varicella zoster virus，VZV）脑炎的典型表现是缺血性脑梗死和动脉狭窄，可单发也可多发，可影响大动脉也可影响小动脉，最常见的是两者均受累。在大动脉受累的情况下，常累及颈内动脉交通段及大脑中动脉 M1 段，颅脑 MRI 表现为脑缺血。在小动脉受累的情况下，颅脑 MRI 可显示皮髓质交界区和脑深部区域的缺血性病变，无法显示有无动脉狭窄。水痘－带状疱疹病毒（VZV）引起的血管性病变主要表现为蛛网膜下腔出血。肺炎支原体也可能引起脑炎，常累及脑干、小脑和基底神经节；颅脑 MRI 多表现为脑回弥漫性肿胀，T_1WI 呈低信号，T_2WI 呈高信号，扩散加权成像（DWI）呈明显扩散受限。

第二节　疫病的中西医防控

一、疫病的应急防控

疫病属于突发公共卫生事件中的生物事件。突发公共卫生事件中的生物事件是指病原体所致疾病，主要指传染病、寄生虫病、地方病区域性流行、暴发性流行或出现死亡，预防接种或预防用药后出现群体性异常反应，群体性医院感染等。

突发公共卫生事件主要具有五大特性，包括突发性、紧急性、原因多样性、传播广泛性、综合治理的困难性。因为突发公共卫生事件具备突发紧急性、成因复杂、传播迅速、治理困难等多种特性，这也使得它对人民健康、经济社会稳定、政治形象等方面造成综合性的严重危害。

（一）疫病的应急处理措施

1. 全面做好应急准备　疫病一旦发生，人员、物资及能源配备工作要在较短时间内完成；对事态发展迅速的，应立即采取科学积极措施控制，以最大程度降低损害。为实现这一目的，首要工作是全面做好应急准备，包括防治预案、人员培训和物资储备。

2. 迅速报告事件　疫病发生后，责任报告单位及报告人要报告给同级卫生行政部门，要求方式最快、时间最短（两小时以内），报告内容包含事件名称、发生地点及时间、涉及人群、潜在威胁人群，事件性质、严重程度等也需要尽可能报告。

3. 仔细开展现场调查　疾控机构作用十分重要，主要负责流行病学调查，调查对象为患者及其密切接触者，尤其是注重调查首例患者，及时隔离、控制疫区疫点，指导开展消毒工作、技术监测疫情，做好预警工作。卫生监督机构要以疫病的具体类型、性质等各种因素为依据，全面开展监督工作，对现场做好保护。

4. 果断采取防控措施　针对疫情，诊断尽快明确，将患者隔离，使传播途径有效切断，找出易感人群，实施保护。要针对性地、果断地开展防控工作，保证防控措施能够有理、有序、有节、科学有效地实施。

5. 及时救治患者　重大疫情救治是十分重要的，应对疫病的预案要立即启动，保证救治工作快速开展。此过程中，医院要时刻保持清醒，要视突发疫情救治工作为首要任务，其他任务均需要给此任务让路，分秒必争，救治工作竭尽全力地开展。保证现场急救、患者转运、院内救治等快速有序地进行。对于抢救的进展，还要向卫生行政部门及时报告。

（二）疫情监测信息报告

1. 责任报告单位与责任报告人　各级各类医疗机构、疾病预防控制机构、采供血机构均为责任报告单位；其执行职务的人员和乡村医生、个体开业医生均为责任疫情报告人，必须按照传染病防治法的规定进行疫情报告，履行法律规定的义务。

2. 疫情监测信息报告　责任报告人在首次诊断传染病患者后，应立即填写传染病报告卡（表3-4）。传染病报告卡由录卡单位保留三年。责任报告单位和责任疫情报告人发现甲类传染病和乙类传染病中的肺炭疽、传染性非典型肺炎、脊髓灰质炎、人感染高致病性禽流感患者或疑似患者时，或发现其他传染病和不明原因疾病暴发时，应于2小时内将传染病报告卡通过网络报告；未实行网络直报的责任报告单位应于2小时内以最快的通讯方式（电话、传真）向当地县级疾病预防控制机构报告，并于2小时内寄送出传染病报告卡。对乙类和丙类传染病的患者、疑似患者，以及规定报告的传染病病原携带者，在诊断后，实行网络直报的责任报告单位，应于24小时内进行网络报告；未实行网络直报的责任报告单位，应于24小时内寄送出传染病报告卡。县级疾病预防控制机构收到无网络直报条件责任报告单位报送的传染病报告卡后，应于2小时内通过网络进行直报。

获得疫情相关信息的责任报告单位和责任报告人，应当在2小时内以电话或传真等方式向属地卫生行政部门指定的专业机构报告，具备网络直报条件的要同时进行网络直报，直报的信息由指定的专业机构审核后进入国家数据库。不具备网络直报条件的责任报告单位和责任报告人，应采用最快的通讯方式将《突发公共卫生事件相关信息报告卡》（表3-5）报送属地卫生行政部门指定的专业机构，接到《突发公共卫生事件相关信息报告卡》的专业机构，应对信息进行审核，确定真实性，2小时内进行网络直报，同时以电话或传真等方式报告同级卫生行政部门。

接到疫情相关信息报告的卫生行政部门应当尽快组织有关专家进行现场调查，如确认为实际发生疫情，应根据不同的级别，及时组织采取相应的措施，并在2小时内向本级人民政府报告，同时向上一级人民政府卫生行政部门报告。如尚未达到突发公共卫生事件标准的，由专业防治机构密切跟踪事态发展，随时报告事态变化情况。

表 3 − 4　中华人民共和国传染病报告卡

卡片编号：_____　　　　报卡类别：①初次报告；②订正报告

姓名*：_____（患儿家长姓名：_____）
身份证号：□□□□□□□□□□□□□□□□□□□性别*：□男　□女
出生日期*：____年___月___日（如出生日期不详，实足年龄：____ 年龄单位：□岁 □月 □天）
工作单位（学校）：_____　　　联系电话：_____
患者属于*：□本县区　□本市其他县区　□本省其他地市　□外省　□港澳台　□外籍
现住址（详填）*：_____市_____县（区）_____乡（镇、街道）_____村_____（门牌号）
人群分类*：
□幼托儿童、□散居儿童、□学生（大中小学）、□教师、□保育员及保姆、□餐饮食品业、
□商业服务、□医务人员、□工人、□民工、□农民、□牧民、□渔（船）民、□干部职员、
□离退人员、□家务及待业、□其他（　）、□不详
病例分类*：(1) □疑似病例、□临床诊断病例、□实验室确诊病例、□病原携带者
　　　　　　(2) □急性、□慢性（乙型肝炎*、血吸虫病*、丙型肝炎）
发病日期*：_____年____月____日
诊断日期*：_____年____月____日____时
死亡日期：_____年____月____日

甲类传染病*：
□鼠疫、□霍乱

乙类传染病*：
□新型冠状病毒感染、□传染性非典型肺炎、艾滋病（□艾滋病患者、□ HIV）、病毒性肝炎
（□甲型、□乙型、□丙型、□丁型、□戊型、□未分型）、□脊髓灰质炎、□人感染高致病性
禽流感、□麻疹、□流行性出血热、□狂犬病、□流行性乙型脑炎、□登革热、炭疽（□肺炭
疽、□皮肤炭疽、□未分型）、痢疾（□细菌性、□阿米巴性）、肺结核（□涂阳、□仅培阳、
□菌阴、□未痰检）、伤寒（□伤寒、□副伤寒）、□流行性脑脊髓膜炎、□百日咳、□白喉、
□新生儿破伤风、□猩红热、□布鲁菌病、□淋病、梅毒（□Ⅰ期、□Ⅱ期、□Ⅲ期、□胎
传、□隐性）、□钩端螺旋体病、□血吸虫病、疟疾（□间日疟、□恶性疟、□未分型）、□人
感染 H7N9 禽流感

丙类传染病*：
□流行性感冒、□流行性腮腺炎、□风疹、□急性出血性结膜炎、□麻风病、□流行性和地方
性斑疹伤寒、□黑热病、□包虫病、□丝虫病，除霍乱、□细菌性和阿米巴性痢疾、□伤寒和
副伤寒以外的感染性腹泻病、□手足口病

其他法定管理及重点监测传染病：
□水痘、□结核性胸膜炎、□生殖道沙眼衣原体感染、□尖锐湿疣、□生殖性疱疹、□肝吸虫
病、□恙虫病、□森林脑炎、□人感染猪链球菌、□人粒细胞无形体、□AFP、□不明原因肺
炎、□不明原因传染病、□发热伴血小板减少综合征、□肠出血性大肠杆菌感染性腹泻

订正病名：_____　　　退卡原因：_____
报告单位：_____　　　联系电话：_____
填卡医生*：_____　　　填卡日期*：_____年____月____日

备注：

表 3 – 5　突发公共卫生事件相关信息报告卡

□初步报告　　□进程报告（次）　　□结案报告

填报单位（盖章）：_____　填报日期：_____年_____月_____日

报告人：_____联系电话：_____

事件名称：_____

信息类别：1. 传染病。2. 食物中毒。3. 职业中毒。4. 其他中毒事件。5. 环境卫生。6. 免疫接种。7. 群体性不明原因疾病。8. 医疗机构内感染。9. 放射性卫生。10. 其他公共卫生

突发事件等级：1. 特别重大。2. 重大。3. 较大。4. 一般。5. 未分级。6. 非突发事件

初步诊断：_____　　初步诊断时间：_____年_____月_____日

订正诊断：_____　　订正诊断时间：_____年_____月_____日

确认分级时间：_____年____月____日　　订正分级时间：_____年____月____日

报告地区：_____省_____市_____县（区）

发生地区：_____省_____市_____县（区）_____乡（镇）

详细地点：_____

事件发生场所：1. 学校。2. 医疗卫生机构。3. 家庭。4. 宾馆饭店写字楼。5. 餐饮服务单位。6. 交通运输工具。7. 菜场、商场或超市。8. 车站、码头或机场。9. 党政机关办公场所。10. 企事业单位办公场所。11. 大型厂矿企业生产场所。12. 中小型厂矿企业生产场所。13. 城市住宅小区。14. 城市其他公共场所。15. 农村村庄。16. 农村农田野外。17. 其他重要公共场所。18. 如是医疗卫生机构，则：（1）类别：①公办医疗机构。②疾病预防控制机构。③采供血机构。④检验检疫机构。⑤其他及私立机构。（2）感染部门：①病房。②手术室。③门诊。④化验室。⑤药房。⑥办公室。⑦治疗室。⑧特殊检查室。⑨其他场所。19. 如是学校，则类别：①托幼机构。②小学。③中学。④大、中专院校。⑤综合类学校。⑥其他

事件信息来源：1. 属地医疗机构。2. 外地医疗机构。3. 报纸。4. 电视。5. 特服号电话95120。6. 互联网。7. 市民电话报告。8. 上门直接报告。9. 本系统自动预警产生。10. 广播。11. 填报单位人员目睹。12. 其他

事件信息来源详细：_____

事件波及的地域范围：_____

新报告病例数：_____　　新报告死亡数：_____　　排除病例数：_____

累计报告病例数：_____　　累计报告死亡数：_____

事件发生时间：_____年_____月_____日_____时_____分

接到报告时间：_____年_____月_____日_____时_____分

首例患者发病时间：_____年_____月_____日_____时_____分

末例患者发病时间：_____年_____月_____日_____时_____分

主要症状：1. 呼吸道症状。2. 胃肠道症状。3. 神经系统症状。4. 皮肤黏膜症状。5. 精神症状。6. 其他（对症状的详细描述可在附表中详填）

主要体征：（对体征的详细描述可在附表中详填）

主要措施与效果：（见附表中的选项）

附表：传染病、食物中毒、职业中毒、农药中毒、其他化学中毒、环境卫生事件、群体性不明原因疾病、免疫接种事件、医疗机构内感染、放射卫生事件、其他公共卫生事件相关信息表

注：请在相应选项处标记"〇"

（三）重大疫病暴发流行的疫情防控

1. 隔离封锁疫病发源地　疫病暴发、流行时，县级以上地方人民政府应当立即组织力量，按照预防、控制预案进行防治，切断传染病的传播途径，必要时，报经上一级人民政府决定，可以采取下列紧急措施并予以公告：①限制或者停止集市、影剧院演出或者其他人群聚集的活动。②停工、停业、停课。③封闭或者封存被传染病病原体污染的公共饮用水源、食品和相关物品。④控制或者扑杀染疫野生动物、家畜家禽。⑤封闭可能造成传染病扩散的场所。上级人民政府接到下级人民政府关于采取前款所列紧急措施的报告时，应当即时做出决定。紧急措施的解除，由原决定机关决定并宣布。

甲类、乙类传染病暴发、流行时，县级以上地方人民政府报经上一级人民政府决定，可以宣布本行政区域部分或者全部为疫区；省、自治区、直辖市人民政府可以决定对本行政区域内的甲类传染病疫区实施封锁；但是，封锁大、中城市的疫区或者封锁跨省、自治区、直辖市的疫区，以及封锁疫区导致中断干线交通或者封锁国境的，由国务院决定。县级以上地方人民政府可以在疫区内采取以上所列紧急措施，并可以对出入疫区的人员、物资和交通工具实施卫生检疫。疫区封锁的解除，由原决定机关决定并宣布。

2. 消毒措施　农村、社区要及时进行卫生清理，处理垃圾污物，消除鼠、蟑、蚊、蝇等病媒生物的滋生环境。劳作回家后、饭前便后或接触不干净的物品后要洗手。提倡个人卫生，居家环境以清洁为主，出现病例后在专业部门指导下开展消毒。不建议对外环境空气、路面、坑塘等进行大范围消毒，不能把农药当消毒剂使用。消毒剂、农药等要有标签或警示标识，置于阴凉、干燥及儿童不易触及处保存，防止发生误食。

（1）**家庭消毒**　①室内空气：以开窗通风为主，每天开窗通风 2～3 次，每次 30 分钟，注意保暖。②手卫生：勤洗手、讲卫生，接触可疑污染物后可用速干手消毒剂消毒或消毒湿巾擦拭消毒。③餐饮具：首选煮沸 15 分钟，也可用 1∶200 的 84 消毒液（有效氯含量 5%）稀释液浸泡 20 分钟后清洗干净。④物体表面：桌椅、台面、门把手、电话机、开关、电梯按键等物体表面可用 1∶100 的 84 消毒液（有效氯含量 5%）稀释液擦拭消毒。⑤电子产品：手机、电脑等电子产品可用消毒湿巾或 75% 酒精擦拭消毒。⑥生活用品：饮水杯、刷牙杯、毛巾等生活用品可每日煮沸 15 分钟消毒。⑦地面：可用 1∶100 的 84 消毒液（有效氯含量 5%）稀释液拖地消毒，30 分钟后清水擦净。⑧卫生洁具：洗手盆、脸盆、坐便器可用 1∶100 的 84 消毒液（有效氯含量 5%）稀释液擦拭消毒，30 分钟后用清水擦净。

（2）**公共场所消毒**　①通风换气：优先采用自然通风，有条件的可以开启排风扇通风。使用集中空调通风系统时，应当保证集中空调通风系统运转正常。关闭回风，使用全新风运行，确保室内有足够的新风量。保证厢式电梯的排气扇、地下车库通风系统运转正常。②空调运行：采用全新风方式运行并关闭空调加湿功能，确保新风直接取自室外、进风口清洁、出风口通畅。定期对空调进风口、出风口消毒，采用有效氯 500mg/L 的消毒液擦拭；加强对风机盘管的凝结水盘、冷却水的清洁消毒。③垃圾收集处理：分类收集，及时清运。普通垃圾放入黑色塑料袋，口罩等防护用品垃圾按照生活垃圾分类处理。垃圾筒及垃圾点周围无散落，垃圾存放点各类垃圾及时清运，垃圾无超时超量堆放。垃圾转运车和垃圾筒保持清洁，可定期用有效氯 500mg/L 的含氯消毒剂喷洒或擦拭消毒；垃圾点墙壁、地面应保持清洁，可定期用有效氯 500mg/L 的含氯消毒液喷洒。④自动扶梯、厢式电梯：尽量避免乘坐厢式电梯，乘坐时应当佩戴口罩。电梯的地面、侧壁应当保持清洁，每日消毒两次。电梯按钮、自动扶梯扶手等经常接触部位每日消毒应当不少于 3 次。⑤地下车库：地下车库的地面应当保持清洁。停车取卡按键等人员经常接触部位每日消毒应当不少于 3 次。⑥会议室、办公室、多功能厅：保持办公区环境清洁，建议每日通风 3 次，每次 20～30 分钟，通风时注意保暖。工作人员佩戴口罩，交谈时保持 1 米以上距离。减少开会频次和会议时长，会议期间温度适宜时应当开窗或开门。建议采用网络视频会议等方式。⑦餐厅餐饮场所（区域）、食堂和茶水间：保持空气流通，以清洁为主，预防性消毒为辅。采取有效的分流措施，鼓励打包和外卖，避免人员密集和聚餐活动。餐厅每日消毒 1 次。⑧卫生间：加强空气流通，每日随时进行卫生清洁，保持地面、墙壁清洁，洗手池无污垢，便池无粪便污物积累。物品表面消毒用有效氯 500mg/L 的含氯消毒剂对公共区域的台面、洗手池、门把手和卫生洁具等物体表面进行擦拭，30 分钟后用清水擦拭干净。

（3）特定场所消毒

①消毒原则

A. 范围和对象确定：根据流行病学调查结果确定现场消毒的范围、对象和时限。病例（疑似病例、确诊病例）和感染者（轻症病例、无症状感染者）居住过的场所，如家庭、医疗机构隔离病房、转运工具等应进行随时消毒，在病例出院或死亡后，轻症病例或无症状感染者核酸检测阴转后均应进行终末消毒。

B. 方法选择：医疗机构应尽量选择一次性诊疗用品，非一次性诊疗用品应首选压力蒸汽灭菌，不耐热物品可选择化学消毒剂或低温灭菌设备进行消毒或灭菌。环境物体表面可选择含氯消毒剂、二氧化氯等消毒剂擦拭、喷洒或浸泡消毒。手、皮肤建议选择有效的消毒剂，如碘伏、含氯消毒剂和过氧化氢消毒剂等手皮肤消毒剂，或速干手消毒剂擦拭消毒。室内空气消毒可选择过氧乙酸、二氧化氯、过氧化氢等消毒剂喷雾消毒。所用消毒产品应符合国家卫生健康部门管理要求。

②消毒措施

A. 随时消毒：随时消毒是指对病例（疑似病例、确诊病例）和感染者（轻症病例、无症状感染者）污染的物品和场所及时进行的消毒处理。患者居住过的场所如家庭、医疗机构隔离病房、医学观察场所以及转运工具等，患者排出的污染物及其污染的物品，应做好随时消毒，消毒方法参见终末消毒。有人条件下，不建议喷洒消毒。患者隔离的场所可采取排风（包括自然通风和机械排风）措施，保持室内空气流通。每日通风 2～3 次，每次不少于 30 分钟。有条件的医疗机构应将患者安置到负压隔离病房，疑似病例应进行单间隔离，确诊病例可多人安置于同一房间。非负压隔离病房应通风良好，可采取排风（包括自然通风和机械排风），也可采用循环风空气消毒机进行空气消毒。无人条件下还可用紫外线对空气进行消毒，用紫外线消毒时，可适当延长照射时间到 1 小时以上。医护人员和陪护人员在诊疗、护理工作结束后应洗手并消毒。

B. 终末消毒：终末消毒是指传染源离开有关场所后进行的彻底的消毒处理，应确保终末消毒后的场所及其中的各种物品不再有病原体的存在。终末消毒对象包括病例（疑似病例、确诊病例）和感染者（轻症病例、无症状感染者）排出的污染物（血液、分泌物、呕吐物、排泄物等）及其可能污染的物品和场所，不必对室外环境（包括空气）开展大面积消毒。病例和感染者短暂活动过的无明显污染物的场所，不必进行终末消毒。

a. 病家：在病例住院或死亡后，无症状感染者核酸检测转阴后均应进行终末消毒，包括住室地面、墙壁，桌、椅等家具台面，门把手，患者餐（饮）具、衣服、被褥等生活用品，玩具，卫生间包括厕所等。

b. 交通运输工具：病例和无症状感染者离开后应对交通运输工具进行终末消毒，包括舱室内壁、座椅、卧铺、桌面等物体表面，食饮具，所用寝（卧）具等纺织品，排泄物、呕吐物及其污染的物品和场所，火车和飞机的卫生间等。

c. 医疗机构：医疗机构发热门诊、感染科门诊等每日工作结束后，以及病区隔离病房，在病例出院或死亡后，无症状感染者核酸检测阴转后，均应做好终末消毒，包括地面、墙壁，桌、椅、床头柜、床架等物体表面，患者衣服、被褥等生活用品及相关诊疗用品，以及室内空气等。

d. 终末消毒程序：房屋密闭，按说明书配制消毒剂，分为两种，气溶胶喷雾：采用 3% 过氧化氢、0.5% 过氧乙酸、500mg/L 二氧化氯等消毒液，按照 20～30mL/m³ 的用量；熏蒸采用 15% 过氧乙酸溶液以 7mL/m³ 的用量。使用气溶胶喷雾消毒喷雾设备作用 30 分钟，或放置瓷/玻璃器皿加热熏蒸 1 小时。按照由上到下、由里及外的原则，由保洁人员备齐配制有效氯 1000～2000mg/L 的含氯消毒液和 75% 酒精，对室内所有环境和设备表面进行擦拭（诊疗设施设备表面和床围栏、床头柜、家具、门把手、家居用品等），作用时间不少于 30 分钟，并规范收集医疗废物，更换被服等。再喷雾作用 30 分钟，或再熏蒸 1 小时。最后开窗通风。

③常见污染对象的消毒方法

A. 污染物（患者血液、分泌物和呕吐物）：少量污染物，用一次性吸水材料（如纱布、抹布等）蘸取有效氯 5000～10000mg/L 的含氯消毒液（或能达到高水平消毒的消毒湿巾/干巾）小心移除。大量污染物，使用含吸水成分的消毒粉或漂白粉完全覆盖，或用一次性吸水材料完全覆盖后，用足量的有效氯 5000～10000mg/L 的含氯消毒液浇在吸水材料上，作用 30 分钟以上（或能达到高水平消毒的消毒干巾），小心清除干净。清除过程中避免接触污染物，清理的污染物按医疗废物集中处置。患者的分泌物、呕吐物等应有专门容器收集，用有效氯 20000mg/L 的含氯消毒剂，按物、药比例 1∶2 浸泡消毒两小时。清除污染物后，应对污染的环境物体表面进行消毒。盛放污染物的容器可用有效氯 5000mg/L 的含氯消毒剂溶液浸泡消毒 30 分钟，然后清洗干净。

B. 粪便和污水：具有独立化粪池时，在进入市政排水管网前需进行消毒处理，定期投加含氯消毒剂，池内投加含氯消毒剂（初次投加，有效氯 40mg/L 以上），并确保消毒 1.5 小时后，总余氯量达 10mg/L。无独立化粪池时，使用专门容器收集排泄物，消毒处理后排放。用有效氯 20000mg/L 的含氯消毒液，按粪、药比例 1∶2 浸泡消毒两小时；若有大量稀释排泄物，应用含有效氯 70% ～ 80% 漂白粉精干粉，按粪、药比例 20∶1 加药后充分搅匀，消毒两小时。

C. 地面、墙壁：有肉眼可见污染物时，应先完全清除污染物再消毒。无肉眼可见污染物时，可用有效氯 1000 ～ 2000mg/L 的含氯消毒液或 500mg/L 的二氧化氯消毒剂擦拭或喷洒消毒。地面消毒先由外向内喷洒一次，喷药量为 100 ～ 300mL/m³，待室内消毒完毕后，再由内向外重复喷洒一次。消毒作用时间应不少于 30 分钟。

D. 物体表面：诊疗设施设备表面以及床围栏、床头柜、家具、门把手、家居用品等有肉眼可见污染物时，应先完全清除污染物再消毒。无肉眼可见污染物时，用有效氯 1000 ～ 2000mg/L 的含氯消毒液或 500mg/L 的二氧化氯消毒剂进行喷洒、擦拭或浸泡消毒，作用 30 分钟后清水擦拭干净。

E. 衣服、被褥等纺织品：在收集时应避免产生气溶胶，建议均按医疗废物集中处理。无肉眼可见污染物时，若需重复使用，可用流通蒸汽或煮沸消毒 30 分钟；或先用有效氯 500mg/L 的含氯消毒液浸泡 30 分钟，然后按常规清洗；或采用水溶性包装袋盛装后直接投入洗衣机中，同时进行洗涤消毒 30 分钟，并保持 500mg/L 的有效氯含量；贵重衣物可选用环氧乙烷方法进行消毒处理。

F. 手卫生：参与现场工作的所有人员均应加强手卫生措施，可选用含醇速干手消毒剂或醇类复配速干手消毒剂，或直接用 75% 乙醇进行擦拭消毒；醇类过敏者，可选择季铵盐类等有效的非醇类手消毒剂；特殊条件下，也可使用 3% 过氧化氢消毒剂、0.5% 碘伏或 0.05% 含氯消毒剂等擦拭或浸泡双手，并适当延长消毒作用时间；有肉眼可见污染物时，应先使用洗手液在流动水下洗手，然后按上述方法消毒。

G. 皮肤、黏膜：皮肤被污染物污染时，应立即清除污染物，再用一次性吸水材料蘸取 0.5% 碘伏或过氧化氢消毒剂擦拭消毒 3 分钟以上，使用清水清洗干净；黏膜应用大量生理盐水冲洗或 0.05% 碘伏冲洗消毒。

H. 餐（饮）具：餐（饮）具清除食物残渣后，煮沸消毒 30 分钟，也可用有效氯 500mg/L 的含氯消毒液浸泡 30 分钟后，再用清水洗净。

I. 交通运输和转运工具：应先进行污染情况评估，有可见污染物时应先使用一次性吸水材料蘸取有效氯 5000 ～ 10000mg/L 的含氯消毒液（或能达到高水平消毒的消毒湿巾/干巾）完全清除污染物，再用有效氯 1000mg/L 的含氯消毒液或 500mg/L 的二氧化氯消毒剂进行喷洒或擦拭消毒，作用 30 分钟后清水擦拭干净。织物、坐垫、枕头和床单等建议按医疗废物集中处理。

J. 医疗废物（患者生活垃圾按医疗废物处理）：感染性和病理性医疗废弃物置于双层黄色医疗废物包装袋内，3/4 满时鹅颈结式封口；损伤性医疗废物置于锐器盒 3/4 满并有效封口；外包装注明"感染性物品"标识。在最外层增加一次性耐压硬纸箱并封闭，密闭后绝对禁止打开，纸箱外面标注"感染性物品"标识。纸箱外再套黄色医疗废物包装袋，并暂存于暂存处。转运人员之间要逐层登记交接。专人负责通知固体上门回收，单独填写转移联单，并建立台账。对暂存处地面物体表面进行清洁、消毒，消毒浓度为1000mg/L。

K. 传染病样品转运清洁：采样后对采样管外表面用2000mg/L含氯消毒剂擦拭。采样管套塑封袋。拧紧小黄桶盖子对外表面用2000mg/L含氯消毒剂擦拭消毒。将小黄桶放入转运箱转运。检验人员取走其中小黄桶后替换新的（配有缓冲垫）。转运箱取回对外表面用2000mg/L含氯消毒剂擦拭。转运箱内表面和小黄桶外表面用2000mg/L含氯消毒剂擦拭。

L. 尸体处理：患者死亡后，要尽量减少尸体移动和搬运。工作人员在严密防护下及时进行处理。用有效氯3000～5000mg/L的含氯消毒剂，或0.5%过氧乙酸棉球，或纱布，填塞患者口、鼻、耳、肛门、气管切开处等所有开放通道或创口。用浸有消毒液的双层布单包裹尸体，装入双层尸体袋中。由民政部门派专用车辆直接送至指定地点尽快火化。

3. 确诊病例处理

（1）轻症患者（部分轻型和普通型患者）　轻症患者收治于方舱医院。方舱医院由一系列具有不同医疗或技术保障功能的方舱组合而成，具有实施早期治疗的救治能力。方舱内不仅具备流动水手卫生设施、药品及无菌物品存储、器械消毒灭菌、持续的电源供应等条件，还可开展手术，进行检验、彩超、X射线等检查。它由于机动性好，展开部署快速，环境适应性强等诸多优点，而能够适应突发的应急医学救援任务。

①方舱医院的功能分区：方舱医院由病房区、重症观察救治区、影像检查区、临床检验区等构成。A. 病房区：由固定病房和移动病房共同构成，是患者入住生活，并进行临床治疗和观察的区域。B. 重症观察救治区：重症患者是指入院时已是重症以及轻症患者住院期间病情加重者。要求各病区为重症患者设置相对独立观察救治区，配置氧气瓶、抢救车、抢救药品、监护抢救设备、转运平车等，专人负责，加强和优先配置医护人员。C. 影像检查区：由多种影像车构成，承担X线、CT、超声等多种影像检查任务。D. 临床检验区：由多组检验车构成，承担血常规等多种实验室检验任务。②方舱医院患者收治标准：传染病确诊病例；临床分型为轻型或普通型患者；有生活自理能力，能自主行走，年龄在18～65周岁之间；无呼吸系统、心脑血管系统等基础性疾病及精神疾病。③方舱医院入住流程：患者统一由政府组织转入方舱医院，方舱医院安排医务人员对收治患者进行初步预检分诊。对符合收治标准的患者，医务人员负责指引患者及时入住方舱；预检评估后，对于不符合收治标准的患者，如发现病情较重病例，应遵循先收再转的原则。为保障医疗安全，应优先安置到舱内重症观察救治区域，给予及时治疗和严密监护并及时联系安排转定点医院。④方舱医院诊疗过程：通过方舱医院，实现集中隔离治疗各社区确诊传染病轻症病例，控制感染源，避免在社区产生交叉感染，统一进行疾病宣教、心理疏导，给予患者及时科学的治疗观察，防止病情加重进展，降低病重率及病死率。由于进入方舱医院的患者都是轻症，以口服药物为主。方舱医院配备生化检测、放射检测、病原学检测等医学检查检验设备，可随时对患者情况进行相关监测。⑤方舱医院转出流程：根据治疗过程中的病情演进情况，出现病情加重达

重型、危重型标准时，将送往定点医院接受救治；治愈的可就地检测，符合出院标准即可出院。

（2）重症患者（重型、危重型患者） 重症病例需收治在指定医疗机构，承担传染病患者救治的医疗机构，应当做好医疗救治所需的人员、药品、设施、设备、防护用品等保障工作。危重型病例应当尽早收入 ICU 进行治疗。

4. 疑似病例处理 对传染病疑似病例，应当在具备有效隔离条件和防护条件的定点医院隔离治疗。隔离期限根据传染病的传播途径和病原体排出方式与时间而定。疑似病例应当单人单间隔离治疗，观察期内每日上报体温、相关症状出现与否等，如患者连续 2 次检测阴性，解除医学隔离；如患者检测阳性，后续至少满隔离期进行医学观察，医学观察期内如没有出现任何相关症状，最终判定为未感染传染病，解除医学观察。无症状感染者应当集中隔离，原则上连续两次标本检测阴性（采样时间至少间隔 1 天）后，隔离期满可解除隔离。

5. 密切接触者处理 由县（区）级卫生健康行政部门会同相关部门组织实施密切接触者的追踪和管理。对密切接触者实行集中隔离医学观察，不具备条件的地区可采取居家隔离医学观察，每日至少进行 2 次体温测定，并询问是否出现急性传染病症状或其他相关症状及病情进展。密切接触者医学观察期为与病例或无症状感染者末次接触后 14 天。

6. 医院标准预防

（1）标准预防的基本特点 认定患者的血液、体液、分泌物、排泄物均具有传染性，不论是否有明显的血迹污染，或是否接触非完整的皮肤与黏膜，接触上述物质者，必须采取防护措施。其基本特点如下：①既要防止血源性疾病传播，也要防止非血源性疾病的传播。②强调双向防护，既防止疾病从患者传至医务人员，又防止疾病从医务人员传到患者。③根据疾病的主要传播途径，采用相应的隔离措施，包括接触隔离、空气隔离和微粒隔离。

（2）标准预防的措施 标准预防的措施包括：①接触患者的血液、体液、分泌物、排泄物及其污染物品时，都必须洗手，遇有下述情况必须立即洗手。A. 摘除手套后；B. 接触患者后；C. 可能污染环境或传染其他人时。②接触患者的血液、体液、分泌物、排泄物及其污染物时，接触患者黏膜和非完整皮肤前均应戴手套；对同一患者既接触清洁部位，又接触污染部位时应更换手套。③血液、体液、分泌物、排泄物有可能发生喷溅时，应戴眼罩、口罩并穿防护服，以防止医护人员皮肤、黏膜和衣服的污染。④被血液、体液、分泌物、排泄物污染的医疗用品和仪器设备应及时处理，重复使用的医疗设备用于下一患者前，应进行清洁和适当消毒。⑤污染的床单及时处理，防止接触患者的皮肤与黏膜，以防止污染物及微生物传播。⑥锐利器具和针头应小心处理，以防刺伤。⑦医护人员进行各项医疗操作，清洁及环境表面消毒时，应严格遵守各项操作规程。⑧污染环境或不能保持环境卫生的患者应隔离。

7. 医护人员防护 重大传染病暴发流行疫情防控工作中，为最大限度降低医护人员感染风险，为不同岗位医护人员科学提供防护措施，现将三级防护标准明确如下。

（1）一级防护　防护标准：穿工作服、戴一次性使用帽子、戴一次性使用外科口罩、穿一次性使用隔离衣、戴一次性使用手套。

适用人群：①标本运送送检人员。②密切接触者医学观察人员。

（2）二级防护　防护标准：穿工作服、戴一次性使用帽子、医用防护口罩（N95及以上）、护目镜或防护面罩、穿一次性使用隔离衣、外罩一件医用防护服、戴一次性使用手套、穿一次性使用鞋套。

适用人群：①对出现症状的密切接触者流调人员、观察或确诊病例流调人员。②对疑似或确诊病例家庭或可能污染的场所消毒人员。③对出现症状的密切接触者、观察或确诊患者进行转运的医务人员和司机。④进入隔离留观室、隔离病房或隔离病区进行诊疗、清洁消毒人员。⑥预检分诊医务人员。

（3）三级防护　防护标准：在二级防护的基础上，加戴面罩，或将医用防护口罩、护目镜或防护面罩换为全面具，或带电动送风过滤式呼吸器。

适用人群：①对出现症状的密切接触者、观察或确诊病例进行样本采集人员。②对疑似病例或确诊病例进行近距离治疗操作医务人员。③处理患者血液、分泌物、排泄物和死亡患者尸体的工作人员。④中医门诊部对于疑似病例或确诊病例进行望、闻、问、切的医务人员。⑤其他参与疫情防控工作人员需佩戴一次性使用外科口罩。

二、疫病的预防

（一）预防原则与预防方法

疫病具有可传染性、流行性，每一种疫病具有独特的传染源。传染病能够在人群中流行，必须同时具备传染源、传播途径、易感人群这三个基本流通环节，缺少其中任何一个环节，传染病就流行不起来。所以只要切断传染病流行的任何一个环节，传染病就能控制起来。传染病的预防原则有三个：控制传染源、切断传播途径、保护易感人群。

1. 控制传染源　①对传染病患者的管理：坚持"五早"，即早发现、早诊断、早报告、早隔离、早治疗。大多数传染病在发病早期传染性最强，因此，发现越早，就越能迅速采取有效措施来消除疫源。根据我国《传染病防治法》的规定，一旦发现传染病，必须按照有关规定尽早报告。尽早隔离传染病患者是防止疫情扩大的有效方法，隔离期限应根据各种传染病的最长潜伏期实施。如对新型冠状病毒感染疑似病例，应当在具备有效隔离条件和防护条件的定点医院隔离治疗。无症状感染者应当集中隔离 14 天，原则上连续两次标本核酸检测阴性（采样时间至少间隔 1 天）后可解除隔离。②对传染病疑似患者的管理：对传染病的疑似患者应在及时报告的基础上，尽早明确诊断。疑似病例应当在具备有效隔离条件和防护条件的定点医院，单人单间隔离治疗，观察期内每日上报体温、相关症状出现与否等，如患者连续 2 次核酸检测阴性，解除医学隔离。如患者核酸检测阳性，后续至少 14 天隔离进行医学观察，医学观察期内如没有出现任何相关症状，最终判定为未感染新型冠状病毒，解除医学观察。③对传染病接触者的管理：接触者是指曾接触传染源而有可能受到感染的人。传染病接触者接受检疫，检验期限从最后接触之日算起加上该病的最长潜伏期。检疫内容主要包括留验、医学观察、应急预防接种和药物预防等。

2. 切断传播途径　切断传播途径是指采取一定的措施，阻断病原体从传染源转移到易感宿主的过程，从而防止疾病的发生。最常用的卫生措施是消毒，依据不同的传播途径采取不同的防疫措施，如肠道传染病由于病原体从肠道排出，应对粪便、垃圾、污水等进行处理，饮水消毒，饭前便后洗手，养成良好卫生习惯；经昆虫媒介传播的疾病，可根据不同媒介昆虫的生态习性采取不同的杀虫法；呼吸道传染病则可通过消毒空气、戴口罩、通风等措施进行预防。

减少接触、做好防护。减少人群接触是最基本也是最有效的防控手段。避免去人群聚集的公共场所，避免聚餐等群体性活动。如果得到人群聚集的地方，要戴好口罩。勤洗手，用肥皂或者洗手液清洗，并且流水冲洗 20 秒以上。室内每天开窗通风 2~3 次，每次半小时到一小时，同时也要避免受凉。新型冠状病毒主要通过呼吸道传播，也可通过接触传播。病毒携带者咳嗽、打喷嚏、说话会产生带有病毒的飞沫出现在空气中，如果呼吸道接触到这样的空气环境，很有可能发生感染。如果带有病毒的飞沫落在固体物体上，无意中接触到手上，若此时揉眼睛、清理鼻腔，也很有发生感染的可能。除了做到以上几点，如果自己或身边有人出现咳嗽、发热等表现，首先做好家庭成员间的隔离，消毒使用过的餐具、洗漱用品，及时到指定医院检查。

在几千年的生产生活实践中，中华民族形成了对生命、疾病独有的认知理论和方法。成书于春秋战国时期的《素问·刺法论》云："五疫之至，皆相染易，无问大小，病状相似……不相染者，正气存内，邪不可干，避其毒气。"中医已认识到预防疫病有两个关键点：一是各种疫病被传染后无论年龄大小，临床表现都是相似的；二是通过培育自己的正气，可以避开导致疫病的邪气。这是古人最早对疫病流行时切断传播途径的认识。

3. 保护易感人群　易感人群是指对某种传染病病原体缺乏免疫力，易受感染的人群。《素问·上古天真论》中记载："法于阴阳，和于术数，饮食有节，起居有常，不妄作劳。""恬惔虚无，真气从之，精神内守，病安从来。"以此为指导思想，扶正可概括为调饮食，慎起居，多运动，畅情志。具体来说就是清淡饮食，不可过饱过饥；早睡早起，规律起居，充足休息，避免过度劳逸；加强体育锻炼，可学习五禽戏、太极拳、八段锦、易筋经等传统养生健身运动；调畅情志，消除焦虑，保持良好心态。

（二）中医学治未病思想指导疫病预防

《素问·四气调神大论》云："是故圣人不治已病治未病，不治已乱治未乱，此之谓也。夫病已成而后药之，乱已成而后治之，譬犹渴而穿井，斗而铸锥，不亦晚乎？"充分体现了中医药"治未病"的思想。《素问·阴阳应象大论》曰："故邪风之至，疾如风雨，故善治者治皮毛，其次治肌肤，其次治筋脉，其次治六腑，其次治五脏。治五脏者，半死半生也。"说明疫病的特征是起病急、病势凶、传变快，不得不早发现，早预判，早治疗。治未病是中国传统文化理念"防患于未然"在中医学中的具体应用，从一定意义上可以说，治未病是关于预防的哲学思想在中医学养生、保健、预防、医疗、康复全过程中的应用体现，而且随着后世不断发展完善，不断注入了新的内涵和方法。未病就是疾病未生、疾病未发、疾病未传和疾病未复；治未病就是以健康为核心，无病养生以防患未然，欲病救萌以防微杜渐，已病早治以防其传变，病后调摄以防止复发。治未病预防保健体系充分体现了在辨证施治和整体观的原则之下，以健康为核心，贯穿个体化、积极主动地开展防治结合的全程养生和预防的理念。治未病的具体内容包括：未病先防，已感防萌，既病防变，瘥后防复。

1. 未病先防　《素问·刺法论》曰："不相染者，正气存内，邪不可干，避其毒气。"一是提高正气，二是避其致病毒气，以避免疫病的传染。因此，中医学认为，传染病的发病是由正气和邪气双方决定的。

正气强弱是疫病发病的内在因素，年老体弱有基础病的人群在疫病中发病率和死亡率高。所以，对于正气虚弱者，当没有接触病邪时，以扶正增加抵抗力为主，注意膳食平衡，饮食清淡，劳逸结合，适当锻炼，这是中医治未病观念中"未病先防"中扶正气的理念。如果素体健康者，则须注意饮食睡眠，避免过度劳累，不熬夜，减少在人群密集处逗留。

邪气是疫病发病的关键因素。《素问·上古天真论》说："虚邪贼风，避之有时。"《素问·刺法论》强调要"避其毒气"。所以，避开邪气，防止邪气入侵是最重要的办法，但是如果邪气过强，会出现普遍易感的现象。

2. 已感防萌　患者接触疫邪后，可以用药物预防病发，属于中医治未病中的"已感防萌"。这时病毒已经入侵，在病毒尚未大量繁殖时，先行治疗，防止萌芽发病。一般采用疏风解表、清热解毒、芳香化湿等具有一定抑制病毒作用的药物。适用于接触患者后或者所活动的范围内有多个病例出现的预防用药。晋人葛洪在《肘后备急方·治瘴气疫病温毒诸方》中，列举了数首"辟瘟疫""辟天行疫病"的方剂，是最早出现的预防与治疗疫病专方。

3. 既病防变　疫病的发病及演变具有其规律的，叶天士讲"温邪上受，首先犯肺，逆传心包"。这一类疾病初期邪在卫分，继则传到气分，轻症或得到良好治疗的则治愈。重者则传到营分、血分，经治疗部分透热转气，转为气分证，重者出现厥脱证成为危重症。因此，阻止病情向营、血分传变，是重要的治未病措施，通过治疗阻止轻症转为重症。按照卫气营血理论，在气分证截断。如果患者正虚或原发病所脏虚，先安未受邪之地，也是防止传变的必要措施。

4. 瘥后防复　感染疫毒之气而发病，不同地区与不同气候兼夹邪气有所不同，在恢复期表现为伤气和伤津两个转归，部分邪去正虚，部分正虚仍有邪气留恋的证候。恢复期防复，"复"有药复、食复、劳复等。药复在叶天士《温热论》中有论述："面色苍者，须顾其津液，清凉到十分之六七，往往热减身寒，不可就云虚寒而投补剂，恐炉烟虽熄，灰中有火也。"食复是指病新瘥后而多食复发者。劳复是指病新瘥后因劳动再发。恢复期可以在中药及针灸等中医技术治疗、运动康复、饮食、心理调摄等综合作用下，防止疫病复发。

第四章 疫病的中医治疗 ▷▷▷

第一节 疫病的治则治法

中医学讲究"方随法出，法随证立"，在中医学整体观与辨证施治思想指导下，根据疾病发生发展规律和临床实践总结出来的治疗规律，是治疗疾病的基本原则，治法是在治则指导下的立法。

一、治则

根据疫病的发生发展规律，遵循证候演变的基本规律，立足祛邪，注重扶正，截断扭转，防止传变，把握整体状态与局部病变的关系，制订相应的治疗方法。

（一）祛邪为要

疫病是外来疫疠之邪所致，造成人体功能失调和实质的损伤，所以祛邪是治疗疫病的关键。祛邪务早、务快、务尽。正如吴又可《温疫论》所说："大凡客邪贵乎早逐，乘人气血未乱，肌肉未消，津液未耗，病人不至危殆，投剂不至掣肘，愈后亦易平复。"及早祛除病邪不仅可以使患者早日解除病痛，而且达到"邪去正安"，有利于康复。吴又可治疫强调"逐邪为第一要义"，疫病祛邪，历来很重视"透"与"泄"。所谓"透"是侧重于使病邪由里向外，不仅在表之邪可通过"透"而外解，在里之邪热也往往运用"达热出表""透热转气"等法而向外透解。所谓"泄"则包括祛邪外出的各种治法，其中使病邪从下而外出的"泄"法，目的不仅是为了通利二便，更重要的是使病邪通过二便而得以外泄。在疫病的诸多治法中，大部分是祛邪法，如泄卫解表、清解气热、通下逐邪、和解祛邪、祛湿解热、化瘀逐邪、清营凉血。

（二）截断扭转

疫病具有来势凶、发展快、变化速、病势重、危害大等特点，截断扭转法可救危截变，快速控制病情，阻止疾病的发展蔓延。吴又可《温疫论》云："知邪之所在，早拔去病根为要。"刘松峰《松峰说疫》云："所以瘟疫用药，按其脉症，真知其邪在某经，或表或里，并病合病，单刀直入，批隙导窾，多不过五六味而止。"截断是采取果断措施和特殊方药，直捣病巢，祛除病邪，杜绝疾病的发展和恶化，以缩短病程。扭转是控制扭转病势，使之向好转的方向发展。治疗上提倡"重用清热解毒""早用苦寒泄下""不失时机地清营凉血"以截断扭转病势。其中，清热解毒要掌握两个法度。一是早用，早加入清热解毒之品；二是重用，量要大，因发热的高低、热程的长短，直接影响病情的进展和转归，重用清热解毒及时控制高热，是截断病情发展的关键。通腑攻下是快速截断的重要手段，"温邪以驱邪为急，逐邪不拘结粪"。凉血化瘀法在疫病的发展过程中应及时采用，截断疫毒深入营血的传变，扭转病势发展。

（三）灵活变通

疫病的发展变化，既有一定的规律，也有特殊的变化，因此，对于疫病的治疗必须知常达变，灵活运用，不能拘泥、固守一法。在临床上，由于病证的复杂性，几种治法常可合并使用，如解表与清气法的合用、养阴与通腑法的合用等。疫病多属火热之病，治疗当用寒凉药而忌用温热药，这是一个基本原则。但当疫病出现"寒包火"，既里热炽盛又兼外寒束表时，在清里热之中可加入辛温发散之品。又如疫病后期阳虚欲脱，就必须改用温热药以回阳固脱。

（四）扶正攘邪

疫病的治疗重视祛邪，但并不意味着可以忽视人体的正气，祛邪的目的在一定意义上是为了保护人体正气。扶正不仅能补充人体损伤的正气，而且能增强人体的抗病能力，从而有助于祛邪外出。因此，祛邪要尽早，扶正也要早，而且要注意全程顾护正气。一般而言，在疫病的初期和中期大多以邪实为主，治疗当主以祛邪，若出现正气受损时，当配合扶正之法；而在疫病的后期阶段，多以正虚为主，治疗当以扶正为先。在病变过程中由于邪盛正损，形成虚实夹杂的病变时，治疗必须祛邪与扶正并举。祛邪必须注意防止妄用克伐之品以损伤正气，扶正也应避免过用滋腻之品以恋邪不解。人的体质状况是决定疫病发生发展和预后的主要内在因素，所以是疫病治疗中不可忽视的环节。如叶天士提出对于肾水素虚的疫病患者，为了防止病邪乘虚深入下焦，可酌用补益肾阴药，以"先安未受邪之地"。又如叶天士对疫病患者素体阳气不足而使用清法时，提出应用至"十分之六七"，就应审慎，不宜寒凉过度而更伤其阳气；同时，对素体阴虚火旺者，在使用清法后，纵然"热退身凉"，仍须防其"炉烟虽熄，灰中有火"。往往在病之初期即有阴液的耗伤，后期多表现为肝肾阴虚，因而顾护津液是贯穿于疫病全过程一个重要的指导思想。而湿热疫中湿遏阳气，"湿胜阳微"，温阳、扶阳也是时刻关注的。

二、治法

疫病的治法立足辨证，分析其致病原因、病证性质、病变阶段、病变部位、病势变化、病理状态等情况，明确病变的寒、湿、热、虚、实，并吸收现代科学研究成果，结合辨病治疗的方法，制订相应的治疗大法，选择相应的方药和非药物疗法，以扶正祛邪，改善症状，消除病理，防止传变，促使患者病后康复。

常用治法主要包括疏卫解表法、清解气热法、和解祛邪法、祛湿清热法、通下逐邪法、清营凉血法、化瘀逐邪法、化痰法、开窍法和息风法等。扶正常用治法主要包括补益法和固脱法。

（一）疏卫解表法

疫邪在卫表，治疗当解表透邪外出，用药以发散透泄之品为主。

1. 疏风泄热　用辛散凉泄之品以疏风散热的方法，即"辛凉解表"，常用方剂有桑菊饮、银翘散等。

2. 辛温解表　用辛温之品，以泄卫透汗、发散风寒的方法。表证轻者，常用葱豉汤加减。表证较重，可用荆防败毒散，如体虚之人感受疫邪，呈现风寒夹虚之证，用人参败毒散益气解表。

3. 透表清暑　用透散表寒、化湿涤暑之品，以解外之表寒、清化内之暑湿的方法，常用方剂如新加香薷饮。

4. 宣表化湿　用芳香宣化之品以疏化肌表湿邪的方法，湿热疫邪侵于卫表气分者，常用方剂为藿朴夏苓汤。

5. 疏表润燥　用辛凉清润之品疏解肺卫燥热的治疗方法，主治燥热之邪伤于肺卫证，常用方剂为桑杏汤。

疏卫解表法的使用注意：温热疫邪之卫表证，用药一般忌用辛温发汗之品，以防辛温药助长热势，劫伤阴液。湿温初起治疗禁用辛温峻汗、苦寒攻下、滋养阴液，即吴鞠通提出的"汗之则神昏耳聋，甚则目瞑不欲言，下之则洞泄，润之则病深不解"，俗称湿温初起"三禁"。

（二）清解气热法

清气解毒法适用于疫病气分里热亢盛，但尚未与燥屎、痰湿、瘀血等互结之证。气分属于极期阶段，邪气既盛，正气未至大衰，是疫病过程中邪正交争最激烈的阶段。所以把好气分关、截断气分病变的发展传变，对于提高疫病疗效，改善疫病的预后至关重要。根据气分无形邪热的所在部位、病势深浅、病邪性质的不同，清气解毒法可以分为以下治法。

1. 轻清宣气　用轻清之品以透泄热邪、宣畅气机的方法。主治疫病邪在气分，郁阻上焦胸膈气机证，治以轻清宣泄，透邪外达，常用方剂如栀子豉汤。若暑热郁阻上焦证，治以轻清芳透，清热涤暑，常用方剂如卫分宣湿饮；若湿热郁阻上焦证，治以轻清开泄化湿，常用方剂如藿朴夏苓汤。

2. 辛寒清气　用辛寒之品，以大清气分邪热的方法。主治疫病邪热炽盛于阳明气分，热势浮盛证，常用方剂为白虎汤。

3. 清热泻火　用苦寒清热解毒之品，以直清里热、泻火解毒的方法。主治邪热内蕴，郁而化火证，常用方剂为黄连解毒汤或黄芩汤。

清解气热法的使用注意：气分病变部位较广泛，涉及脏腑较多，证候复杂。因此，在运用清解气热法时要注意与其他治法配合应用，如新感引发气分伏邪时，可与疏卫解表法配合；肺胃余邪未尽或蕴热化火，津液已伤时，可与养阴法配合；湿热俱盛时，可与化湿法配合等。里热已与有形之邪互结，形成了腑实、痰热等，单用本法无异于扬汤止沸，需要运用祛除有形邪气之逐邪法。表邪未解者不宜用本法，如过用本法，有寒遏热邪而难解之弊。素体阳虚者使用本法时，应中病即止，以防寒凉药伤阳气。

（三）和解祛邪法

和解祛邪法适用于疫病邪在少阳、三焦、膜原等半表半里者，可以分为以下治法。

1. 清泄少阳　以清泄半表半里邪热，和降胃中痰湿的治法。主治热郁少阳，兼痰湿内阻，胃失和降者。常用方剂为蒿芩清胆汤。

2. 和解少阳　以和解透邪为专治邪在半表半里的治法。常用方剂为小柴胡汤。

3. 分消走泄　以宣气化湿之品，宣展气机，泄化三焦邪热及痰湿的治法。适用邪热与痰湿阻遏于三焦而气化失司者。常用方剂为温胆汤，或以叶天士《温热论》所说的"杏、朴、苓"之类为本法的基本药物。

4. 开达膜原　以疏利透达之品开达阻遏于膜原的湿热秽浊之邪的治法。适用于湿热性质疫病邪在膜原。常用方剂为达原饮及类方。

和解祛邪法的使用注意：分清半表半里之邪的性质，以及具体病变部位，有针对性地选择方药。

（四）祛湿清热法

祛湿清热法适用于疫病湿热郁蒸，气机阻滞。由于湿热之邪的侵犯部位不同，湿热轻重有异，可以分为以下治法。

1. 宣气化湿　用芳香轻化之剂以宣通气机、透化湿邪的治法。主治疫病中邪遏卫气，湿重热轻的病证。常用方剂为三仁汤。

2. 燥湿泄热　用辛开苦降之剂燥湿、泄热，以除中焦湿热之邪的治法。主治中焦湿热遏伏之证，多见于疫病中湿渐化热、湿热俱盛者。常用方剂为王氏连朴饮。

3. 渗利湿邪　以淡渗之品使湿邪下行从小便而去的治法。主治湿热阻于下焦证。常用方剂为茯苓皮汤。

4. 温运化湿　以芳香苦温之品燥湿化浊、理气运脾的治法。主治湿浊困脾，升运失司证。常用方剂为雷氏芳香化浊法，或一加减正气散。

祛湿清热法的使用注意：辨别湿邪与热邪轻重；辨别湿热所在上焦、中焦、下焦所属脏腑部位，有针对性选用不同的祛湿清热治法。

（五）通下逐邪法

通下逐邪法为逐邪外出的主要方法。适用于肠腑实邪结聚证，包括热结腑实、湿热积滞搏结、瘀热蓄结、津枯便结等。该法有泻下热结、荡涤宿滞、破逐瘀血、增液通下等作用。吴又可治疗疫病以逐邪为第一要义，尤为推崇下法，逐邪不拘结粪、疫病下不嫌早。疫病进展中，由于内结的实邪有燥屎、积滞、瘀血等区别，通下逐邪法在疫病中常分为以下治法。

1. 通腑泄热　以苦寒攻下之剂，泻下肠腑热结的治法。主治邪热传于阳明、内结阳明之腑实证。常用方剂为大承气汤、小承气汤、调胃承气汤。

2. 导滞通便　以通导湿热积滞的治法。主治湿热积滞胶结胃肠之证。常用方剂为枳实导滞汤。

3. 通瘀破结　以活血通瘀攻下之剂以破散下焦瘀热蓄积的治法，为活血化瘀法与通下法的融合。主治疫病瘀热互结下焦之证。常用方剂为桃仁承气汤。

4. 增液通下　以甘寒滋养阴液之品配合苦寒通下剂以润肠泻下的治法。主治疫病后期阴液不足，热结肠腑。常用方剂为增液承气汤。

通下逐邪法的使用注意：里未成实或无郁热积滞者，不可妄用；平素体虚或病中阴液、正气耗伤严重而又里实结者，应攻补兼施；疫病后期津枯大便秘结者，忌用苦寒泻下，应从滋阴通便入手。

（六）清营凉血法

清营凉血法是以寒凉药物清解营血分邪热的方法，具体又可分为以下治法。

1. 清营泄热　以清凉透泄之剂清透营分邪热的方法，主治疫病营分证。常用方剂为清营汤。

2. 凉血散血　以凉血活血之品，清解血分热邪的治法。主治疫病邪热深入血分。常用方剂为犀角地黄汤。

3. 气营（血）两清　以清气法与清营或凉血法合用，以两清气营或气血之邪热的治法。主治邪热已入营或入血，但气分邪热仍盛之证，即气营两燔证或气血两燔证。常用方剂为加减玉女煎、化斑汤、清瘟败毒饮等。

清营凉血法的使用注意：营血分病变多见动风、闭窍，因此，清营凉血法多与息风法、开窍法配合应用；热在气分而未入营血分者，不可早用本法；夹湿者，应慎用本法，以免滋腻助湿，必须用时应配合祛湿药。

（七）化瘀逐邪法

化瘀逐邪法是以化瘀散结之剂活血化瘀的方法，主治疫病由毒热致成血瘀病理证态，可分为以下治法。

1. 解毒化瘀法　具有泻火解毒、凉血化瘀作用的治法，称为解毒化瘀法。主治热毒致血瘀，或疫病胸胁素有瘀伤宿血者之证。常用方剂有清瘟败毒饮、犀角地黄汤、黄连解毒汤、清营解毒汤等。若主治热入血室之证，常用方剂为小柴胡汤去甘草，加活血化瘀之品。

2. 透邪化瘀法　清透余邪、化瘀通络的治法称之为透邪化瘀法。主治疫病久而不愈，余邪与营气相搏，气滞血瘀，络脉凝瘀。常用方剂为三甲散及加减方。

（八）化痰法

疫病过程中，常出现痰阻。化痰法主要包括清热化痰法、温化寒痰法、燥湿化痰法、润燥化痰法。

1. 清热化痰　疫毒热盛，炼液为痰，则生热痰。治当清化痰热，可选用小陷胸汤、清气化痰丸。

2. 温化寒痰　疫病寒湿，或平素阳虚，生成寒痰为主。治当温化寒痰，方选苓甘五味姜辛汤、射干麻黄汤、小青龙汤等。

3. 燥湿化痰　疫病痰湿阻滞。治当燥湿化痰，方选二陈汤加减。

4. 润燥化痰　疫病热盛，津液损耗，或疫病生痰夹燥气，可出现燥痰。治当润燥化痰，可选贝母瓜蒌散。

化痰法的使用注意：疫病常以热邪炽盛为主要表现，亦常耗伤阴津。因此，除采用清热化痰法，还需考虑到津伤，及时润燥生津以化痰。痰阻气机，化痰时常配合理气。气虚津聚成痰，当合益气之品。痰瘀互结，当化痰活血之品并用。

（九）开窍法

疫病危重时，可出现窍闭神昏之危重证。具体可由热毒内陷心包，寒邪、痰浊、瘀血蒙蔽心窍引起。在治法上主要包括清心开窍、芳香开窍、豁痰开窍、化瘀开窍等。

1. 清心开窍　以清心、透络、开窍之品清泄心包邪热，促使神志苏醒的方法。主治热邪内闭心包，阻闭心窍之证。常用方剂为安宫牛黄丸等。

2. 芳香开窍　芳香开窍、理气化浊的治法称为芳香开窍法。主治痰湿秽浊蒙蔽清窍者。常用方剂为苏合香丸。

3. 豁痰开窍　以清化湿热痰浊、透络开窍之品，宣开窍闭、苏醒神志的方法。主治湿热痰蒙清窍。常用方剂为菖蒲郁金汤合至宝丹。

4. 化瘀开窍　清泄心包邪热、化瘀透络利窍的治法，称为化瘀开窍法。常用方剂为犀珀至宝丹、犀羚三汁饮。

开窍法的使用注意：开窍法主要针对窍闭神昏而设，要按照窍闭性质区别使用；热入营分仅见谵语，或气分郁热上扰心神而偶有谵语者，均不宜早用开窍法，用之反会引邪深入；元气外脱，心神外越而发生昏迷者，当禁用本法。

（十）息风法

疫病极期，热邪亢盛，熏灼肝经，引动肝风者，多称之为"实风"，当凉肝息风。疫病后期，若因肝肾真阴受损，引动肝风者，多称之为"虚风"，当滋阴息风。根据虚实，分为以下治法。

1. 凉肝息风　以清热凉肝之品以平息肝风的治法。主治热盛动风证。常用方剂为羚角钩藤汤。

2. 滋阴息风　用育阴潜镇之品以平息虚风的治法。主治疫病后期真阴亏损、肝木失养、虚风内动之证。常用方剂为大定风珠。

息风法的使用注意：疫病过程中运用息风法，还需配合其他方法。其中实风多配合清热法、通下法、开窍法等，根据气分、营血分病期不同，凉肝息风法与清气、凉营、凉血法合用。虚风多配合滋阴法、益气法等。

（十一）补益法

疫病后期邪少虚多，多见气虚、阳虚、阴虚。常以甘温、甘寒、咸寒之品。主要治法包括滋阴法、益气法和温阳法。

1. 滋阴法　吴鞠通指出"温热阳邪也，阳盛伤人之阴也"，疫病多为温热之邪，具有耗伤阴液的特点。在初期即可耗伤津液，在后期更甚。在疫病过程中，阴液的存亡对疾病发展预后会产生重要影响，王孟英说："若留得一分津液，便有一分生机。"因此，在疫病的治疗中顾护阴液尤为重要。根据疫病阴伤的性质和程度不同，常用的滋阴法主要包括滋养肺胃和填补真阴法。

（1）滋养肺胃　疫病过程中肺胃之阴受伤，以甘寒之品养阴生津。常用方剂为沙参麦冬汤、益胃汤、五汁饮。

（2）填补真阴　疫病后期热邪久羁，劫伤肝肾阴，以咸寒之品填补真阴。常用方剂为加减复脉汤。

滋阴法的使用注意：疫病中邪热与阴伤往往并存，因此，在治疗时需权衡邪热与阴伤之孰轻孰重；疫病过程中阴伤而有湿邪未化者，在治疗中应注意化湿而不伤阴，滋阴而不碍湿。

2. 益气法 疫毒之邪不仅伤津，还常耗气。疫病全程均可有不同程度的受损。因此，在疫病的治疗中，需重视益气法。益气法多以甘温之品补益肺、脾之气为主。

（1）补益肺气 主治肺卫气虚、腠理不固证，常用方为玉屏风散；气阴两虚，常用方剂为生脉散。

（2）补益脾气 元气虚脱常用方剂为独参汤、补中益气汤、四君子汤等。

益气法的使用注意：疫病过程中，热盛阴伤是其主要矛盾，益气药用之不当有助热伤阴之弊；选药时，根据气虚的程度，气味宜由平到温，剂量应由轻至重。

3. 温阳法 疫病发展过程中也因寒湿伤阳，出现阳虚证。素体阳虚之人感受疫邪而寒化；或过用寒凉药物，或用大量抗生素等，耗伤人体阳气而导致阳虚；热邪或迫津外出，汗泄太过，阳气随汗耗伤而出现阳虚。以甘温、甘热之品补阳救逆。常用方剂为四逆汤加减。

温阳法的使用注意：疫病阳虚证，首先分辨热邪与阳虚孰轻孰重。若阳虚不甚而又热盛者，妄用温阳之品，也可加重热势，只有当阳虚较重之时，尤其有阳虚邪陷之虑者，方予之。切不可大剂，只有阳气欲脱或已脱之时，方可大剂回阳救逆。

（十二）固脱法

疫病极期可出现亡阳或亡阴等危重证候。固脱法是指通过大补元气、护阴敛液以固摄津气和阳气，治疗正气外脱之证的治法。主要包括益气敛阴和回阳固脱法。

1. 益气敛阴 以益气生津、敛汗固脱之品，补益气阴、敛阴止汗、固脱救逆的治法。主治津伤气脱证，即"亡阴证"。常用方剂为生脉散。

2. 回阳固脱 以甘温辛热之品，峻补阳气、救治厥脱的治法。主治疫病阳气外脱证，即"亡阳证"。常用方剂为参附龙牡汤。

固脱法的使用注意：固脱为急救之法，用药当快速及时，根据病情掌握给药次数、间隔时间、用药剂量。

三、治疗途径与方式

在治则治法的指导下，疫病有多种治疗途径与方式，有服药为主的内治法，还有通过皮肤、孔窍等途径给药的外治法；有以中药为主的药物疗法，还有针灸、推拿等方式的非药物疗法。内治法和药物疗法较为常用的，在此主要介绍在疫病治疗中的外治法和非药物疗法。

（一）外治法

外治法是通过皮肤、孔窍给药，以治疗疫病某些病证的一种治法，适用于疫病各阶段的多种病证。外治法种类繁多，对于难以内服药物的昏迷患者或小儿患者，尤为适用。疫病中常用的外治法有洗浴法、灌肠法、敷药法、搐鼻法等。

1. 洗浴法 用中药的煎剂进行全身沐浴或局部浸洗，以发挥散热、透疹、托毒外出等功能。主治疫病表证无汗、热势壮盛或疹出不畅之证。

2. 灌肠法 把煎成一定浓度的汤液，通过保留灌肠或直肠点滴以发挥疗效。主治病证范围较广泛，对于口服煎剂困难的患者，如小儿及处于昏迷状态者尤为适宜。

3. 敷药法 药物制成膏药、搽剂、熨剂等在病变局部或穴位外敷。主治疫病在局部出现热毒壅滞者。

4. 搐鼻法 把药物研成细末，抹入鼻孔少许，使药物通过鼻腔黏膜吸收，或患者打喷嚏，以达到治疗目的。

外治法的使用注意：许多外治法在方药的选择上也要注意辨证论治，不可机械搬用；部分外治药物对皮肤有一定的刺激性，因此，必须注意剂量、用药时间、外用部位和使用方法等。

（二）非药物疗法

疫病的治疗，除了内服、外用的药物治疗，还可以使用针灸、推拿、心理、音乐、导引等多种非药物治疗方法。

1. 针灸法 《素问·刺法论》的"刺疫五法"记录了针刺治疗传染病的作用。明清时期针灸治疗涉及的主要有痧证、鼠疫、霍乱、痨瘵、烂喉疹、白喉等。《松峰说疫》记载的 72 种杂疫中，有 42 种用到刺血法。近现代也有针灸治疗流行性出血热、流行性感冒、急性细菌性痢疾、病毒性肝炎、小儿手足口病、重症急性呼吸综合征的报道。常用的针灸治法有以下几种。

（1）毫针针刺 毫针针刺可"通其经脉，调其血气，营其逆顺出入之会"。"通"与"调"是针刺最鲜明的特点之一，以达到邪去正安、气血平和的状态。

（2）针刺放血 清代疫病学专家刘奎曾指出，针刺放血皆可"使邪毒随恶血而出"，曹廷杰在《防疫刍言》中亦将刺血法作为"救疫速效良法"。

（3）艾灸 可温通经脉，辟秽散毒化湿；同时，艾灸还扶阳养正，全面提升身体抗病、愈病能力，以使"正气存内，邪不可干"。

针灸法的使用注意：应根据不同的疫病病种，选择有针对性的针灸疗法，分别采用针刺法或艾灸法；针对具体情况，决定针刺深浅和采用不同针具；主张针药并用、灸药并施。

2. 推拿法 推拿是采用一定的手法，按摩经络或穴位，发挥疏通经络、行气活血、祛瘀止痛、调整脏腑、增强体质的作用。在疫病中，可根据临床主要症状及所伤脏腑，以选择相应的穴位，达到缓解症状、治疗疾病、提升正气的目的。推拿法适用人群广，可操作性强，安全可靠。

3. 情志疗法 疫病患者情绪不稳定，影响疾病的治疗效果。应用中医心理干预措施具有良好作用，中医情志疗法常见有以情胜情、移情易性等。情在于节，神重在养，养神增强信心，助力康复。

（1）情志相胜法 以情胜情疗法运用一种情志刺激去制约和消除患者的某种病态情志，从而改善不良心理情绪或某些心身疾病症状的疗法。金代张从正《儒门事亲·九气感疾更相为治衍》指出："悲可以治怒，以怆恻苦楚之言感之；喜可以治悲，以谑浪亵狎之言娱之；恐可以治喜，以迫遽死亡之言怖之；怒可以治思，以污辱欺罔之言触之；思可以治恐，以虑彼志此之言夺之。"

（2）移情易性法　《备急千金要方》言："弹琴瑟，调心神，和情性，节嗜欲。"《理瀹骈文》载："七情之病也，看花解闷，听曲消愁，有胜于服药者矣。"将患者心思转移到另外的事物上，从而达到心神安宁的疗法，这有助于患者调畅气机，缓解紧张焦虑、抑郁忧愁的心绪。

4. 五行音乐疗法　五行音乐疗法是以五行理论为基础，根据五行相生相克的原理，将五音与五脏、五志相结合形成的一种治疗疾病的音乐疗法。五行音乐疗法理论在《黄帝内经》中被首次提出，"五音"指的是"角、徵、宫、商、羽"，分别对应"肝、心、脾、肺、肾"。《素问·举痛论》记载了情志过极对人患病的影响，"余知百病生于气也。怒则气上，喜则气缓，悲则气消，恐则气下……惊则气乱……思则气结"。西医学研究也表明，情绪异常使人体长期处于应激负荷状态，过度应激刺激会逐渐降低机体的抗病能力，增加疾病易感性。《史记·乐记》记载："乐者乐也……血气以平。"音乐可"动荡血脉，通流精神而和正心也"。《灵枢·五音五味》云："宫音悠扬谐和，助脾健运，旺盛食欲；商音铿锵肃劲，善制躁怒，使人安宁；角音调畅平和，善消忧郁，助人入眠；徵音抑扬咏越，调畅血脉，抖擞精神；羽音柔和透彻，发人遐思，启迪心灵。"因此，五行音乐疗法可以通过调畅人体情志，进而调理人体经络脏腑功能，通利气血，调和五脏，帮助人体达到一种阴阳平和的状态。

5. 传统导引术　《素问·宣明五气》云："久卧伤气，久坐伤肉。"气在人体内无时无刻不在运动，人体脏腑功能和血的运行均需要气来推动。八段锦、太极拳、易筋经、五禽戏等导引术，作为中医传统的保健养生功法，其原理蕴含了整体观、脏腑论、经络学、阴阳五行思想等中医基础理论。这些导引术不仅属于中医"治未病"的重要方法之一，锻炼人体四肢，柔筋健骨，行气活血，有助于气血调畅，调节脏腑功能，增强抵抗疾病的能力，而且有助于调理脏腑气血，调和心身，消除紧张焦虑心绪，达到"正气存内，邪不可干"的作用。例如，八段锦共有八段，以调身、调息、调心为要，通过舒展连贯的动作，柔筋健骨，畅通经脉，调理心肾，调理三焦，促进气血运行，调和阴阳。太极拳属于中低强度有氧运动，以动静结合、内外协调、心身合一为主要理念，其动作轻柔缓慢，躯体持续运动，大脑却处于放松状态，可调节自主神经功能，改善患者焦虑、抑郁、悲观等负面情绪。因此，通过练习八段锦、太极拳等功法，未病先防，可以增强人体体质，提升抵御病邪的能力，使病邪无内入之机。既病防变，扶正以祛邪。

（三）中西医融合疗法

中医与西医是两个相互独立的医学体系，在疫病防治方面各自发挥了重要作用。在抗击新型冠状病毒感染疫情中，西医在医疗救治各环节，尤其是在重症、危重症的生命支持中，发挥了不可或缺的作用。中医凭借辨病与辨证，迅速立法处方，在防控、救治、康复全过程中作出的贡献有目共睹，向全国、全世界展示了中医药的实力。

中医在减少发热时间、缓解症状、促进患者炎症吸收、改善受损器官功能、缓解化学药品的副作用、减少并发症方面发挥优势，并在相当大程度上使轻度患者更易痊愈，减少中度患者向重度转化的概率。

在当今科技发展到如此先进的情况下，运用中医学理论思考现代技术，西为中用，对疫病的治疗具有重要意义。在新型冠状病毒感染危重症患者的治疗中，机械通气、血滤、体外膜肺氧合（ECMO）、液体治疗等都发挥了很好的作用，这些技术手段弥补了中医的不足，同时又可以为中医所用，从中医角度去认识。例如，呼吸机具有很好的温阳作用，血滤具有凉血解毒的作用，体外膜肺氧合（ECMO）具有固脱的作用，液体治疗对防止津液的流失有非常好的治疗作用。

因此，采用"中西医融合、西为中用"的方式，使二者优势互补，协同作用，是提高临床救治能力的根本，能够极大增强临床疗效，在疫情防控中取得巨大成效。

第二节　疫病的常用方剂

中医先贤们在与疫病作斗争的过程中积累下了宝贵治疫方剂。本教材结合疫病的治则治法，对《温疫论》《伤寒瘟疫条辨》《广瘟疫论》《疫疹一得》等古代疫病经典名著中的方剂进行深入挖掘，并基于临床应用的实用性，避免与《方剂学》《温病学》《伤寒论》等课程中方剂的重复，精选了治疫经典名方，也是防治疫病的常用方剂。将其分为疫病治疗方剂和疫病预防方剂两大类，再现治疫名方的药物组成、用量用法、主治病证等古籍原貌，并基于古代医籍记载和医家点评，重点阐明病机指导下的用药思路、组方配伍等。通过学习治疫经典名方，可以为临床防治疫病提供可靠的辨证思路和治疗方法，对于发挥中医药抗击疫病的优势作用具有重要意义。

一、常用治疗方剂

（一）十神汤（《千金翼方》）

【组成】川芎一钱半，麻黄（去节）一钱半，干葛一钱半，紫苏一钱半，赤芍药一钱半，升麻一钱半，白芷一钱半，甘草（炙）一钱半，陈皮一钱半，香附一钱半。

【用法】上作一服，水二盅，生姜五片，煎至一盅，不拘时服。

【功效】疏风散寒，理气宽中。

【主治】伤寒，时令不正，瘟疫妄行，感冒发热，或欲出疹，不问阴阳，两感风寒，并皆治之。

【方解】麻黄、紫苏叶、白芷解表散寒，疏风散邪；香附、川芎、陈皮又可助紫苏叶理气解郁、行气宽中之力；葛根、升麻解肌发表；配伍赤芍，既可清郁热，又能防辛温之品伤津助热之弊；炙甘草调药和中。共成条达气机、逐邪外出之功。

（二）神术散（《太平惠民和剂局方》）

【组成】苍术（米泔浸一宿，切，焙）五两，藁本（去土）一两，香白芷一两，细辛（去叶、土）一两，羌活（去芦）一两，川芎一两，甘草（炙）一两。

【用法】上为细末，每服三钱，水一盏，生姜三片，葱白三寸，煎七分，温服，不拘时。

【功效】发汗解表，化浊辟秽。

【主治】四时瘟疫，头痛项强，发热憎寒，身体疼痛，及伤风鼻塞声重，咳嗽头昏，并皆治之。

【方解】方用苍术芳香辟秽，祛寒燥湿，发汗解表为君；藁本、白芷、细辛解表散寒，祛湿止痛为臣；羌活、川芎疏风通络，活血止痛为佐；甘草甘缓和中，姜白、生葱辛温，透邪为使。诸药相合，共奏解表、化浊、辟秽之功。

（三）神授太乙散（《是斋百一选方》）

【组成】川升麻、白芍药、紫苏叶、香附子、干葛、香白芷、陈皮、川芎、青皮、甘草各等分。

【用法】上为粗末，每服三大钱，水一盏半，生姜三片，煎至八分，去滓，通口服，不以时候，连进二服。

【功效】散寒解表，理气除湿。

【主治】四时气令不正，瘟疫妄行，人多疾病，此药不问阴阳两感，风寒湿痹，并皆治之。

【方解】方中升麻甘、辛，微寒，发表透邪，清热解毒；紫苏叶辛温芳香，疏散风寒，兼以理气和中；葛根解表退热，透疹疏邪；白芷辛温，祛风解表，通窍止痛，又能燥湿，白芷合川芎以散寒祛风，行气活血，宣痹以止头身之痛；白芍敛阴和营，又使辛散之药不致伤阴；甘草既解毒，又能调和诸药。

（四）六神通解散（《伤寒六书》）

【组成】麻黄，甘草，黄芩，石膏，滑石，苍术，川芎，羌活，细辛。

【用法】加生姜、葱，水煎服。

【功效】发汗解表，清热除湿。

【主治】寒疫，恶寒体痛而渴，头痛大热，脉洪有力，无汗，体质壮盛者。

【方解】麻黄辛温，发汗解表；羌活、苍术、细辛、川芎均为辛温之品，可祛风散寒，除湿止痛；石膏、滑石、黄芩清泄里热，甘草调和诸药。全方发汗解表，清泄里热，既能治外感风寒湿邪，又能兼顾表里，共成发汗祛湿、兼清里热之剂。

（五）增损双解散（《伤寒瘟疫条辨》）

【组成】白僵蚕（酒炒）三钱，全蝉蜕十二枚，广姜黄七分，防风一钱，薄荷叶一钱，荆芥穗一钱，当归一钱，白芍一钱，黄连一钱，连翘（去心）一钱，栀子一钱，黄芩二钱，桔梗二钱，石膏六钱，滑石三钱，甘草一钱，大黄（酒浸）二钱，芒硝二钱。

【用法】水煎去滓。冲芒硝，入蜜三匙，黄酒半酒杯，和匀冷服。

【功效】辛凉清解，攻下泄热。

【主治】发热恶寒，无汗或有汗，头痛项强，肢体酸痛，口渴唇焦，恶心呕吐，腹胀便结，或见精神不振、嗜睡，或烦躁不安，舌边尖红，苔微黄或黄燥，脉浮数或洪数。

【方解】方以荆芥穗、防风、薄荷叶、蝉蜕等透邪外出；黄连、黄芩、连翘、栀子、姜黄、桔梗等清热解毒；僵蚕、白芍、当归养血舒筋，预防痉厥之变；石膏清胃热，滑石清下焦热，以调胃承气汤攻下泄热。使疫毒内外分解，前后分消。

（六）五积散（《仙授理伤续断秘方》）

【组成】白芷三两，川芎三两，甘草（炙）三两，茯苓（去皮）三两，当归（去芦）三两，肉桂（去粗皮）三两，芍药三两，半夏（汤洗七次）三两，陈皮（去白）六两，枳壳（去瓤，炒）六两，麻黄（去根，节）六两，苍术（米泔浸，去皮）二十四两，干姜四两，桔梗（去芦头）十二两，厚朴（去粗皮）四两。

【用法】除肉桂、枳壳二味别为粗末外，一十三味同为粗末，慢火炒令色转，摊冷，次入桂、枳壳末令匀。每服三钱，水一盏半，入生姜三片，煎至一中盏，去滓，稍热服。如冷气奔冲，心、胁、脐、腹胀满刺痛，反胃呕吐，泄利清谷，及疰癖癥瘕，膀胱小肠气痛，即入煨生姜三片、盐少许同煎。如伤寒时疫，头痛体疼，恶风发热，项背强痛，入葱白三寸、豉七粒同煎。若但觉恶寒，或身不甚热，肢体拘急，或手足厥冷，即入炒茱萸七粒、盐少许同煎。如寒热不调，咳嗽喘满，入枣煎服。妇人产难，入醋一合同煎服之，并不拘时候。

【功效】散寒祛湿，理气活血，化痰消积。

【主治】脾胃宿冷，腹胁胀痛，胸膈停痰，呕逆恶心；或外感风寒，内伤生冷，心腹痞闷，头目昏痛，肩背拘急，肢体怠惰，寒热往来，饮食不进；及妇人血气不调，心腹撮痛，经候不调，或闭不通，并宜服之。

【方解】方中麻黄、白芷发散表寒，干姜、肉桂温散里寒；苍术、厚朴健脾燥湿，半夏、陈皮、茯苓理气化痰，当归、川芎、芍药养血和血，桔梗、枳壳升降气机，甘草调和诸药。全方共奏散寒、祛湿、理气、活血、化痰之功，是治疗寒、湿、气、血、痰五积的主方，故名五积散。

（七）金豆解毒煎（《松峰说疫》）

【组成】金银花二三钱，绿豆（皮）二钱，生甘草一钱，陈皮一钱，蝉蜕（去足翅）八分，井花水（清晨首汲）煎，或再加僵蚕（浸去涎）一钱。

【用法】井花水煎服。

【功效】清热解毒，退热散结。

【主治】发热，头痛，口干口渴，咽喉疼痛。

【方解】金银花能清热解毒，疗风止渴；绿豆甘寒，亦清热解毒之品，兼行十二经，祛除诸毒，无微不入；甘草解一切毒，入凉剂则能清热，亦能通行十二经，以为金银花、绿豆之佐；陈皮调中理气，使荣卫无所凝滞；蝉蜕取其性之善退轻浮，易透肌肤，又散风热，开肌滑窍，使毒气潜消也；僵蚕能胜风去瘟，退热散结。瘟疫之风湿若用苍术、羌活、防风等药，则烦躁愈甚而热愈炽矣。若兼大头发颐咽喉诸证，更宜加僵蚕。

（八）升降散（《伤寒瘟疫条辨》）

【组成】白僵蚕（酒炒）二钱，全蝉蜕（去土）一钱，广姜黄（去皮）三分，川大黄（生）四钱。

【用法】称准，上为细末，合研匀。病轻者，分四次服，每服重一钱八分二厘五毫，用黄酒一盅、蜂蜜五钱，调匀冷服，中病即止。病重者，分三次服，每服重二钱四分三厘三毫，黄酒盅半，蜜七钱五分，调匀冷服。最重者，分二次服，每服重三钱六分五厘，黄酒二盅，蜜一两，调匀冷服。胎产亦不忌。炼蜜丸，名太极丸，服法同前，轻重分服，用蜜、酒调匀送下。

【功效】升清降浊，散风清热。

【主治】温热、瘟疫，邪热充斥内外，阻滞气机，清阳不升，浊阴不降，致头面肿大，咽喉肿痛，胸膈满闷，呕吐腹痛，发斑出血，丹毒，谵语狂乱，不省人事，绞肠痧，吐泻不出，胸烦膈热，大头瘟，蛤蟆瘟，以及丹毒、麻风等。

【方解】方以僵蚕为君，蝉蜕为臣，姜黄为佐，大黄为使，米酒为引，蜂蜜为导，六法均备，而方乃成……君明臣良，治化出焉。姜黄辟邪而靖疫；大黄定乱以致治，佐使同心，功绩建焉。酒引之使上行，蜜润之使下导，引导协力，远近通焉。补泻兼行，无偏胜之弊，寒热并用，得时中之宜。所谓天有覆物之功，人有代覆之能，其洵然哉。

（九）青盂汤（《医学衷中参西录》）

【组成】荷叶（用周遭边浮水者良鲜者尤佳）一个，生石膏（捣细）一两，真羚羊角（另煎兑服）二钱，知母六钱，蝉蜕（去足土）三钱，僵蚕二钱，金线重楼（切片）二钱，粉甘草钱半。

【用法】水煎，温服。

【功效】清热泻火，解毒逐秽。

【主治】瘟疫表里俱热，头面肿痛，其肿或连项及胸。亦治阳毒发斑疹。温疫多而寒疫少，拙拟之清盂汤，实专为治温疫设也。

【方解】荷叶禀初阳上升之气，为诸药之舟楫，能载清火解毒之药上至头面，且其气清郁，更能解毒逐秽，施于疫毒诸证尤宜也。金线重楼，味甘而淡，其解毒之功，可仿甘草，然甘草性温，此药性凉，以解一切热毒，尤胜于甘草。羚羊角与犀角，皆性凉而解毒。羚羊角善清肝胆之火，兼清胃腑之热，与石膏之辛凉，荷叶、连翘之清轻升浮者并用，大能透发温疫斑疹之毒火郁热，而头面肿处之毒火郁热，亦莫不透发消除也。僵蚕为表散药之向导，而兼具表散之力。

（十）普济消毒饮（《东垣试效方》）

【组成】黄芩（酒炒）五钱，黄连（酒炒）五钱，陈皮（去白）二钱，甘草（生用）二钱，玄参二钱，柴胡二钱，桔梗二钱，连翘一钱，板蓝根一钱，马勃一钱，牛蒡子一钱，薄荷一钱，僵蚕七分，升麻七分。

【用法】上药为末，汤调，时时服之，或蜜拌为丸，噙化（现代用法：水煎服）。

【功效】清热解毒，疏散风热。

【主治】大头天行，初觉憎寒体重，次传头面肿盛，目不能开，上喘，咽喉不利，口渴舌燥。

【方解】方中重用酒炒黄连、酒炒黄芩清热泻火，祛上焦头面热毒为君。以牛蒡子、连翘、薄荷、僵蚕辛凉疏散头面风热为臣。玄参、马勃、板蓝根有加强清热解毒之功，配甘草、桔梗以清利咽喉，陈皮理气疏壅，以散邪热郁结，共为佐药。升麻、柴胡疏散风热，并引诸药上达头面，且寓"火郁发之"之意，功兼佐使之用。诸药配伍，共收清热解毒、疏散风热之功。

（十一）达原饮（《温疫论》）

【组成】槟榔二钱，厚朴一钱，草果仁五分，知母一钱，芍药一钱，黄芩一钱，甘草五分。

【用法】上用水二盅，煎八分，午后温服。

【功效】开达膜原，辟秽化浊。

【主治】温疫初起，先憎寒而后发热，日后但热而无憎寒也。初得之二三日，其脉不浮不沉而数，昼夜发热，日晡益甚，头疼身痛。其时邪在伏脊之前，肠胃之后，虽有头疼身痛，此邪热浮越于经，不可认为伤寒表证，辄用麻黄、桂枝之类强发其汗。此邪不在经，汗之徒伤表气，热亦不减。又不可下，此邪不在里，下之徒伤胃气，其渴愈甚。宜达原饮。

【方解】槟榔能消能磨，除伏邪，为疏利之药，又除岭南瘴气；厚朴破戾气所结；草果辛烈气雄，除伏邪盘踞；三味协力，直达其巢穴，使邪气溃败，速离膜原，是以为达原也。热伤津液，加知母以滋阴；热伤营气，加白芍以和血；黄芩清燥热之余；甘草为和中之用；以后四味，不过调和之剂，如渴与饮，非拔病之药也。

（十二）三消饮（《温疫论》）

【组成】槟榔，草果，厚朴，白芍，甘草，知母，黄芩，大黄，葛根，羌活，柴胡。

【用法】加生姜、大枣，水煎服。

【功效】开达膜原，解表清里。

【主治】温疫舌上白苔者，邪在膜原也。舌根渐黄至中央，乃邪渐入胃。设有三阳现证，用达原饮三阳加法。因有里证，复加大黄，名三消饮。三消者，消内、消外、消不内外也。此治疫之全剂，以毒邪表里分传，膜原尚有余结者宜之。

【方解】达原饮使邪气溃败，速离膜原，消不内外；羌活消太阳经浮越之邪，葛根消阳明经浮越之邪，柴胡消少阳经浮越之邪，三者为消外；大黄消入里之邪，为消内。

（十三）燃照汤（《随息居重订霍乱论》）

【组成】飞滑石四钱，香豉（炒）三钱，焦栀二钱，黄芩（酒炒）一钱五分，省头草一钱五分，制厚朴一钱，制半夏一钱。

【用法】入水去滓，研入白蔻仁八分，温服。苔腻而厚者，去白蔻仁加草果仁一钱，煎服。

【功效】清热利湿，解毒辟秽。

【主治】诸郁之发，必从热化。土郁者，中焦湿盛，而升降之机乃窒。其发也，每因吸受暑秽，或饮食停滞，遂至清浊相干，乱成顷刻，而为上吐下泻。治法，如燃照汤，宣土郁而分阴阳。

【方解】方以黄芩、山栀、滑石清热解毒利湿；佩兰、半夏、厚朴、白蔻仁、豆豉芳香辟秽化浊。本方对吐利较甚者用之颇佳。

（十四）甘露消毒丹（《医效秘传》）

【组成】飞滑石十五两，淡黄芩十两，绵茵陈十一两，石菖蒲六两，川贝母五两，木通五两，藿香四两，连翘四两，白蔻仁四两，薄荷四两，射干四两。

【用法】生晒研末，每服三钱，开水调下，或神曲糊丸，如弹子大，开水化服亦可（现代用法：散剂，每服 6~9g；丸剂，每服 9~12g；汤剂，水煎服，用量按原方比例酌定）。

【功效】清热利湿，泻火解毒。

【主治】时毒疠气，邪从口鼻皮毛而入，病从湿化者，发热目黄，胸满，丹疹，泄泻，其舌或淡白，或舌心干焦，湿邪犹在气分者，用甘露消毒丹治之。

【方解】方中重用滑石、茵陈、黄芩，其中滑石利水渗湿，清热解暑，两擅其功；茵陈善清利湿热而退黄；黄芩清热燥湿，泻火解毒。三药相合，正合湿热并重之病机，共为君药。湿热留滞，易阻气机，故臣以石菖蒲、藿香、白蔻仁行气化湿，悦脾和中，令气畅湿行。木通清热利湿通淋，导湿热从小便而去，以益其清热利湿之力。热毒上攻，颐肿咽痛，故佐以连翘、射干、贝母、薄荷，合以清热解毒，散结消肿而利咽止痛。纵观全方，利湿清热，两相兼顾，且以芳香行气悦脾，寓气行则湿化之义；佐以解毒利咽，令湿热疫毒俱去，诸症自除。

（十五）清瘟败毒饮（《疫疹一得》）

【组成】生石膏（大剂六两至八两，中剂二两至四两，小剂八钱至一两二钱），小生地（大剂六钱至一两，中剂三钱至五钱，小剂二钱至四钱），犀角（大剂六钱至八钱，中剂三钱至四钱，小剂二钱至四钱），真川连（大剂四至六钱，中剂二至四钱，小剂一钱至一钱半），栀子（原书无用量），桔梗（原书无用量），黄芩（原书无用量），知母（原书无用量），赤芍（原书无用量），玄参（原书无用量），连翘（原书无用量），甘草（原书无用量），牡丹皮（原书无用量），鲜竹叶（原书无用量）。

【用法】疫证初起，恶寒发热，头痛如劈，烦躁谵妄，身热肢冷，舌刺唇焦，上呕下泄，六脉沉细而数，即用大剂；沉而数者，用中剂；浮大而数者，用小剂。如斑一出，即用大青叶，量加升麻四五分，引毒外透（现代用法：先煎石膏，后下诸药，用量按原方比例酌减）。

【功效】清热解毒，凉血泻火。

【主治】治一切火热，表里俱盛，狂躁烦心。口干咽痛，大热干呕，错语不眠，吐血衄血，热盛发斑。不论始终，以此为主。主治温疫热毒，气血两燔证。症见大热渴饮，头痛如劈，干呕狂躁，谵语神昏，或发斑，或吐血、衄血，四肢或抽搐，或厥逆，脉沉数，或沉细而数，或浮大而数，舌绛唇焦。以大热渴饮，头痛如劈，干呕狂躁，谵语神昏为辨证要点。

【方解】此十二经泄火药也。盖斑疹虽出于胃，亦诸经之火有以助之。重用石膏，直入胃经，使其敷布于十二经，退其淫热。佐以黄连、犀角（水牛角代）、黄芩，泄心肺火于上焦；牡丹皮、栀子、赤芍，泄肝经之火；连翘、玄参，解散浮游之火；生地黄、知母，抑阳扶阴，泄其亢甚之火，而救欲绝之水；桔梗、竹叶，载药上行；使以甘草，和胃也。此皆大寒解毒之剂，故重用石膏，则甚者先平，而诸经之火，自无不安矣。

（十六）解毒活血汤（《医林改错》）

【组成】连翘二钱，葛根二钱，柴胡三钱，当归二钱，生地黄五钱，赤芍三钱，桃仁（研）八钱，红花五钱，枳壳一钱，甘草二钱。

【用法】水煎服。

【功效】清热解毒，凉血活血。

【主治】邪入营分，转筋吐下，肢厥汗多，脉伏溺无，口渴腹痛，面黑目陷，势极可危之证。

【方解】方中连翘、葛根、柴胡、甘草清热解毒；生地黄清热凉血；当归、赤芍、桃仁、红花活血祛瘀；气为血帅，气行血行，故复佐少量枳壳理气，以助活血之力。全方共奏清热解毒、凉血活血之效。

（十七）安宫牛黄丸（《温病条辨》）

【组成】牛黄一两，郁金一两，犀角一两，黄连一两，朱砂一两，梅片二钱五分，麝香二钱五分，珍珠五钱，山栀一两，雄黄一两，金箔衣一两，黄芩一两。

【用法】上为极细末，炼老蜜为丸，每丸一钱，金箔为衣，蜡护。脉虚者人参汤下，脉实者银花、薄荷汤下，每服一丸。大人病重体实者，日再服，甚至日三服；小儿服半丸，不知再服半丸。

【功效】清热解毒，开窍醒神。

【主治】邪热内陷心包证。高热烦躁，神昏谵语，舌謇肢厥，舌红或绛，脉数有力。亦治中风昏迷，小儿惊厥属邪热内闭者。

【方解】方中牛黄苦凉，清心解毒，辟秽开窍；水牛角咸寒，清心凉血解毒；麝香芳香开窍醒神。三药相配，是为清心开窍、凉血解毒的常用组合，共为君药。臣以大苦大寒之黄连、黄芩、山栀清热泻火解毒，合牛黄、犀角（水牛角代）则清解心包热毒之力颇强；冰片、郁金芳香辟秽，化浊通窍，以增麝香开窍醒神之功。佐以雄黄助牛黄辟秽解毒；朱砂、珍珠镇心安神，以除烦躁不安。用炼蜜为丸，和胃调中为使药。原方以金箔为衣，取其重镇安神之效。本方清热泻火、凉血解毒与芳香开窍并用，但以清热解毒为主。

（十八）紫雪（苏恭方，录自《外台秘要》）

【组成】黄金百两，寒水石三斤，石膏三斤，磁石三斤，滑石三斤，玄参一斤，羚羊角（屑）五两，犀角（屑）五两，升麻一斤，沉香五两，丁香一两，青木香五两，甘草（炙）八两。

【用法】上十三味，以水一斛，先煮五种金石药，得四斗，去滓后内八物，煮取一斗五升，去滓。取硝石四升，芒硝亦可，用朴硝精者十斤投汁中，微火上煮，柳木篦搅，勿住手，有七升，投入木盆中，半日欲凝，内成研朱砂三两，细研麝香五分，内中搅调，寒之二日成霜雪紫色。患者强壮者，一服二分，当利热毒；老弱人或热毒微者，一服一分，以意节之（现代用法：口服，每次 1.5 ~ 3g，每日 2 次；周岁小儿每次 0.3g，5 岁以内小儿每增 1 岁，递增 0.3g，每日 1 次；5 岁以上小儿遵医嘱酌情服用）。

【功效】清热开窍，息风止痉。

【主治】高热烦躁，神昏谵语，痉厥，口渴唇焦，尿赤便闭，舌质红绛，苔黄燥，脉数有力或弦数，以及小儿热盛惊厥。

【方解】方中清热药选用甘寒、咸寒之品，而不用苦寒直折，不仅避免苦燥伤阴，而且兼具生津护液之用，对热盛津伤之证，寓有深意。佐以木香、丁香、沉香行气通窍，与麝香配伍，增强开窍醒神之功；朱砂、磁石重镇安神，朱砂并能清心解毒，磁石又能潜镇肝阳，与君药配合，以加强除烦止痉之效；更用朴硝、硝石泄热散结以"釜底抽薪"，可使邪热从肠腑下泄，原书指出服后"当利热毒"。炙甘草益气安中，调和诸药，并防寒凉伤胃之弊，为佐使药。原方应用黄金，乃取镇心安神之功。

（十九）至宝丹（《灵苑方》引郑感方，录自《苏沈良方》）

【组成】生乌犀一两，生玳瑁一两，琥珀一两，朱砂一两，雄黄一两，牛黄一分，龙脑一分，麝香一分，安息香一两半（酒浸，重汤煮令化，滤过淬，约取一两净），金银箔各五十片。

【用法】上丸如皂角子大，人参汤下一丸，小儿量减（现代用法：口服，每次 1 丸，每日 1 次，小儿减量；或遵医嘱）。

【功效】化浊开窍，清热解毒。

【主治】痰热内闭心包证。神昏谵语，身热烦躁，痰盛气粗，舌绛苔黄垢腻，脉滑数。亦治中风、中暑、小儿惊厥属于痰热内闭者。

【方解】方中麝香芳香开窍醒神；牛黄豁痰开窍，合犀角（水牛角代）清心凉血解毒，共为君药。臣以安息香、冰片（龙脑）辟秽化浊，芳香开窍，与麝香同用，为治窍闭神昏之要品；玳瑁清热解毒，镇惊安神，可增强牛黄、犀角（水牛角代）清热解毒之力。由于痰热瘀结，痰瘀不去则热邪难清，心神不安，故佐以雄黄助牛黄豁痰解毒；琥珀助麝香通络散瘀而通心窍之瘀阻，并合朱砂镇心安神。原方用金银二箔，意在加强琥珀、朱砂重镇安神之力。

（二十）秦艽鳖甲散（《卫生宝鉴》）

【组成】柴胡一两，鳖甲（去裙襴，酥炙，用九肋者）一两，地骨皮一两，秦艽半两，当归半两，知母半两。

【用法】上六味研为粗末。每服五钱，用水一盏，加青蒿五叶，乌梅一个，煎至七分，去渣温服，临卧、空腹各一服。

【功效】滋阴养血，退热除蒸。

【主治】虚劳阴亏血虚，骨蒸壮热，肌肉消瘦，唇红颊赤，困倦盗汗。疫病后期阴亏津伤，余热未尽，以及原因不明的长期反复低热，属于阴虚者。

【方解】方中鳖甲、知母、当归滋阴养血，秦艽、柴胡、地骨皮、青蒿清热除蒸，乌梅敛阴止汗。诸药合用，既能滋阴养血以治本，又能退热除蒸以治标。

（二十一）六成汤（《温疫论》）

【组成】当归一钱五分，白芍一钱，地黄五钱，天门冬一钱，肉苁蓉三钱，麦门冬一钱。

【用法】水煎服。

【功效】滋阴养血，生津润燥。

【主治】愈后大便数日不行，别无他证，此足三阴不足，以致大肠虚燥，此不可攻，饮食渐加，津液流通，自能润下也。觉谷道夯闷，宜作蜜煎导，甚则宜六成汤。

【方解】本方以当归、芍药、地黄滋补营血，配天冬、麦冬养阴生津，肉苁蓉补肾润肠，六药配合，共奏养阴和血、生津润肠作用，适用于病后肠燥大便秘结之证。

（二十二）七成汤（《温疫论》）

【组成】补骨脂（炒碎）三钱，熟附子一钱，辽五味八分，白茯苓一钱，人参一钱，甘草（炙）五分。

【用法】水煎服。

【功效】温阳益气，收敛止泻。

【主治】病愈后，脉迟细而弱，每至黎明，或夜半后，便作泄泻，此命门真阳不足，宜七成汤。

【方解】熟附子回阳救逆，补火助阳；补骨脂、五味子温肾助阳，收敛止泻；人参、茯苓、甘草补益中气。

二、常用预防方剂

（一）内服类

1. 玉屏风散（《医方类聚》）

【组成】防风（去芦）一两，黄芪（去芦，蜜炙）二两，白术二两。

【用法】上㕮咀，每服三钱，用水一盏半，加大枣一枚，煎至七分，去滓，食后热服。

【功效】益气固表止汗。

【主治】治男子妇人，腠理不密，易感风邪，令人头目昏眩，甚则头痛项强，肩背拘挛，喷嚏不已，鼻流清涕，续续不止，经久不愈，宜服此方。

2. 神仙百解散（《太平惠民和剂局方》）

【组成】山茵陈一两，柴胡（去芦）一两，前胡（生姜制，炒）一两，人参一两，羌活一两，独活一两，甘草一两，苍术（米泔浸，锉，炒）一两，干葛一两，白芍一两，升麻一两，防风（去苗）一两，藁本（去芦）一两，藿香（去梗）一两，白术一两，半夏（姜汁炙）一两。

【用法】上为细末，每服三钱，水一盏半，加生姜三片，大枣两个，煎至一盏，热服，不拘时候，并进两服。如要表散，加葱白三寸，淡豆豉三十粒，同煎服，以衣被盖覆，汗出而愈。

【功效】常服辟瘟疫，治劳倦。调中顺气，祛逐寒邪，调顺三焦，解表救里，温润肺经，升降阴阳，进美饮食。

【主治】伤寒遍身疼痛，百节拘急，头目昏痛，肢体劳倦，壮热憎寒，神志不爽，感冒瘟疫瘴气。

3. 福建香茶饼（《景岳全书》）

【组成】沉香一两，白檀一两，儿茶二两，粉草五钱，麝香五分，冰片三分。

【用法】上为极细末，糯米调饮汤为丸，黍米大。嚼化。

【功效】辟瘴气，防疫气。

【主治】能辟一切瘴气时疫，伤寒秽气，不时嚼口中，邪气不入。

（二）外用类

1. 老君神明白散（《千金翼方》）

【组成】白术二两，附子（炮去皮）二两，桔梗一两，细辛一两，乌头（炮去皮）四两。

【用法】上五味，粗捣筛，绛囊盛带之，所居闾里皆无病，若有得疫者，温酒朝（服）一方寸匕，覆取汗，得吐即瘥，或经三四日者，以三方寸匕，纳五升水中煮令沸，分温三服。

【功效】辟瘟疫。

2. 太乙（一）流金散（《千金翼方》）

【组成】雄黄三两，雌黄二两，羚羊角二两，矾石（烧令汁尽）一两，鬼箭（削取皮羽）一两半。

【用法】上五味，捣筛为散，以细密帛裹之，作三角绛囊盛一两带心前，并挂门阁窗牖上，若逢大疫之年，以朔旦平明时以青布裹一刀圭中庭烧之，有病者亦烧熏之，若遭遇毒蜇者以唾和涂之。

【功效】辟瘟疫。

3. 辟温粉（《外台秘要》）

【组成】川芎、苍术、白芷、藁本、零陵香各等分。

【用法】上五味，捣筛为散，和米粉粉身，若欲多时，加药增粉用之。

【功效】辟瘟疫。温疫转相染着至灭门，延及外人，无收视者。

4. 涂敷方（《圣济总录》）

【组成】雄黄二两（研），丹砂（研）一两，菖蒲（切）一两，鬼臼一两。

【用法】上四味。捣研为末，再同研匀，以水调涂五心，及额上鼻中耳门，辟瘟甚验。

【功效】辟瘟疫时气。

5. 艾香（《普济方》）

【组成】以艾纳香。

【用法】烧之。

【功效】辟瘟疫时气令不相染易。

6. 烧术法（《普济方》）

【组成】以苍术合皂荚。

【用法】烧之。

【功效】凡冒中暑热，时或久雨，烧之辟瘟疫邪气。

7. 苍降反魂香（《松峰说疫》）

【组成】苍术、降真香各等分。

【用法】共末，揉入艾叶内，绵纸卷筒，烧之。

【功效】除秽祛疫。

8. 避瘟丹（《松峰说疫》）

【组成】苍术、乳香、甘松、细辛、芸香、降真香各等分。

【用法】糊为丸豆大。每用一丸焚之，良久又焚一丸，略有香气即妙。

【功效】能避一切秽恶邪气。

9. 辟瘟囊（《理瀹骈文》）

【组成】羌活、大黄、柴胡、苍术、细辛、吴茱萸。

【用法】共研细末，绛囊盛之，佩于当胸。

【功效】辟瘟疫。

第三节　疫病的常用中药

中医先哲基于"天地有斯瘴疠，还以天地所生之物以防备之"的思想，在临床实践中不断积累具有防治疫病作用的药物，留下了大量文献记载与成功治验。这些治疫中药，临证时往往需要配伍使用，不可片面夸大其单味功效。

一、辛味发散药物

（一）葱白

葱白，为百合科植物葱近根部的鳞茎。味辛，性温，归肺、胃经。功效：发汗解表，散寒通阳，解毒散结。

1. 古代文献摘录

《日华子本草》：治天行时疾，头痛热狂，通大小肠，霍乱转筋，及奔豚气，脚气，心腹痛，目眩，及止心迷闷。

《景岳全书》：味辛，性温。善散风寒邪气，通关节，开腠理，主伤寒寒热，天行时疾头痛，筋骨酸疼，行滞气，除霍乱转筋，奔豚脚气，阴邪寒毒，阳气脱陷，心腹疼痛，及虫积气积，饮食毒百药毒。

《本经逢原》：辛温上升，入手太阴、足阳明经，专主发散，以通上下阳气，即《本经》作汤以下主治。故伤寒头痛如破，用连须葱白香豉汤。少阴病下利清谷，里寒外热，厥逆脉微者，白通汤内用葱白，以其辛温通阳气也。妊娠风邪喘嗽，非葱白、橘皮不除，且能安胎顺气。金疮折伤，血出疼痛不止者，用葱连叶煨熟敷之，冷即频易，其痛立止，更无瘢痕也。以葱叶专散血气，葱须专行经络，葱花主心痹痛如刀刺，葱子明目，补中气不足。

《得配本草》：辛，平、温。入手太阴、足阳明经气分。通阳气而达表，行经络而散寒。治面目浮肿，心腹急痛。其根发汗，无微不达。得紫苏，通血壅；得郁金，治溺血；得川芎，治胎动下血；得乳香，捣涂阴囊肿痛。配大枣，治霍乱烦躁；配淡豆豉、生姜、盐，熨脐，治大小便闭。合铅粉，止蛔虫心痛；入粳米粥，治赤白痢疾；和蜜，捣敷；疗疮恶肿；煎生姜饮，治伤寒；葱管吹盐入玉茎内，治小便不通，及转脬危急。

2. 现代药理研究　葱白有抗病原微生物的作用。葱白挥发油对白喉杆菌、结核杆菌和痢疾杆菌等有抑制作用。葱白水浸剂对许兰黄癣菌、羊毛状子芽孢癣菌和腹股沟表皮癣菌等真菌有抑制作用。葱的滤液在试管内有杀灭阴道滴虫的作用。

（二）生姜

生姜，为姜科植物姜的新鲜根茎。味辛、性温，归肺、脾、胃经。功效：解表散寒，温中健胃止呕，化痰止咳，还可解鱼蟹及半夏、南星之毒。

1. 古代文献摘录

《名医别录》：味辛，微温。主治伤寒头痛、鼻塞、咳逆上气，止呕吐。又，生姜，微温，辛，归五脏。去痰，下气，止呕吐，除风邪寒热。久服小志少智，伤心气。

《本草纲目》：生用发散，熟用和中。早行山行，宜含一块，不犯雾露清湿之气及山岚瘴气。食久，积热患目。痔人、痈疮皆不宜多食。

《本经逢原》：生姜辛温而散，肺脾药也。散风寒，止呕吐，化痰涎，消胀满，治伤寒头痛，鼻塞咳逆，上气呕吐等病。辛以散之，即《本经》去臭气通神明，不使邪秽之气，伤犯正气也……凡中风中暑，及犯山岚雾露毒恶卒病，姜汁和童便灌之，立解。姜能开痰下气，童便降火也。

2. 现代药理研究　生姜有镇静、催眠、抗惊厥的作用。生姜有抗病原微生物的作用，其对各种球菌、杆菌有抑制作用，体外试验表明水浸剂对毛癣菌有抑制作用，对阴道滴虫有杀灭作用，姜根茎中姜酸和姜酚具有杀灭软体动物和杀灭血吸虫的作用，可用于治疗血吸虫病。

（三）羌活

羌活为伞形科植物羌活、宽叶羌活或川羌活的根茎及茎。味辛、苦，性温，归肾、膀胱经。功效：解表散寒，祛风胜湿，止痛。

1. 古代文献摘录

《药性论》：君，味苦，辛，无毒。能治贼风，失音不语，多痒血癞，手足不遂，口面㖞斜，遍身痹。

《日华子本草》：治一切风并气，筋骨拳挛，四肢羸劣，头旋，明目，赤目痛，及伏梁水气，五劳七伤，虚损冷气，骨节酸疼，通利五脏。

《景岳全书》：味微苦，气辛微温，升也，阳也。用此者，用其散寒定痛。能入诸经，太阳为最。散肌表之寒邪，利周身项脊之疼痛，排太阳之痈疽，除新旧之风湿。缘非柔懦之物，故能拨乱反正。唯其气雄，大能散逐，若正气虚者忌用之。

《得配本草》：辛、苦，性温。气雄而散。入足太阳经气分，以理游风。治风湿相搏，本经头痛，骨节酸疼，一身尽痛，失音不语，口眼㖞斜，目赤肤痒，疽痛血癞。配独活、松节，酒煎，治历节风痛。君川芎、当归，治头痛脊强而厥（太阳、少阴、督脉为病）。使细辛，治少阴头痛（少阴入顶）。和莱菔子同炒香，只取羌活为末，每服二钱，温酒下，治风水浮肿。

2. 现代药理研究　羌活挥发油有解热、镇痛、抗炎的作用。羌活有抗菌作用，体外实验表明，羌活油、羌活挥发油及羌活水煎剂对各种杆菌、金黄色葡萄球菌均有一定的抑制作用。

（四）淡豆豉

淡豆豉为豆科植物大豆的黑色成熟种子的发酵加工品。各地均有加工。味苦、辛，性凉，归肺、胃经。功效：解表除烦，健胃消食，止汗。

1. 古代文献摘录

《名医别录》：味苦，寒，无毒。主治伤寒、头痛、寒热、瘴气、恶毒、烦躁、满闷、虚劳、喘吸、两脚疼冷，又杀六畜胎子诸毒。

《本草经疏》：豉，诸豆皆可为之，唯黑豆者入药。有盐、淡二种，唯江右淡者治病。经云：味苦，寒，无毒。然详其用，气应微温。盖黑豆性本寒，得蒸晒之，气必温。非苦温则不能发汗开腠理，治伤寒头痛寒热，及瘴气恶毒也。苦以涌吐，故能治烦躁满闷。以热郁胸中，非宣剂无以除之。如伤寒短气烦躁，胸中懊憹，饥不能食，虚烦不得眠者，用栀子豉汤吐之是也。又能下气调中，辟寒，故主虚寒喘吸，及两脚冷疼。

《本经逢原》：主伤寒头疼，寒热烦闷，温毒发斑，瘴气恶毒，入吐剂发汗，并治虚劳喘吸，脚膝疼冷，大病后胸中虚烦之圣药。合栀子治心下懊憹，同葱白治温病头痛，兼人中黄、山栀、腊茶，治瘟热疫疠，虚烦喘逆，与甘、桔、葳蕤，治风热燥咳，皆香豉为圣药。

2. 现代药理研究　淡豆豉主要成分是大豆苷、黄豆苷、大豆素、淡豆豉多糖等，此药有微弱的发汗、健胃、助消化等作用。

（五）蝉蜕

蝉蜕为蝉科昆虫黑蚱的若虫羽化时脱落的皮壳。味甘，性寒，归肺、肝经。功效：疏散风热，利咽，透疹止痒，退翳明目，祛风止痉。

1. 古代文献摘录

《名医别录》：气味咸甘寒无毒，主治小儿惊痫夜啼，去三虫，妇人生子不下，烧灰水服治久痢。

《药性论》：主治小儿浑身壮热，惊痫，兼能止渴。

《景岳全书》：味微甘微咸，性微凉。此物饮风吹露，气极清虚，故能疗风热之证，亦善脱化，故可疗痘疮壅滞，起发不快。凡小儿惊痫，壮热烦渴，天吊口噤，惊哭夜啼，及风热目昏翳障，疔肿疮毒，风疹痒痛，破伤风之类，俱宜以水煎服。或为末，以井花水调服一钱，可治喑哑之病。

《医学衷中参西录》：无气味，性微凉。能发汗，善解外感风热，为温病初得之要药。又善托癍疹外出，有皮以达皮之力，故又为治癍疹要药。与蛇蜕并用，善治周身癞癣瘰痒。若为末单服，又善治疮中生蛆，连服数次其蛆自化。为其不饮食而时有小便，故又善利小便；为其为蝉之蜕，故又能脱目翳也。

2. 现代药理研究 蝉蜕有镇静、抗惊厥作用。蝉蜕醇提物能使小鼠的自发活动减少，延长戊巴比妥钠睡眠时间，有显著的镇静作用。蝉蜕水提液灌胃给药，能降低硝酸士的宁引起的动物惊厥死亡率，因而有一定抗惊厥作用。蝉蜕有解热镇痛、抑制免疫与抗过敏、降低毛细血管通透性的作用。蝉蜕可显著减缓家兔心率，对红细胞有一定的保护作用，且蝉蜕水提液在体内能诱生干扰素，蝉蜕煎剂有阻断颈上交感神经节传导的作用。

（六）薄荷

薄荷为唇形科植物薄荷的干燥地上部分。味辛，性凉，归肺、肝经。功效：疏散风热，利咽透疹，疏肝解郁，清利头目。

1. 古代文献摘录

《开宝本草》：味辛、苦，温，无毒。主贼风伤寒发汗，恶气，心腹胀满，霍乱，宿食不消，下气。

《景岳全书》：味辛微苦，气微凉。气味俱轻，升也，阳也。其性凉散，通关节，利九窍，乃手厥阴、太阴经药。清六阳会首，散一切毒风，治寒头痛寒热，发毒汗，疗头风脑痛，清头目咽喉口齿风热诸病，除心腹恶气胀满霍乱，下气消食痰，辟邪气秽恶，引诸药入营卫，开小儿之风涎，亦治瘰疬、痈肿、疮疥、风瘙、瘾疹。作菜食之除口气，捣汁含漱，去舌苔语涩，揉叶塞鼻止衄血。亦治蜂螫蛇伤。病新瘥者忌用，恐其泄汗亡阳。

《本经逢原》：薄荷辛凉上升，入肝、肺二经，辛能发散，专于消风散热，凉能清利，故治咳嗽失音，头痛头风，眼目口齿诸病，利咽喉，去舌苔。小儿惊热，及瘰疬疮疥为要药。其性浮而上升，为药中春升之令，能开郁散气，故逍遥散用之。然所用不过二三分，以其辛香伐气，多服久服，令人虚冷。瘦弱人多服，动消渴病。阴虚发热，咳嗽自汗者勿施。

《医学衷中参西录》：味辛，气清郁香窜，性平，少用则凉，多用则热（如以鲜薄荷汁外擦皮肤少用殊觉清凉，多用即觉热）。其力能内透筋骨，外达肌表，宣通脏腑，贯串经络，服之能透发凉汗，为温病宜汗解者之要药。若少用之，亦善调和内伤，治肝气胆火郁结作疼，或肝风内动，忽然痫痉瘛疭，头疼目疼，鼻渊鼻塞，齿疼咽喉肿疼，肢体拘挛作疼，一切风火郁热之疾，皆能治之。痢疾初起夹有外感者，亦宜用之，散外感之邪，即以清肠中之热，则其痢易愈。又善消毒菌（薄荷冰善消霍乱毒菌，薄荷亦善消毒菌可知），逐除恶气，一切霍乱痧证，亦为要药。为其味辛而凉，又善表疹瘾，愈皮肤瘙痒，为儿科常用之品。

2. 现代药理研究 薄荷有兴奋和抑制中枢神经系统的双重作用，一方面使皮肤毛细血管扩张，促进汗腺分泌，增加散热而起到解热作用；另一方面，圆叶薄荷和欧薄荷精油均能明显延长戊巴比妥钠诱导的睡眠时间，两者还能降低小鼠的自发性活动。薄荷有抗刺激、祛痰、止咳作用。薄荷脑抗刺激作用可导致气管分泌，使黏稠的黏液易于排出而有祛痰作用，该成分对人和豚鼠还有止咳作用。薄荷有抗病原微生物作用，体外实验表明薄荷煎剂对各种球菌均有抑制作用，薄荷脑亦有很强的杀菌作用。

二、芳香辟秽药物

（一）苍术

苍术，为菊科植物茅苍术或北苍术的干燥根茎。味辛、苦，性温，归脾、胃、肝经。功效：燥湿健脾，祛风，散寒，明目。

1. 古代文献摘录

《神农本草经》：味苦，温。主治风寒湿痹，死肌，痉，疸，止汗，除热，消食。

《药鉴》：气温，味甘辛，气薄味厚，无毒，可升可降，阳也。入足阳明，太阴经药也。消痰结窠囊，去胸中窄狭。治身面游风、风眩头痛甚捷，辟山岚瘴气、时气瘟疫尤灵。

《本草备要》：补脾燥湿，宣，升阳散郁。甘温辛烈。燥胃强脾，发汗除湿，能升发胃中阳气。东垣曰：雄壮上行，能除湿，下安太阴，使邪气不传入脾。许叔微云：苍术能治水饮之澼囊。盖燥脾以去湿，崇土以填科臼。用苍术一斤，大枣五十枚，去皮捣，麻油半两，水二盏研，滤汁和丸，名神术丸。丹溪曰：实脾土，燥脾湿，是治痰之本。辟一切岚瘴、邪恶、鬼气，暑湿月，焚之佳。《夷坚志》云：有士人游西湖，遇一女子，明艳动人，重币求之不得。又五年重寻旧游，怅然空返。忽遇女子，士欣然并行。过旅馆，留半岁，将议偕逝。女曰：向自君去，忆念之苦，感疾而亡，今非人也。但君侵阴气深，当暴泻，宜服平胃散，以补安精血。士惊愕曰：药味皆平，何得取效？女曰：中有苍术除邪气，乃为上品也。

《本草求真》：升阳散湿，发汗除郁。苍术专入脾。甘苦辛烈，气温无毒。虽有升阳散郁，发汗除湿。《杨氏家验方》：男子妇人因食生熟物，留滞肠胃，遂至生虫，久则好食生米，否则终日不乐，及至憔悴萎黄，饮食不思，用苍术一味为丸而愈……脾土恶湿，而水则流湿，莫如燥脾以去湿，崇土以填科臼，乃悉屏诸药，只以苍术一味，同枣肉为丸，忌桃、李、雀肉而疾除。辟恶，时珍曰：陶隐居言术能除恶气，弥灾沴，故今病疫及岁旦，人家往往烧苍术以辟邪气。《类编》载越民高氏妻病恍惚谵语，亡夫之魂凭之，其家烧苍术烟鬼遂去。《夷坚志》载江西一士人为女妖所染，其鬼将别曰：君为阴气所侵。或曰：君必当暴泻，但多服平胃散为良，中有苍术能去辟也。治肿之功，然甘味少而辛苦重，不似白术性禀中和，直固清阳中气之为妙耳。

2. 现代药理研究 苍术有抗胃溃疡作用：苍术可通过直接作用平滑肌而实现对胃肠运动产生双向调节作用；其丙酮提取物能明显促进胃肠运动；其醇提物及水溶液对十二指肠活动呈明显抑制作用。苍术与艾叶等其他中药配伍，对多种球菌、杆菌、病毒具有杀灭作用。

（二）厚朴

厚朴为木兰科植物厚朴或凹叶厚朴的干皮、根皮及枝皮。味苦、辛，性温，归脾、胃、肺、大肠经。功效：行气，燥湿，消积，平喘。

1. 古代文献摘录

《神农本草经》：味苦，温。主治中风，伤寒，头痛，寒热，惊气，血痹，死肌，去三虫。

《名医别录》：大温，无毒。主温中，益气，消痰，下气，治霍乱及腹痛，胀满，胃中冷逆，胸中呕逆不止，泄痢，淋露，除惊，去留热，止烦满，厚肠胃。

《日华子本草》：健脾，主反胃，霍乱转筋，冷热气，泻膀胱，泄五脏一切气，妇人产前产后腹藏不安，调关节，杀腹藏虫，除惊，去烦闷，明耳目。

《本草衍义》：平胃散中用，最调中。至今此药盛行，既能温脾胃气，又能走冷气，为世所须也。

《景岳全书》：味苦辛，气大温，气味俱厚，阳中之阴，可升可降。有小毒。用此者，用其温降散滞。制用姜汁妙。治霍乱转筋，消痰下气，止咳嗽呕逆吐酸，杀肠脏诸虫，宿食不消，去结水，破宿血，除寒湿泻痢，能暖脾胃，善走冷气。总之，逐实邪，泻膨胀，散结聚，治胸腹疼痛之要药。倘本元虚弱，误服脱人真气。孕妇忌用，堕胎须知。

《医学衷中参西录》：味苦辛，性温。治胃气上逆，恶心呕哕，胃气郁结胀满疼痛，为温中下气之要药。为其性温味又兼辛，其力不但下行，又能上升外达……又能入肺以治外感咳逆；且金能制木，又能入肝，平肝木之横恣以愈胁下掀疼；其色紫而含有油质，故兼入血分，甄权谓其破宿血，古方治月闭亦有单用之者。诸家多谓其误服能脱元气，独叶香岩谓"多用则破气，少用则通阳"，诚为确当之论。

2. 现代药理研究　厚朴煎液对家兔离体肠管呈兴奋作用，当浓度加大时，对豚鼠肠管的兴奋作用转为抑制作用。厚朴碱可使在体小肠张力下降。厚朴生品及姜制品对幽门结扎型与应激型实验性胃溃疡模型均有抑制作用，且后者作用更强。厚朴酚、和厚朴酚对盐酸-乙醇胃黏膜溃疡呈显著抑制作用。厚朴碱对横纹肌有松弛作用。厚朴酚和异厚朴酚具中枢性肌肉松弛作用，且作用特异而持久。厚朴的乙醚浸膏、厚朴酚及和厚朴酚均具有中枢抑制作用。厚朴煎液对离体心脏有抑制作用，厚朴花的酊剂水溶物具降压作用。体外实验证明，厚朴煎液有广谱抗菌作用，其中以厚朴酚作用显著。

（三）藿香

藿香为唇形科多年生草本植物广藿香或藿香的干燥地上部分。味辛，性微温，归脾、胃、肺经。功效：芳香化浊，开胃止呕，发表解暑。

1. 古代文献摘录

《本草经疏》：藿香禀清和芬烈之气，故其味辛，其气微温、无毒。洁古：辛甘，又曰甘苦。气厚味薄，浮而升，阳也。东垣：可升可降，阳也。入手足太阴，亦入足阳明经。风水毒肿，病在于脾，恶气内侵，亦由脾虚邪入，霍乱心腹痛皆中焦不治之证。脾主中焦，香气先入脾，理脾开胃，正气通畅，则前证自除矣。苏颂以为脾胃吐逆为要药。洁古谓其助胃气，开胃口，进饮食。海藏谓其温中快气。肺虚有寒，及寒郁热壅于上焦，饮酒口臭，煎汤饮之。皆辛温入肺入脾，清上治中之功也。

《本草备要》：宣，去恶气。辛、甘，微温。入手足太阴经。快气和中，开胃止呕，胃弱、胃热而呕者忌用。去恶气，进饮食。治霍乱吐泻，心腹绞痛，肺虚有寒，上焦壅热。能理脾肺之气。古方有藿香正气散，正气通畅，则邪逆自除。

《本经逢原》：藿香入手足太阴，芳香之气，助脾醒胃，故能止呕逆，开胃进食，温中快气，去瘴气，止霍乱，治心腹痛。凡时行疫疠，山岚瘴疟，用此醒脾健胃，则邪气自无容而愈矣。但阴虚火旺，胃虚作呕，内无留滞者不可用，恐反伤正气，引邪内入。江浙土产者，伐胃消食，其茎能耗气，用者审之。

2. 现代药理研究　藿香提取物能扩张微血管，略有发汗作用。藿香挥发油能促进胃液分泌，增强消化力；有解除胃肠平滑肌痉挛、收敛止泻的作用。藿香煎剂、乙醇浸液对多种毛菌、真菌有明显抑制作用；其煎剂对钩端螺旋体，小剂量有抑制作用，大剂量有杀死作用。藿香中的黄酮类物质对呼吸病原体有明显抑制作用。

（四）佩兰

佩兰为菊科植物佩兰的干燥地上部分。味辛，性平，归脾、胃、肺经。功效：芳香化湿，醒脾开胃，发表解暑。

1. 古代文献摘录

《神农本草经》：味辛，平。主利水道，杀蛊毒，辟不祥。

《名医别录》：兰草，无毒。除胸中痰癖。

《本草衍义补遗》：禀金水之清气，而似有火。人知其花香之贵，而不知为用有方。盖其叶能散久积陈郁之气，甚有力，入药煎煮用之。东恒方中常用矣。东垣云：味甘性寒，其气清香，生津止渴，益气润肌。

2. 现代药理研究　佩兰100%水煎剂用试管稀释法，表明其对多种杆菌、细菌均有抑制作用，其挥发油还对流感病毒有抑制作用。

（五）石菖蒲

石菖蒲为天南星科植物石菖蒲的干燥根茎。味辛，苦，性温，归心、胃经。功效：开窍豁痰，醒神益智，化湿开胃。

1. 古代文献摘录

《神农本草经》：味辛，温。主治风寒湿痹，咳逆上气，开心孔，补五脏，通九窍，明耳目，出音声。

《本草图经》：蜀人治心腹冷气㿎痛者，取一二寸捶碎，同吴茱萸煎汤饮之良。亦常将随行，卒患心痛，嚼一二寸，热汤或酒送下，亦效。

《本草纲目》：气温味辛，乃手少阴、足厥阴经药。心气不足者用之，虚则补其母也。肝苦急以辛补之，是类。治中恶卒死，客忤癫痫，下血崩中，安胎漏，散痈肿。捣汁服，解巴豆、大戟毒。

2. 现代药理研究　石菖蒲具有镇静及抗惊厥作用。石菖蒲煎剂口服能促进消化液的分泌及制止胃肠异常发酵，且缓解平滑肌痉挛。石菖蒲可增加冠脉血流量。石菖蒲具有平喘、镇咳作用。体外实验表明石菖蒲有一定的抗菌作用，并可使蛔虫麻痹和死亡。

三、清热解毒药物

(一) 金银花

金银花为忍冬科植物忍冬、红腺忍冬、山银花或毛花柱忍冬的干燥花蕾或初开的花。味甘，性寒，归肺、心、胃经。功效：清热解毒，疏散风热。

1. 古代文献摘录

《本草纲目》：忍冬，茎叶同花，功用皆同。昔人称其治风除胀，解痢逐尸的要药，而后世不复知用。后世称其消肿散毒治疮为要药。而昔人并未言及。乃知古今之理，万变不同，未可一辙论也。陈自明《外科精要》云：忍冬酒，治痈疽发背，初发便当服此，其效甚奇，胜于红内消。洪迈沈括诸方所载甚详。

《本草蒙筌》：味甘，气温。无毒……凌冬不凋，名由此得。蔓延树上，藤多左缠。故又名左缠藤……专治痈疽，诚为要药。未成则散，甚多拔毒之功；已成则溃，大有回生之力。或捣汁掺酒顿饮，或研烂拌酒厚敷。或和别药煎汤，随证轻重取效。《别说》又云：大治五种飞尸，倘被鬼击作痛亦可服也。血痢水痢兼治，风气湿气咸除。老人久久服之，轻身长年益寿。

2. 现代药理研究　金银花有抗病原微生物的作用，对多种细菌、真菌、病毒均有抑制作用。其煎剂对钩端螺旋体、注射液对绿脓杆菌有抑制作用，提取液可抑制变形链球菌和放线黏杆菌。其主要有效成分是绿原酸类化合物。

(二) 连翘

连翘为本犀科植物连翘的干燥果实。味苦，性微寒，归肺、心、小肠经。功效：疏散风热，清热解毒，消肿散结。

1. 古代文献摘录

《神农本草经》：味苦，平。主治寒热，鼠瘘瘰疬，痈肿，恶疮，瘿瘤，结热，蛊毒。

《本草纲目》：连翘状似人心，两片合成，其中有仁甚香，乃少阴心，厥阴包络气分主药也。诸痛痒疮疡皆心火，故为十二经疮家圣药。

《景岳全书》：味苦微辛，气微寒，气味俱薄，轻清而浮，升也，阳中有阴。入手少阴、手足少阳、阳明。泻心经客热，降脾胃湿热，去寸白、蛔虫，通月水五淋。以其味苦而轻，故善达肌表，散鼠瘘、瘰疬、瘿瘤、结热、虫毒、痈毒、斑疹，治疮疖，止痛消肿排脓，疮家号为圣丹；以其辛而能散，故又走经络，通血凝，气滞结聚，所不可无。

《医学衷中参西录》：味淡微苦，性凉。具升浮宣散之力，流通气血，治十二经血凝气聚，为疮家要药。能透表解肌，清热逐风，又为治风热要药。且性能托毒外出，又为发表疹瘾要药。为其性凉而升浮，故又善治头目之疾，凡头疼、目疼、齿疼、鼻渊或流浊涕成脑漏证，皆能主之。为其味淡能利小便，故又善治淋证，溺管生炎。

2. 现代药理研究　连翘有抗病原微生物作用。体外试验表明，连翘种子挥发油乳剂对革兰阳性菌、革兰阴性菌均有抑制作用。连翘 100% 浓度药液具有抑制内毒素的作用，醇提液还能杀灭钩端螺旋体。连翘有明显的抗炎作用和解热作用。连翘煎剂或复方连翘注射液对人工发热及正常动物的体温均有降温作用。

（三）升麻

升麻为毛茛科植物大三叶升麻、兴安升麻或升麻的干燥根茎。味辛，微甘，性微寒，归肺、脾、胃、大肠经。功效：发表透疹，清热解毒，升阳举陷。

1. 古代文献摘录

《神农本草经》：味甘，平。解百毒，杀百精老物殃鬼，辟瘟疫、瘴邪蛊毒。

《名医别录》：味苦，微寒，无毒。主解毒入口皆吐出，中恶腹痛，时气毒疠，头痛寒热，风肿诸毒，喉痛口疮。

《本草纲目》：升麻同柴胡，引生发之气上行；同葛根，能发阳明之汗。升麻引阳明清气上行，柴胡引少阳清气上行。此乃禀赋素弱，元气虚馁，乃劳役饥饱生冷内伤，脾胃引经最要药也。又升麻能解痘毒，唯初发热时，可用解毒，痘已出后，气弱或泄泻者，亦可少用。其升麻葛根汤，则见斑后必不可用，为其解散也。本草以升麻为解毒、吐蛊毒要药，盖以其为阳明本经药，而性又上升故也。按范石湖文集云：李焘为雷州推官，鞫狱得治蛊方：毒在上用升麻吐之，在腹用郁金下之，或合二物服之，不吐则下。此方活人甚多也。

2. 现代药理研究　升麻对中枢神经系统有抑制作用。升麻和单穗升麻提取物可使动物的活性减少，并可降低大鼠正常体温，对伤寒、副伤寒混合疫苗所致的大鼠发热有解热作用，对小鼠有镇痛作用。升麻提取物能对抗樟脑或士的宁引起的惊厥。升麻有抗菌作用，升麻在试管内能抑制结核杆菌的生长，对金黄色葡萄球菌、白色葡萄球菌和卡他球菌有中度抗菌作用。升麻在试管中对许氏黄癣菌、奥杜盎小芽孢菌、铁锈色小芽孢癣菌和红色表皮癣菌等真菌有抑制作用。升麻有抗炎作用，对艾滋病病毒有抑制作用。

（四）黄连

黄连为毛茛科植物黄连、三角叶黄连或云连的干燥根茎。味苦，性寒，归心、肝、胃、大肠经。功效：清热燥湿，清热泻火，泻火解毒。

1. 古代文献摘录

《名医别录》：微寒，无毒。主治五脏冷热，久下泄澼、脓血，止消渴、大惊、除水，利骨，调胃，厚肠，益胆，治口疮。

《药性解》：黄连，味苦，性寒，无毒，入心经。主心火炎，目疾暴发，疮疡红肿，肠红下痢，痞满泄泻，小儿疳热，消中口疮，惊悸烦躁，天行热疾。黄芩、龙骨、连翘、滑石为使，恶菊花、芫花、玄参、白鲜、白僵蚕，畏款冬花，解巴豆、乌头毒，忌猪肉、冷水。

《医学衷中参西录》：味大苦，性寒而燥。苦为火之味，燥为火之性，故善入心以清热，心中之热清，则上焦之热皆清，故善治脑膜生炎、脑部充血、时作眩晕、目疾肿疼、肉遮睛，及半身以上赤游丹毒。其色纯黄，能入脾胃以除实热，使之进食，更由胃及肠，治肠澼下利脓血。为其性凉而燥，故治湿热郁于心下作痞满，女子阴中因湿热生炎溃烂。

2. 现代药理研究 黄连有抗病原微生物作用。黄连主要成分为小檗碱，有广谱抗菌作用。体外抑菌实验证明，黄连对多种球菌、杆菌均有明显抑制作用。黄连素在低浓度时可抑菌，高浓度时则杀菌。试管法显示对皮肤真菌也有抑制作用。鸡胚实验证明，黄连或小檗碱对甲型流感病毒株、亚甲型流感病毒 FM1 株、乙型流感株、丙型流感 Virus1233 株，以及新城病毒均有明显抑制作用。黄连或小檗碱体外实验证明，对阿米巴原虫、锥虫、黑热病原虫等有抑制作用，在试管内对钩端螺旋体有杀灭作用，还可抗滴虫。

（五）黄芩

黄芩为唇形科植物黄芩的干燥根。味苦，性寒，归肺、胆、脾、大肠、小肠经。功效：清热燥湿，泻火解毒，止血，安胎。

1. 古代文献摘录

《神农本草经》：味苦，平。主诸热，黄疸，肠澼，泄利，逐水，下血闭，恶疮，疽蚀，火疡。

《名医别录》：大寒，无毒。主治痰热，胃中热，小腹绞痛，消谷，利小肠，女子血闭、淋露、下血，小儿腹痛。

《景岳全书》：味苦气寒，气轻于味，可升可降，阴中微阳。枯者善于入肺，实者善入大肠。欲其上者酒炒，欲其下者生用。枯者清上焦之火，消痰利气，定喘嗽，止失血，退往来寒热、风热湿热头痛，解瘟疫，清咽，疗肺痿肺痈，乳痈发背；尤祛肌表之热，故治斑疹、鼠瘘、疮疡、赤眼。实者凉下焦之热，能除赤痢，热蓄膀胱，五淋涩痛，大肠闭结，便血漏血。胎因火盛不安，酌佐砂仁、白术；腹因火滞为痛，可加黄连、厚朴。大肠无火滑泄者，最当慎用。

2. 现代药理研究 黄芩有抗病原微生物的作用。研究证明，黄芩有广谱抗菌作用，对各种革兰阳性菌、阴性菌均有抑制作用，其中尤以金黄色葡萄球菌、绿脓杆菌抑制作用最强，对表皮癣菌等多种致病性真菌也有一定抑制作用。黄芩煎剂、水煎液对甲型流感病毒株及亚洲甲型流感病毒在体外有抑制作用，对体外感染流感病毒的小鼠有治疗作用。体外实验还表明，黄芩有抑制阿米巴原虫生长和杀灭钩端螺旋体的作用。

（六）玄参

玄参为玄参科植物玄参的干燥根。味甘、苦、咸，性寒，归肺、胃、肾经。功效：清热凉血，养阴生津，解毒散结，润肠通便。

1. 古代文献摘录

《神农本草经》：味苦，微寒。主治腹中寒热积聚，女子产乳余疾，补肾气，令人目明。

《名医别录》：味咸，无毒。主治暴中风、伤寒，身热支满，狂邪、忽忽不知人，温疟洒洒，血瘕，下寒血，除胸中气，下水，止烦渴，散颈下核，痈肿，心腹痛，坚癥，定五脏。久服补虚，明目，强阴，益精。

《本草求真》：制肾浮游之火攻于咽喉。玄参专入肾。苦咸微寒，色黑入肾，书虽载能壮水，以制浮游无根之火攻于咽喉。肾脉贯肝膈，入肺中，循喉咙，系舌本，凡肾水虚损，相火上炎者，多有喉痹咽肿、咳嗽吐血等症，谓其肾水受伤，真阴失守，孤阳无根，发为火病，得此色黑性润，微寒以为节制，则阳得阴归，而咽喉不致肿痛而莫已也。然此只可暂治，以熄其火，非若地黄性禀纯阴，力能温肾壮水，以制阳光。即书有言服此玄参，可以益精明目，消痰除嗽，及治一切骨蒸传尸发斑，发斑有阴有阳，此只就阳毒言耳。懊侬烦渴，瘰疬痛疽等症，皆是从其浮游火熄起见而言，病无不治，非真真阴亏损，必借此以为之壮。玄参其性微寒，故只可以折火，不能以滋阴。若使病非火起，则服此寒滑之味，不更使病转剧乎？是以书载脾虚泄泻，服此黑参为大忌耳。

《医学衷中参西录》：色黑，味甘微苦，性凉多液。原为清补肾经之药，中心空而色白（此其本色，药房多以黑豆皮水染之，则不见其白矣），故又能入肺以清肺家燥热，解毒消火，最宜于肺病结核、肺热咳嗽。《神农本草经》谓其治产乳余疾，因其性凉而不寒，又善滋阴，且兼有补性（凡名参者皆含有补性），故产后血虚生热及产后寒温诸证，热入阳明者，用之最宜。愚生平治产后外感实热，其重者用白虎加人参汤以玄参代方中知母，其轻者用拙拟滋阴清胃汤，亦可治愈。诚以产后忌用凉药，而既有外感实热，又不得不以凉药清之，唯石膏与玄参，《神农本草经》皆明载治产乳，故敢放胆用之。然用石膏又必加人参以辅之，又不敢与知母并用，至滋阴清胃汤中重用玄参，亦必以四物汤中归芍辅之，此所谓小心放胆并行不悖也。

2. 现代药理研究 玄参有降血压作用。玄参流浸膏对麻醉兔静脉注射，小剂量能使血压先略上升，继则下降；大剂量则直接使血压下降。玄参对蟾蜍下肢血管有扩张作用，其降压作用可能与其扩张血管功能有关。玄参有抗菌作用，对绿脓杆菌及真菌有抑制作用。玄参有降血糖、解热、镇痛、镇静、抗惊厥作用。

（七）生地黄

生地黄为玄参科植物怀庆地黄或地黄的根。味甘、苦，性寒，归心、肝、肾经。功效：清热凉血，养阴生津。

1. 古代文献摘录

《神农本草经》：味甘，寒。主折跌绝筋，伤中，逐血痹，填骨髓，长肌肉。作汤，除寒热积聚，除痹。生者尤良。

《名医别录》：大寒。主治妇人崩中血不止，及产后血上薄心、闷绝，伤身、胎动、下血，胎不落，堕坠，踠折，瘀血，留血，衄鼻，吐血，皆捣饮之。

《药性论》：君。能补虚损，温中下气，通血脉。治产后腹痛，主吐血不止。又云生地黄，味甘，平，无毒。解诸热，破血，通利月水闭绝。不利水道，捣薄心腹，能消瘀血。病人虚而多热，加而用之。

《本草备要》：大泻火。甘、苦，大寒。入心肾，泻丙火（小肠为丙火，心与小肠相表里，导赤散与木通同用），清燥金（胃、大肠火）消瘀通经，平诸血逆。治吐衄崩中（唾血者，血随唾出；咯血者，随痰咯出，或带血丝，出肾经及肺经。自两胁逆上吐出者，属肝经。衄血者，血溢于脑，从鼻而出；咳血者，咳出痰内有血，并属肺经。吐血呕出成盆成碗者，属胃经。经漏不止曰崩，血热则妄行，宜以此凉之。虚人忌用，用干地黄可也）。伤寒阳强，痘证大热（痘证用之甚多，《本草》未载）。多服损胃。生则寒，干则凉，熟则温（故分为三条，以便施用）。

《得配本草》：世人动云生地妨胃，其能开胃，人实不晓。唯胃中阳气不足者服之，则胃气不运，而饮食减。若胃阴虚，而胃土干燥，致胃气不运者，生地滋其阴，以清其火，而胃气从此运行，饮食自然渐进。不知者，妄加议论，真不啻胶柱鼓瑟也。至时行热症，生地尤为切要。邪火郁于胃，胃阴干涸，势难救药。若胃中阴血未干，断无不可救药之理。唯生地实所以滋胃阴也。阴汁上充，则汗涌于肌表，而经邪解。阴血下润，则秽泄于二便，而腑邪出。所谓金令一行，酷热顿消也。故火邪溢于阳明经，冲生地汁于白虎汤中，战汗而顿解。邪热入于阳明腑，冲生地汁于陷胸汤中，便通而自退。更有火生痰，痰生火，胶结于中，和生地汁于竹油、姜汁中，则谵语直视等症即除。如无生地，可用干地黄，滚水浸透，绞汁冲服，防其泥滞，加枳壳或川贝疏之。且气道通，邪气外达，而病自霍然。近人多以生地为补剂，又疑妨胃，畏不敢用。即用之，亦一二钱而止、五六钱而止，入诸药同煎，半成熟地，使邪滞于内而莫出，泥于膈而胃闭。遂视此为害人之品，禁不入方，致令胃阴枯涸，多有不可救药者，亦由用之不善也。

2. 现代药理研究　生地黄有降血糖作用。地黄能抑制实验性高血糖，也能使正常家兔血糖下降。用地黄醇浸膏溶液给兔皮下注射或灌胃，均可使血糖下降，皮下注射还能抑制党参所含碳水化合物引起的血糖升高，肌内注射可抑制和预防肾上腺素引起的血糖升高。生地黄有强心利尿作用，增加心脏搏出量，冠脉血流量和心肌营养性血流量；地黄水煎浸膏剂或醇浸剂对麻醉犬均有降压作用；麻醉犬静注地黄膏 2.5mL，使单位时间内尿量增加。生地黄有止血作用，也有研究表明生地黄有抗凝作用。生地黄有抗炎、抗过敏作用和抗菌作用，对白喉杆菌和多种皮肤真菌有不同程度的抑制作用。

（八）大黄

大黄为蓼科植物掌叶大黄、唐古特大黄或药用大黄的干燥根及根茎。味苦，性寒，归脾、胃、大肠、肝、心包经。功效：泄热通肠，凉血解毒，逐瘀通经。

1. 古代文献摘录

《神农本草经》：味苦，寒。主下瘀血，下闭，寒热，破癥瘕积聚，留饮宿食，荡涤肠胃，推陈致新，通利水谷，调中化食，安和五脏。

《景岳全书》：味苦，气大寒。气味俱厚，阴中之阴，降也。有毒。其性推陈致新，直走不守。夺土郁壅滞，破积聚坚癥，疗瘟疫阳狂，除斑黄谵语，涤实痰，导瘀血，通水道，退湿热，开燥结，消痈肿。因有峻烈威风，积垢荡之顷刻。欲速者生用，汤泡便吞；欲缓者熟用，和药煎服。气虚同以人参，名黄龙汤；血虚同以当归，名玉烛散。佐以甘草、桔梗，可缓其行；佐以芒硝、厚朴，益助其锐。用之多寡，酌人实虚，假实误用，与鸩相类。

《本草求真》：大黄专入脾、胃。大苦大寒。性沉不降，用走不守，专入阳明胃腑大肠，大泻阳邪内结，宿食不消。三承气汤皆有大黄内入。仲景治伤寒邪由太阳而入阳明之腑者，则用调胃承气，取其内有甘草之缓，不令有伤胃腑之意也。治邪由阳明之经直入阳明之腑者，则用大承气，取其中有积实之急，得以破气之壅也。治邪由少阳之经而入阳明之腑者，则用小承气，取其中无芒硝之咸，致令泄下以伤其胃也。故凡伤寒邪入胃腑，而见日晡潮热、阳明旺于申酉。谵语斑狂、便秘硬痛手不可近、喜按属虚，拒按属实。及瘟热痉疭、下痢赤白、腹痛里急、黄疸水肿、积聚留饮宿食、心腹痞满、二便不通、与热结血分、一切癥瘕血燥、血秘实热等症，用此皆能推陈致新，定乱致治，故昔人云有将军之号。

2. 现代药理研究 大黄有兴奋或抑制胃肠运动的作用。实验表明，大黄汤对小鼠胃肠道初期呈兴奋作用，后期呈抑制作用，低浓度兴奋，高浓度抑制。大黄有抗病原微生物作用：体外实验证明，对大黄较敏感的微生物有厌氧菌、金黄色葡萄球菌、淋病双球菌、链球菌，其次是白喉、炭疽、伤寒和痢疾杆菌等。以金黄色葡萄球菌最为敏感，最低抑菌浓度为 $1.56mg/mL$，大黄提取液对寄生于皮肤的毛癣菌、黄癣菌等也有抗菌作用。

（九）贯众

贯众为鳞毛蕨科植物粗茎鳞毛蕨、蹄盖蕨科植物蛾眉蕨、乌毛蕨科植物单芽狗脊、紫萁科植物紫萁的根茎及叶柄基部。味苦，性微寒，归肝、胃经。功效：清热解毒，凉血止血，杀虫。

1. 古代文献摘录

《本草纲目》：贯众大治妇人血气，根汁能制三黄，化五金，伏钟乳，结砂制汞，且能解毒软坚。王海藏治夏月痘出不快，快斑散用之。云贯众有毒，而能解腹中邪热之毒。病因内感而发之于外者多效，非古法之分经也。又黄山谷《煮豆帖》，言荒年以黑豆一升接净，入贯众一斤，锉如骰子大，同以水煮，文火斟酌至豆熟，取出日干，覆令展尽余汁，簸去贯众。每日空心陷豆五七粒，能食百草木枝叶有味可饱。又王璆《百一选方》，言滁州蒋教授，因食鲤鱼玉蝉羹，为肋肉所哽，凡药皆不效。或令以贯众浓煎汁一盏，分三服，连进至夜，一咯而出。亦可为末，水服一钱。观此可知其软坚之功，不但治血治疮而已也。

《本经逢原》：苦微寒，有毒。贯众苦寒而降，辟时行疫疠不正之气，疫发之时，以此药置水食之，则不传染，且能解毒软坚，治妇人血气。《本经》治腹中邪热气诸毒，以其性专散结积诸毒，而虫积皆由湿热所生，苦寒能除湿热，故亦主之。王海藏治夏月痘出不快，快斑散用之。云贯众有毒而能解腹中邪热，杀三虫，病从内发者多效。

《神农本草经百种录》：味苦，微寒。主腹中邪热气，寒能除热。诸毒，邪热之毒。杀三虫，湿热所生之虫。贯众生于山涧之中，得天地清阴之气，故能除蕴热湿秽之疾。其体中虚而清芳，故能解中焦之毒。人身之虫，皆湿热所生。湿热除，则诸虫自消也。

2. 现代药理研究 贯众有抗菌作用。粗茎鳞毛蕨浸剂和煎剂对流感杆菌、脑膜炎双球菌、志贺菌、福氏痢疾杆菌均有抑制作用。水煎剂在试管内对堇色毛癣菌、许氏黄癣菌、奥杜盎小芽孢癣菌等皮肤真菌有不同程度的抑制作用。贯众有抗病毒作用，对流感病毒（流感原甲型株及亚洲甲型病毒、乙型、丁型）有很强的抑制作用，对腺病毒、埃可病毒、柯萨奇 B 病毒、脊髓灰质炎病毒、乙型脑炎病毒、单纯疱疹病毒等 7 种有代表性病毒有较强的抑制作用。贯众有驱虫作用，粗茎鳞毛蕨煎剂在试管内对猪蛔虫有杀灭作用，也能驱除牛肝蛭，对牛片吸虫、血吸虫等有明显的抑制或驱除作用。

（十）栀子

栀子为茜草科植物栀子的干燥成熟果实。味苦，性寒，归心、肝、肺、胃、三焦经。功效：泻火除烦，清热利尿，凉血解毒。焦栀子凉血止血。栀子炭收敛止血。姜栀子和胃止呕。

1. 古代文献摘录

《名医别录》：大寒，无毒。主治目热赤痛，胸心大小肠大热，心中烦闷，胃中热气。

《本草图经》：张仲景《伤寒论》及古今诸名医治发黄，皆用栀子、茵陈、香豉、甘草四物作汤饮。又治大病后起劳复，皆用栀子鼠矢等汤，利小便而愈。其方极多，不可悉载。

《本草新编》：山栀子，味苦，气寒，可升可降，阴中阳也，无毒。入于肝、肺，亦能入心。有佐使之药，诸经皆可入之。专泻肝中之火，其余泻火，必借他药引经，而后泻之也。止心胁疼痛，泻上焦火邪，祛湿中之热，消五痹黄病，止霍乱转筋赤痢。用之吐则吐，用之利则利。可为臣佐之药，而不可以为君。虽然山栀未尝不可为君也。当两胁大痛之时，心君拂乱之后，苟不用山栀为君，则拂逆急迫，其变有不可言者矣。用山栀三五钱，附之以甘草、白芥子、白芍、苍术、贯众之类，下喉而痛立止，乱即定，其神速之效，有不可思议者。然则山栀又似君臣佐使而无不宜者，要在人善用之，而非可拘泥也。

2. 现代药理研究

栀子有抗炎作用，并对软组织损伤有一定治疗作用。栀子有抗病原微生物作用，本品煎剂对白喉杆菌、金葡萄球菌、伤寒杆菌均有抑制作用，水浸剂对各种皮肤真菌也有抑制作用。

（十一）茵陈

茵陈为菊科植物滨蒿或茵陈蒿的干燥地上部分。味苦、辛，性微寒，入脾、胃、肝、胆经。功效：清湿热，退黄疸。

1. 古代文献摘录

《神农本草经》：味苦，平。主治风寒湿热邪气，热结黄疸。

《名医别录》：微寒，无毒。主治通身发黄，小便不利，除头热，去伏瘕。久服面白悦。

《本草拾遗》：本功外，通关节，去滞热，伤寒用之。虽蒿类，苗细经冬不死，更因由苗而生，故名茵陈，后加"蒿"字也，今又详此，非菜中茵陈也。

《景岳全书》：味苦微辛，气微寒，阴中微阳，入足太阳经。用此者，用其利湿逐热，故能通关节，解热滞，疗天行时疾，热狂头痛，利小水。专治黄疸，宜佐栀子。黄而湿者多肿，再加渗利；黄而燥者干涩，再加凉润。

《本草求真》：治太阳、阳明湿热。茵陈专入膀胱、胃。味苦微寒。诸书皆言湿热伏于阳明胃，用此以入太阳膀胱发汗利水，俾太阳、阳明湿热之邪尽得于药而解矣（治太阳阳明湿热）。且治伤寒时疾狂热，瘴疟头痛头旋，女人疝瘕，亦是湿热为病。

2. 现代药理研究

茵陈中所含的香豆精、绿原酸、咖啡酸、对羟基苯乙酮、甲基茵陈色原酮均有利胆作用，茵陈煎剂有护肝作用。茵陈中所含的香豆精、对羟基苯乙酮有降压作用，茵陈煎剂具有降脂作用。茵陈还具抗凝及促进纤维蛋白溶解作用。茵陈中所含的挥发油、香豆精、绿原酸、咖啡酸均有利尿作用。体外实验表明，茵陈煎剂对人型及牛型多种杆菌、球菌、致病性真菌均有抑制作用，对流感病毒、多种钩端螺旋体、猪蛔虫有一定的抑制作用。茵陈中的挥发油类物质有显著的解热作用。

（十二）牛黄

牛黄为牛科动物牛的胆囊结石（少数为胆管中的结石），称为天然牛黄。味苦、甘，性凉，归心、肝经。功效：清心凉肝，息风止痉，豁痰开窍，清热解毒。

1. 古代文献摘录

《神农本草经》：味苦，平。主治惊痫，寒热，热盛狂痓，除邪逐鬼。

《名医别录》：有小毒。主治小儿百病，诸痫，热口不开，大人狂癫，又堕胎。

《景岳全书》：味苦辛，性凉，气平，有小毒。忌常山。入心肺肝经。能清心退热，化痰凉惊，通关窍，开结滞。治小儿惊痫客忤，热痰口噤，大人癫狂痰壅，中风发痓，辟邪魅中恶，天行疫疾，安魂定魄，清神志不宁，聪耳目壅闭，疗痘疮紫色，痰盛躁狂。亦能堕胎，孕妇少用。

2. 现代药理研究　牛黄有镇静、抗惊厥、解热、抗炎、强心、降压作用，以及生血、抑制血小板聚集及活化纤溶作用。

（十三）青蒿

青蒿为菊科植物青蒿和黄花蒿的全草。味苦、辛，性寒，归肝、胆、肾经。功效：退虚热，凉血，解暑，截疟。

1. 古代文献摘录

《神农本草经》：味苦，寒。主疥瘙痂痒，恶疮，杀虱，留热在骨节间，明目。

《本草图经》：青蒿治骨蒸劳热为最，古方单用之。

《本草纲目》：青蒿得春木少阳之气最早，故所主之证，皆少阳、厥阴血分之病也。

《景岳全书》：味苦微辛，性寒，阴中有阳，降中有散。主肝、肾、三焦、血分之病，疗阴火伏留骨节，故善治骨蒸劳热，尸疰鬼气，降火滋阴，润颜色，长毛发，治疟疾寒热，杀虫毒，及恶疮湿疥。生捣可敷金疮，止血止痛。

2. 现代药理研究　青蒿有抗疟作用。青蒿乙醚提取物中性部分及其醇浸膏对鼠疟、猴疟、人疟均有显著抗疟作用。体内实验表明，青蒿素对疟原虫红细胞内期有杀灭作用，可迅速抑制疟原虫成熟。蒿甲醚、青蒿琥酯也有抗疟作用。青蒿有抗病原微生物作用，青蒿水煎剂对多种球菌、杆菌均有一定抑制作用，青蒿酸为抑菌的有效成分之一。青蒿挥发油在 0.25% 浓度时对所有皮肤癣菌有抑制作用，1% 浓度时对所有皮肤癣菌有杀灭作用。青蒿素有抗流感病毒的作用，青蒿中的谷甾醇也有抗病毒作用，青蒿注射液对流行性出血热病毒有较强的抑制作用。

（十四）石膏

石膏为硫酸盐类矿物硬石膏族石膏，味甘、辛，性大寒，归肺、胃经。生石膏清热泻火，除烦止渴。

1. 古代文献摘录

《神农本草经》：味辛，微寒。主治中风寒热，心下逆气，惊喘，口干舌焦不能息，腹中坚痛，除邪鬼，产乳，金创。

《名医别录》：味甘，大寒，无毒。主除时气，头痛，身热，三焦大热，皮肤热，肠胃中膈热，解肌，发汗，止消渴，烦逆，腹胀，暴气喘息，咽热，亦可作浴汤。

《日华子本草》：治天行热狂，下乳，头风旋，心烦躁，揩齿益齿。

《本草备要》：体重泻火，气轻解肌。甘辛而淡，体重而降。足阳明经（胃）大寒之药，色白入肺，兼入三焦（诸经气分之药）。寒能清热降火，辛能发汗解肌，甘能缓脾益气，生津止渴。治伤寒郁结无汗，阳明头痛，发热恶寒，日晡潮热，肌肉壮热（经云：阳盛生外热），小便赤浊，大渴引饮，中暑自汗（能发汗，又能止自汗），舌焦（苔厚无津），牙痛（阳明经热，为末擦牙固齿）。又胃主肌肉，肺主皮毛，为发斑、发疹之要品。

2. 现代药理研究　石膏有解热作用。单味石膏及白虎汤对实验性致热家兔均有一定退热作用。天然石膏1∶1煎剂，兔直肠给药4mL，对牛乳及疫苗导致发热的兔具有解热作用，但纯品石膏无解热作用。有研究表明，生石膏可抑制发热时过度兴奋的体温调节中枢，有强而快的减热作用，但不持久。石膏有止渴作用，对于多种方法造成的动物口渴状态，给动物饮用石膏上清液可减少动物的饮水量。石膏有抗病毒、利尿、利胆作用，还能降低血管通透性，缩短凝血时间。

四、燥湿行水药物

（一）槟榔

槟榔为棕榈科植物槟榔的干燥成熟种子。味辛、苦，性温，归胃、大肠经。功效：杀虫，消积，降气，行水，截疟。

1. 古代文献摘录

《名医别录》：味辛，温，无毒。主消谷，逐水，除痰癖，杀三虫，去伏尸，治寸白。

《景岳全书》：味辛涩，微苦微甘，气微温。味厚气薄，降中有升，阴中阳也。能消宿食，解酒毒，除痰癖，宣壅滞，温中快气。治腹胀积聚，心腹疼痛喘急，通关节，利九窍，逐五膈、奔豚、膀胱诸气，杀三虫，除脚气，疗诸疝瘴疠湿邪。《本草》言其治后重如马奔，此亦因其性温行滞而然。若气虚下陷者，乃非所宜。又言其破气极速，较枳壳、青皮尤甚。若然，则广南之人，朝夕笑噬而无伤，又岂破气极速者？总之，此物性温而辛，故能醒脾利气，味甘兼涩，故能固脾壮气，是诚行中有留之剂。

《本草新编》：槟榔，味辛、苦，气温，降，阴中阳也，无毒。入脾、胃、大肠、肺四经。消水谷，除痰癖，止心痛，杀三虫，治后重如神，坠诸气极下，专破滞气下行。若服之过多，反泻胸中至高之气。善消瘴气，两粤人至今噬之如始。古人疑其耗损真气，劝人调胃，而戒食槟榔。此亦有见之言，然而非通论也。岭南烟瘴之地，其蛇虫毒气，借炎蒸势氛，吞吐于山巅水溪，而山岚、水瘴之气，合而侵人，有立时而饱闷晕眩者。非槟榔口噬，又何以迅解乎。天地之道，有一毒，必生一物以相救。槟榔感天地至正之气，即生于两粤之间，原所以救两粤之人也。况此物降而不升，虽能散气，亦不甚升，但散邪而不散正，此两粤之人所以长服而无伤。至身离粤地，即不宜长服，无邪可散，自必损伤正气矣。

2. 现代药理研究　槟榔碱是槟榔驱虫的有效成分，有驱绦虫作用。槟榔对猪肉绦虫有较强的麻痹作用。槟榔有抗血吸虫、抗真菌、抗病毒作用。另有研究发现，反复咀嚼槟榔可能有致癌作用。

（二）大腹皮

大腹皮为棕榈科植物槟榔的干燥果皮。味辛，性微温，归脾、胃、大肠、小肠经。功效：下气宽中，行水消肿。

1. 古代文献摘录

《日华子本草》：下一切气，止霍乱，通大小肠，健脾，开胃，调中。

《本草纲目》：降逆气，消肌肤中水气浮肿，脚气壅逆，痃症痞满，胎气恶阻胀闷。

《本草经疏》：大腹皮，即槟榔皮也。其气味所主，与槟榔大略相同。茅槟榔性烈，破气最捷，腹皮性缓，下气稍迟。入足阳明、太阴经。二经虚则寒热不调，逆气攻走，或痰滞中焦，结成膈证，成湿热郁积，酸味醋心，辛温暖胃，豁痰通行下气，则诸证除矣。大肠壅毒，以其辛散破气而走阳明，故亦主之也。

《景岳全书》：味微辛，性微温。主冷热邪气，下一切逆气滞气攻冲心腹大肠，消痰气吞酸痞满，止霍乱，逐水气浮肿，脚气瘴疟，及妇人胎气恶阻胀闷，并宜加姜盐同煎。凡用时，必须酒洗炒过，恐其有鸩鸟毒也。

2. 现代药理研究　大腹皮具有兴奋胃肠道的作用。大腹皮除去鞣酸的水提液有较强的抗补体活性作用。大腹皮水提液有促进纤维蛋白溶解、抗凝血的作用。另有研究，反复咀嚼槟榔可能有致癌作用。

（三）草果

草果为姜科植物草果的干燥成熟果实。味辛，性温，归脾、胃经。功效：燥湿温中，化痰截疟。

1. 古代文献摘录

《本草蒙筌》：味辛，气温。升也，阳也。无毒……气每熏人，因最辛烈……消宿食立除胀满，却邪气且却冷疼。同缩砂温中焦，佐常山截疫疟。辟山岚瘴气，止霍乱恶心。

《景岳全书》：味辛，性温热，阳也，浮也，入足太阴、阳明。能破滞气，除寒气，消食，疗心腹疼痛，解酒毒，治瘴疠寒疟，伤暑呕吐，泻痢胀满，反胃吐酸，开痰饮积聚噎膈，杀鱼肉毒，开郁燥湿，辟除口臭，及妇人恶阻气逆带浊。

《本经逢原》：草果与草豆蔻，总是一类。其草果治病，取其辛热浮散，能入太阴、阳明，除寒燥湿，开郁化食，利膈上痰，解面湿鱼肉诸毒。与知母同用，治瘴疟寒热，取其一阴一阳，无偏胜之害。盖草果治太阴独胜之寒，知母治阳明独胜之火也。然疟亦有不由于岚瘴气，而实邪不盛者，忌服。凡湿热瘀滞，伤暑暴注，溲赤口干者，禁用。

《本草求真》：温胃逐寒，治瘴疠寒疟。草果专入胃。与草豆蔻诸书皆载气味相同，功效无别，服之皆能温胃逐寒。然此气味浮散，出自汉广。凡冒巅雾不正瘴疟，服之直入病所而皆有效。故合常山用则能以截久疟，同知母用则能以除瘴疠寒热，义详草豆蔻。同橘、半用则能以除膈上痰，同楂、曲用则能以解面湿鱼肉。若使非由疯瘴，或因湿热而见瘀滞，与伤暑而见暴注溲赤口干者，则并禁焉。忌铁。

2. 现代药理研究　100%生、炒、姜草果煎剂均可拮抗肾上腺素对回肠活动的抑制作用。草果水煎液具有镇痛作用。草果中所含的 α - 蒎烯和 β - 蒎烯具有镇咳祛痰作用；香叶醇有抗细菌和真菌的作用。

（四）草豆蔻

草豆蔻为姜科植物草豆蔻的干燥近成熟种子。味辛，性温，归脾、胃经。功效：燥湿健脾，温胃止呕。

1. 古代文献摘录

《名医别录》：味辛，温，无毒。主温中，心腹痛，呕吐，去口臭气。

《本草纲目》：草豆蔻治病，取其辛热浮散，能入太阴阳明，除寒燥湿，开郁化食之力而已，南地卑下，山岚烟瘴，饮啖酸咸，脾胃常多寒湿郁滞之病，故食疗必用与之相宜，然过多亦能助脾热，伤肺损目。或云：与知母同用，治瘴疟寒热，助其一阴一阳，无偏胜之害。盖草果治太阴独胜之寒，知母治阳明独胜之火也。治瘴疠寒疟，伤暑吐下泄痢，噎膈反胃，痞满吐酸，痰饮积聚，妇人恶阻带下，除寒燥湿，开郁破气，杀鱼肉毒。

《本草求真》：逐胃口上风寒，止当心疼痛。草豆蔻专入脾胃。辛热香散。功与肉蔻相似，但此辛热，燥湿除寒，性兼有涩，不似肉蔻涩性居多，能止大肠滑脱不休也。又功与草果相同，但此止逐风寒客于胃口之上，症见当心疼痛，不似草果辛热风散，专治瘴疠寒疟也（逐胃口上风寒止当心疼痛）。故凡湿郁成病而见胃脘作疼，服之最为有效。若使郁热内成及阴虚血燥者，服之为大忌耳。时珍曰：草豆蔻治病，取其辛热浮散，能入太阴阳明，除寒燥湿，开郁化食之力而已，南地卑下，山岚烟瘴，饮啖酸咸，脾胃常多寒湿郁滞之病，故食疗必用与之相宜，然过多亦能助脾热，伤肺损目。或云：与知母同用治瘴疟寒热，助其一阴一阳，无偏胜之害。盖草果治太阴独胜之寒，知母治阳明独胜之火也。

2. 现代药理研究　草豆蔻含挥发油成分，如桉油精、蛇麻烯、樟脑等；尚含黄酮类成分，如山姜素、乔松素、小豆蔻明等；以及梢木酮、皂苷等。具有促消化、止吐、抑制幽门螺杆菌，调节胃肠等功能，还具有抗病原微生物、抗氧化等作用。10%草豆蔻浸出液对三通巴甫洛夫小胃狗的总酸排出量无明显影响，但是可使胃蛋白酶的活力显著升高。

五、温阳散寒药物

（一）吴茱萸

吴茱萸为芸香科植物吴茱萸或疏毛吴茱萸的干燥将成熟果实。味辛、苦，性热，归肝、脾、胃、肾经。功效：散寒止痛，降逆止呕，助阳止泻。

1. 古代文献摘录

《神农本草经》：味辛，温。主温中下气，止痛，咳逆，寒热，除湿血痹，逐风邪，开腠理。

《名医别录》：大热，有小毒。主去痰冷，腹内绞痛，诸冷、实不消，中恶，心腹痛，逆气，利五脏。

《本草拾遗》：杀鬼魅及恶虫毒，起阳，杀牙齿虫痛。

《药性论》：味甘，辛，大热，有毒。能主心腹疾积冷，心下结气，疰心痛。治霍乱转筋，胃中冷气，吐泻腹痛，不可胜忍者可愈。疗遍身疼痹，冷食不消，利大肠壅气。削皮，能疗漆疮，主中恶，腹中刺痛，下痢不禁，治寸白虫。

《景岳全书》：吴茱萸，味辛苦，气味俱厚，升少降多，有小毒。能助阳健脾，治胸膈停寒，胀满痞塞，化滞消食，除吞酸呕逆霍乱，心腹蓄冷，中恶绞痛，寒痰逆气，杀诸虫鬼魅邪疰，及下焦肝肾膀胱寒疝，阴毒疼痛，止痛泻血痢，厚肠胃，去湿气肠风痔漏，脚气水肿。然其性苦善降，若气陷而元气虚者，当以甘补诸药制而用之。

2. 现代药理研究 吴茱萸有较广的抗菌、杀虫作用及明显的抗胃溃疡、止吐、止泻作用。小剂量对离体肠表现出兴奋作用，大剂量表现出抑制作用，有较强的抗胃黏膜急性损伤的作用，并有一定的保肝作用。另外，吴茱萸还有升高血压、强心、抗血栓的作用。

（二）肉桂

肉桂为樟科植物肉桂和大叶清化桂的干燥树皮。味辛、甘，性大热，归肾、脾、心、肝经。功效：补火助阳，引火归原，散寒通经，活血止痛。

1. 古代文献摘录

《开宝本草》：味甘、辛，大热，有毒。主温中，利肝肺气，心腹寒热，冷疾，霍乱，转筋，头痛、腰痛，出汗，止烦，止唾、咳嗽、鼻衄，能堕胎，坚骨节，通血脉，理疏不足，宣导百药，无所畏。

《景岳全书》：味辛甘，气大热，阳中之阳也。有小毒，必取其味甘者乃可用。桂性热，善于助阳，而尤入血分，四肢有寒疾者，非此不能达。桂枝气轻，故能走表，以其善调营卫，故能治伤寒，发邪汗，疗伤风，止阴汗。肉桂味重，故能温补命门，坚筋骨，通血脉，治心腹寒气，头疼咳嗽鼻衄，霍乱转筋，腰足脐腹疼痛，一切沉寒痼冷之病。且桂为木中之王，故善平肝木之阴邪，而不知善助肝胆之阳气。唯其味甘，故最补脾土，凡肝邪克土而无火者，用此极妙。与参、附、地黄同用，最降虚火，及治下元阳亏乏。与当归、川芎同用，最治妇人产后血瘀，儿枕腹痛，及小儿痘疹虚寒，作痒不起。虽善堕胎动血，用须防此二证。若下焦虚寒，法当引火归原者，则此为要药，不可误执。

2. 现代药理研究 肉桂醛能增强离体心脏的收缩力，改善心肌供血，对心肌有保护作用。肉桂对冠脉和脑血管有短暂扩张作用。肉桂可预防静脉或动脉血栓的形成。肉桂有镇静、抗惊厥、镇痛、中枢解热作用，能产生中枢源性的脑电图激活作用。肉桂对胃肠平滑肌的自主收缩有抑制作用，对消化系统，尤其对胃溃疡有明显疗效。肉桂对免疫系统有促进作用。肉桂对肾上腺皮质功能有保护作用，对内分泌系统有一定的影响。肉桂有抗应激、抗辐射作用。肉桂有较广泛的抗真菌、抗菌作用。

（三）附子

附子为毛茛科植物乌头的子根的加工品，均系栽培。主产于四川、陕西等地。味辛、甘，性大热，有毒，归心、肾、脾经。功效：回阳救逆，补火助阳，逐风寒湿邪。

1. 古代文献摘录

《名医别录》：味甘，大热，有大毒。主治脚疼冷弱，腰脊风寒心腹冷痛，霍乱转筋，下痢赤白，坚肌骨，强阴。又堕胎，为百药长。

《景岳全书》：气味辛甘，腌者大咸，性大热，阳中之阳也。有毒。畏人参、黄芪、甘草、黑豆、绿豆、犀角、童便、乌韭、防风。其性浮中有沉，走而不守。因其善走诸经，故曰与酒同功。能除表里沉寒，厥逆寒噤，温中强阴，暖五脏，回阳气，除呕哕霍乱，反胃噎膈，心腹疼痛，胀满泻痢，肢体拘挛，寒邪湿气，胃寒蛔虫，寒痰寒疝，风湿麻痹，阴疽痈毒，久漏冷疮，格阳喉痹，阳虚二便不通，及妇人经寒不调，小儿慢惊等证。大能引火归原，制伏虚热，善助参芪成功，尤赞术地建效。无论表证里证，但脉细无神，气虚无热者，所当急用。

2. 现代药理研究 附子有明显的强心和升高血压作用，可加强心肌收缩力，增加收缩幅度，加快收缩频率，并有抗心律失常、抗休克作用。附子可扩张外周血管，对急性心肌缺血有保护作用，能明显延长小鼠耐缺氧时间。附子有抗炎作用。附子有镇静、镇痛作用，可抑制寒冷情况下的体温下降，甚至可使下降的体温恢复，对电刺激副交感神经系统引起的收缩呈明显抑制作用。附子对机体免疫功能有一定的提高作用。附子能促进血小板聚集，抑制细胞稳定化作用及蛋白质变性。附子有抗溃疡及增强通便作用。附子有明显的降低血糖作用。

六、解毒杀虫药物

雄黄

雄黄为含砷的结晶矿石雄黄。味辛、苦，性温，归心、肝、胃经。功效：解毒，杀虫。

1. 古代文献摘录

《名医别录》：味甘，大温，有毒。主治疥虫……目痛，鼻中息肉，及绝筋，破骨，百节中大风，积聚，癖气，中恶，腹痛，鬼疰，杀诸蛇虺毒。

《本草衍义》：治蛇咬，焚之熏蛇远去。又武都者，镌磨成物形，终不免其臭。唐甄立言仕为太常丞，有道人病心腹满烦，弥二岁。诊曰：腹有蛊，误食发而然。令饵雄黄一剂，少选，吐一蛇如拇指，无目，烧之有发气，乃愈。此杀毒虫之验也。

《景岳全书》：味苦甘辛，性温，有毒。消痰涎，治癫痫岚瘴，疟疾寒热，伏暑泻痢，酒癖，头风眩晕。化瘀血。杀精物鬼疰，蛊毒邪气，中恶腹痛，及蛇虺百虫兽毒……去鼻中息肉，痈疽腐肉，并鼠瘘广疮疽痔等毒。欲逐毒蛇，无如烧烟熏之，其畏遁尤速。

2. 现代药理研究　雄黄有抗病原微生物作用，对慢性粒细胞型白血病有治疗作用。

七、附：地方药物

我国地域辽阔，各地人民在与疫病的抗争中，积累了丰富经验，形成了极具地区特色的治疫草药。如两广地区炎热多湿，植物生长茂盛，种类繁多，于是形成了别具地方特色的岭南中草药。岭南医家治疗温病，喜用地方草药。治疫病常用的草药有三大类：苦寒泻火除湿类、甘凉清除郁火类、甘凉清热润燥类，如岗梅根、水翁花、木棉花、火炭母、鸡骨草、田基黄、独脚金等七十多种。还有各式各样的复方保健凉茶，如王老吉凉茶、广东凉茶、神农茶等。

（一）破布叶

破布叶又名布渣叶，为椴树科破布叶的干燥枝叶，味酸性平，无毒，可作茶饮，去食积。

《本草求原》：解一切蛊胀药毒，清热，消积食，黄疸。

《本草纲目拾遗》：破布叶，广东通志：从肇庆新桥而上，人烟寥落，山路多歧，乃三县交界之区。舟人及此险地，即燃梦香，客皆酣卧昏迷，遂被启镝，易赀财以砾块，封识宛然，若枕间置水一盂，则迷药皆涣散矣，又有药名破布叶，可解。行者歌曰：身无破布叶，莫上梦香船。按广志注：梦香船中，以胡蔓草合香焚之，人即迷闷。

（二）田基黄

田基黄始载于《中国高等植物图鉴》，又名地耳草，为金丝桃科金丝桃属一年生草本植物地耳草的全草。性微寒，味甘、微苦，归肝、脾经。功用清热解毒，利湿退黄，消肿散瘀。治疗湿热黄疸、肠痈、目赤肿痛、热毒疮肿。现临床用于治疗急慢性肝炎、早期肝硬化、乙型脑炎、乳腺炎、带状疱疹、肺脓肿等疾病。外用可治疗痈疖肿毒。已提取的田基黄甲素，有较好的抗菌作用。全草广泛用于传染性肝炎、感冒、痈疮肿毒等病的预防或治疗。

（三）黄皮叶

黄皮叶是芸香科植物黄皮的叶，性凉，味辛。功用芳香化湿，疏风解表，除痰行气。治疗温病身热、咳嗽哮喘、气胀腹痛、黄肿、疟疾、小便不利、热毒疥癞等。"解秽除垢，退黄肿"（《本草求原》），"通小便"（《岭南采药录》）。黄皮叶具有较好的抑制肝炎病毒作用，可以治疗病毒性肝炎。

中篇 疫病学临床应用

第五章 新型冠状病毒感染 ▷▷▷▷

一、概述

新型冠状病毒感染（原名：新型冠状病毒肺炎，原英文名：corona virus disease 2019，COVID－19）是感染新型冠状病毒导致的疾病，以发热、干咳、乏力为主要表现，部分患者伴有鼻塞、流涕、咽痛、头痛、结膜炎、肌痛、腹泻甚至嗅觉、味觉减退或丧失等症状。重症患者多在发病1周后出现气喘、呼吸困难和（或）低氧血症，严重者可快速进展为重症肺炎、急性呼吸窘迫综合征、脓毒症休克、难以纠正的代谢性酸中毒和出凝血功能障碍及多器官功能衰竭等。极少数患者还可有中枢神经系统受累及肢端缺血性坏死等表现。新型冠状病毒感染传染性强，属于中医学"疫病"范畴。

疫苗注射后，病毒不断变异后，多数患者预后良好，少数患者病情危重，多见于老年人、有慢性基础疾病者、晚期妊娠和围产期女性、肥胖人群。

二、中西医病因病机及传变规律

（一）病因

中医学认为，该病病因是湿疫毒之邪，有别于六淫，如吴又可《温疫论》所言"非风、非寒、非暑、非湿，乃天地间别有一种异气所感"。该病之疠气之邪即是新冠病毒。该疫毒疠气之邪伤人具有湿毒之性，具有强烈传染性，无论老幼皆相染易。本病的内因也不可忽视，素禀不足或有内伤疾者更易感邪发病，发病则易出现重症及危急变证甚至死亡。

新型冠状病毒（2019－nCoV）属于β属的冠状病毒，病毒颗粒呈圆形或椭圆形有包膜，直径60~140nm。具有5个必需基因，分别针对核蛋白（N）、病毒包膜（E）、基质蛋白（M）和刺突蛋白（S）4种结构蛋白及RNA依赖性的RNA聚合酶（RdRp）。核蛋白（N）包裹RNA基因组构成核衣壳，外面围绕着病毒包膜（E），病毒包膜包埋有基质蛋白（M）和刺突蛋白（S）等蛋白。刺突蛋白通过结合血管紧张素转化酶2

（ACE2）进入细胞。新冠病毒变异性强，截至 2022 年 7 月，世界卫生组织（World Health Organization，WHO）提出的"关切的变异株"（variant of concern，VOC）有 5 个，分别为阿尔法（Alpha）、贝塔（Beta）、伽马（Gamma）、德尔塔（Delta）和奥密克戎（Omicron）。目前奥密克戎株感染病例已取代德尔塔株成为主要流行株。奥密克戎株传播力强于德尔塔株，致病力有所减弱。冠状病毒对紫外线和热敏感，56℃30 分钟、乙醚、75% 乙醇、含氯消毒剂、过氧乙酸和氯仿等脂溶剂均可有效灭活病毒，氯己定不能有效灭活病毒，对低温及潮湿有较强耐受力。

（二）流行病学特点

新型冠状病毒感染者为主要传染源，经呼吸道飞沫和密切接触传播是主要的传播途径，人群普遍易感。潜伏期 1~14 天，多为 3~7 天。

1. 传染源 传染源主要是新型冠状病毒感染的患者和隐性感染者，在潜伏期即有传染性，发病后 5 天内传染性较强。本病尚未发现传染源头。

2. 传播途径 湿疫毒邪自口鼻而入十之八九，从皮毛而入者十之一二。吴又可《温疫论·原病》云："疫者，感天地之疠气，此气之来，无论老少强弱，触之者即病。"经呼吸道飞沫和密切接触传播是本病毒主要传播途径，经鼻腔、口腔、眼睛、肛门、生殖泌尿黏膜感染。由于在粪便及尿中可分离到新型冠状病毒，应注意粪便及尿对环境污染造成气溶胶或接触传播，被病毒感染的物品也可传播。

（1）呼吸道传播 经呼吸道飞沫和密切接触传播是主要的传播途径。即通过与患者近距离接触，吸入患者呼出的含有病毒颗粒的飞沫。

（2）气溶胶传播 在相对封闭的环境中经气溶胶传播，为严重流行疫区的医院和个别社区暴发的传播途径之一，易感者可以在未与新型冠状病毒感染患者当面接触的情况下，不同时间同一空间交集有可能因为吸入了悬浮在空气中含有新冠病毒而感染本病。

（3）接触传播 接触被病毒污染的物品后也可造成感染。通过直接接触患者的呼吸道分泌物、消化道排泄物或其他体液，或者间接接触被污染的物品等，也会导致感染。

（4）其他 患者粪便中的病毒经建筑物的污水排放系统和排气系统造成环境污染，可能引起传播感染。

3. 易感人群 人群普遍易感。发病者以成年人多，儿童感染率较低。新型冠状病毒感染患者的密切接触者，如家庭成员、同一个社区生活的均是高危人群。感染后或接种新型冠状病毒疫苗，或服中药预防药后，可获得一定的免疫力。

4. 重症病例的高危人群 高危人群感染新冠病毒后容易发展为重症危重症。多见于老年人、有慢性基础疾病者、免疫功能缺陷、晚期妊娠和围产期女性、肥胖、重度吸烟等人群。

（1）大于 60 岁的老年人。

（2）有心脑血管疾病（含高血压）、慢性肺部疾病、糖尿病、慢性肝脏、肾脏疾病、肿瘤等基础疾病者。

（3）免疫功能缺陷（如艾滋病患者、长期使用皮质类固醇或其他免疫抑制药物，导致免疫功能减退状态）。

（4）肥胖（体质指数≥30）。

（5）晚期妊娠和围产期女性。

（6）重度吸烟者。

（三）发病机制与传变规律

1. 基本病机　本病感受湿毒之疫，基本病机为"湿、毒、热、痰、瘀"犯肺阻肺，疫毒损耗正气。本病具有湿疫之毒犯肺、壅肺、闭肺，以及扰及心营等疫病病程发展的阶段性特点。湿疫之毒经口鼻首先犯肺，以肺系为中心，由肺卫到肺气分，进一步入营到血。可顺传阳明胃肠，也可逆传心包；还可累及心、肝肾脑等。其病性为湿毒，在发病早期常出现湿犯卫表或湿热犯肺之态，若不能速解，多数则转为湿毒化热。湿毒侵犯人体，素体阳虚寒湿者，或处于寒冷气温环境中，本病可出现湿从寒化兼寒邪。病理为湿疫蕴毒、化热、痰湿、血瘀、正虚。严重者疫毒闭肺，湿热疫毒不能解除，热入营血，热毒血瘀逆传心包；肺气郁闭，严重可致肺之化源绝，内闭外脱而死亡。

2. 病机演变　发病早期感受新冠病毒之湿毒疫邪，湿为阴邪黏腻，湿邪郁肺阻滞气机，湿毒疫邪上犯口鼻，鼻咽不利，可见鼻塞流涕、咽痛，湿毒郁阻肺气，不能通达鼻窍、咽喉，可见嗅觉或味觉减退；肺主表主皮毛，正邪交争于肺卫肌表，表气郁滞可见发热、恶寒、身痛、肢体困倦等；肺气失于宣降，故干咳、少痰；湿邪化热则咽干咽痛。湿毒疫邪顺传阳明，侵袭胃肠，胃肠升降不利，或可见恶心、腹泻；湿毒疫邪迅速损伤肺气，故乏力、气短。素体正气充沛或接种新冠疫苗之后、感受疫邪较轻，发病后（核酸检测阳性）无明显发热或仅有眼部不利、全身酸沉等不典型症状，是谓无明显症状感染者。如进一步正胜邪退则疾病向愈，如进一步正虚邪盛则进展为普通型或重型。

中期湿疫毒邪深入，湿蕴化热，出现湿热疫毒壅肺，湿热流连气分，邪郁而化热，湿热壅肺，肺气宣降无力，则干咳气促、喘息憋气，甚至呼吸困难；肺部CT有渗出影出现增大。肺与大肠相表里，湿热进入阳明，腑实不通，可见便秘或大便黏腻。此期常见普通型。

湿热疫毒之邪继续深入，病情急重。热入营血逆传心包，部分患者可出现高热持续不退、烦躁、神昏。湿热疫毒壅肺入营血，则舌绛红，苔黄厚腻，脉滑数。肺气不宣与腑实不降，形成恶性循环，湿热疫毒壅结于肺，肺气郁闭，肺失宣降；湿热壅肺，气不流津，津液停滞，化生湿浊，湿浊被热煎熬，蕴结为黏稠痰浊，更加壅阻闭肺，肺失宣降，清气不能纳入，则喘息气促呼吸困难，干咳痰难咳出，血氧下降。热毒煎灼耗血，伤营阴而为瘀，肺气郁闭，不能朝百脉，加重血瘀，肺络阻滞。肺气郁闭，湿痰浊聚，热毒血瘀，故形成湿热痰浊瘀阻于肺络聚结之态，肺部影像大面积渗出实变。湿痰浊瘀蒙蔽心包，故躁扰不安。心肺同居上焦，湿痰浊热毒血瘀闭于心肺，肺无力主治节，可见心悸心慌，唇爪甲发绀，舌紫暗。湿热疫毒耗伤正气，气阴虚损加重则极度气短，疲乏无力，口舌干燥。湿痰浊瘀毒闭于心肺，则舌绛红或紫绛，舌苔黄腻垢浊，脉滑数。患者CT表明进展期双肺渗出实变影增大、多叶出现。此期多见于重症期。

疫毒之邪进一步深入，湿热毒聚痰浊瘀闭肺，肺之化源欲绝，清气不能纳入，病情加重，故呼吸极度困难，喘息气促，呼多吸少，血氧严重下降。肺病及心，肺气欲绝，内闭外脱，严重者心阳暴脱，出现血压下降，四末发冷，冷汗淋漓。可见舌暗紫，苔黄腻。肺之化源欲绝，内闭外脱脉沉细。进一步湿毒与痰浊瘀闭全身气机，闭阻清窍，气机不达，而进入热深厥深的状态，可见胸腹灼热、手足逆冷等。此期多见于危重症。

疫毒之邪渐退到恢复期，余邪未尽，正气耗伤为主。恢复期湿热疫毒渐去，气阴损伤日益突出，可见气短、神疲乏力、自汗、口干咽燥。若脾气虚弱，不能运化，则乏力纳差。余邪留滞，肺失宣降，可见咳嗽、气喘、胸闷。部分患者症状消失，但核酸检测仍阳性，为肺脾亏虚，湿毒尚存。

（四）病理

新型冠状病毒感染对于机体损害范围较广，病毒侵犯可引起全身各系统损伤，重症病例肺、脑、脾、淋巴结、心、肝、肾、胃肠等各系统受累。各器官组织细胞坏死、充血、水肿；脏器小血管可见内皮细胞脱落、内膜或全层炎症、微血栓或透明血栓形成；各器官组织可见单核细胞、淋巴细胞或中性粒细胞等浸润。各器官组织可呈新型冠状病毒核酸检测阳性，如鼻咽和胃肠黏膜及睾丸和唾液腺等器官可检测到新型冠状病毒。

肺脏呈不同程度的实变，实变区主要呈现弥漫性肺泡损伤和渗出性肺泡炎；肺泡腔内见浆液、纤维蛋白性渗出物及透明膜形成；肺内各级支气管黏膜部分上皮脱落，腔内可见渗出物和黏液栓。还伴有细菌和（或）真菌感染，肺组织微血管病变，易见灶性出血、出血性梗死、肺血管炎、血栓栓塞形成等。病程较长的病例可见肺泡腔渗出物机化（肉质变）和肺间质纤维化。

三、中西医诊断与鉴别诊断

（一）疾病诊断

根据流行病学、症状体征、实验室检查、影像检查、病原学检查以明确诊断，尤其是新型冠状病毒感染核酸检测阳性和病原学基因发现同源基因，是明确诊断的最重要指标。流行病学、症状体征、实验室检查、影像检查符合该病诊断者为疑似病例。疑似病例者新型冠状病毒感染核酸检测阳性为确诊病例。

1. 流行病学史　发病前14天内有病例报告社区的旅行史或居住史；或与新型冠状病毒感染者或无症状感染者有接触史；或曾接触过来自有病例报告社区的发热或有呼吸道症状的患者；聚集性发病：两周内在小范围如家庭、办公室、学校班级等场所，出现2例及以上发热和或呼吸道症状的病例。

2. 症状与体征

（1）症状　以发热、干咳、乏力为主要表现，部分患者有鼻塞、流涕、咽痛、肌痛、嗅觉味觉减退或丧失、结膜炎、腹泻等症状。新冠疫苗注射后部分患者在感染新型冠状病毒后可无明显临床症状。

重症患者多在发病1周后出现气喘、呼吸困难和（或）低氧血症，严重者可快速进展为急性呼吸窘迫综合征、脓毒症休克、难以纠正的代谢性酸中毒和出凝血功能障碍及多器官功能衰竭等。极少数患者还可有中枢神经系统受累及肢端缺血性坏死等表现。

（2）体征　早期肺部体征不明显，重型、危重期患者可出现湿啰音或肺实变体征。

3. 实验室检查

（1）一般检查　发病早期外周血白细胞总数正常或减少，可见淋巴细胞计数减少，部分患者可出现肝酶、乳酸脱氢酶、肌酶、肌红蛋白、肌钙蛋白和铁蛋白增高。多数患者 C 反应蛋白（CRP）和血沉升高，降钙素原正常。重型、危重型患者可见 D - 二聚体升高，外周血淋巴细胞进行性减少，炎症因子升高。

（2）病原学及血清学检查　①病原学检查：采用 RT - PCR 和（或）NGS 方法，在鼻咽拭子、痰和其他下呼吸道分泌物、血液、粪便、尿液等标本中，可检测出新型冠状病毒核酸阳性。②血清学检查：新型冠状病毒特异性 IgM 抗体、IgG 抗体阳性；发病 1 周内阳性率均较低。由于试剂本身阳性判断值原因，或者体内存在干扰物质，或者标本原因抗体检测可能会出现假阳性。

4. 影像学表现　肺部 CT 早期呈现多发小斑片影及间质改变，以肺外带明显。进而发展为双肺多发磨玻璃影、浸润影，严重者可出现肺实变，胸腔积液少见。危重证时心功能不全患者，可见心影增大和肺水肿。

（二）临床分型

1. 轻型　临床症状轻微，影像学未见肺炎表现。

2. 普通型　具有发热、呼吸道症状等，影像学可见肺炎表现。

3. 重型

（1）成人重型　高危人群大于 60 岁及有内伤基础疾病史，或肥胖、晚期妊娠等患者，应高度重视是否转为重型、危重型。

成人符合下列任何一条要考虑重型：①出现气促，RR≥30 次/分。②静息状态下，吸空气时指氧饱和度≤93%。③动脉血氧分压（PaO$_2$）/吸氧浓度（FiO$_2$）≤300mmHg（1mmHg = 0.133kPa）；高海拔（海拔超过 1000 米）地区应根据以下公式对 PaO$_2$/FiO$_2$ 进行校正：PaO$_2$/FiO$_2$ × ［760/大气压（mmHg）］。④临床症状进行性加重，肺部影像学显示 24 ~ 48 小时内病灶明显进展 >50% 者。

（2）儿童重型　有基础疾病（先天性心脏病、支气管肺发育不良、呼吸道畸形、异常血红蛋白、重度营养不良等），有免疫缺陷或低下（长期使用免疫抑制剂）的儿童和新生儿，要警惕易出现重型危重型。

儿童符合下列任何一条，可诊断为重型：①持续高热超过 3 天。②出现气促（<2 月龄，RR≥60 次/分；2 ~ 12 月龄，RR≥50 次/分；1 ~ 5 岁，RR≥40 次/分；>5 岁，RR≥30 次/分），除外发热和哭闹的影响。③静息状态下，吸空气时指氧饱和度≤93%。④辅助呼吸（鼻翼扇动、三凹征）。⑤出现嗜睡、惊厥。⑥拒食或喂养困难，有脱水征。

（3）危重型　符合以下情况之一者，考虑为危重型：①出现呼吸衰竭，且需要机械通气。②出现休克。③合并其他器官功能衰竭，需 ICU 监护治疗。

（三）中医证候诊断

早期发热乏力为主，轻型患者无肺炎表现，曾接种过疫苗者，无典型症状或轻症为主。病情进展多在发病7天后出现呼吸困难和（或）低氧血症重症或危重症。一般14天后邪去正胜，进入恢复期。

1. 早期 多见于发病1~7天，以发热、乏力、干咳为主要表现，少部分人无明显发热，轻型肺部无炎症表现，普通型有肺部小斑片磨玻璃影。早期常见轻型邪犯肺卫证、湿热犯肺证、湿毒犯肺证，普通型湿毒蕴肺证。

（1）**轻型邪犯肺卫证** 咽部不适，咽干或咽痛，全身酸沉，疲乏无力，干咳，舌边尖红，苔薄白或腻，脉浮。

（2）**轻型湿热犯肺证** 发热伴恶寒，无汗或少汗，全身疼痛或酸沉，疲乏无力，咽痛，咳嗽痰黏，舌红苔黄腻，脉浮数或濡数。

（3）**轻型湿毒犯肺证** 低热或不发热，恶寒、乏力，周身酸痛，咳嗽，纳呆，恶心呕吐。舌淡，苔腻，脉濡或滑。

（4）**普通型湿毒蕴肺证** 发热，咳嗽，痰少或黄痰，乏力，气喘气促憋闷，腹胀便秘。舌质暗红，苔黄厚腻，脉滑数或弦滑。

2. 进展期 进展期常在感染后7~14天出现，疫毒不能解除，病情进展为重型，发热持续，气喘憋闷加重，出现呼吸困难和（或）低氧血症，肺部CT渗出实变影增多增大。常见重型疫毒闭肺证。

重型疫毒闭肺证 发热面赤，咳嗽痰黄黏，或痰中带血，气喘气促，胸闷憋气，疲乏倦怠，恶心纳差，大便不畅，小便短赤。舌红绛，苔黄浊腻，脉滑数。

3. 危重期 疫毒持续深入，多在感染发病后10~14天出现，危重者可快速进展为急性呼吸窘迫综合征、脓毒症休克、出凝血功能障碍及多器官功能衰竭等。危重型患者可为中低热甚至无明显发热。

危重型内闭外脱证 呼吸困难、动辄气喘或需要机械通气，伴神昏，烦躁，汗出肢冷，舌质紫暗，苔厚腻或燥，脉沉微细或浮大无根。

4. 恢复期 多在10天或14天后进入恢复期，发热退、咳嗽气喘减轻，肺部病变吸收减少。少部分患者发热咳喘消失，但核酸检测仍为阳性。常见气阴两虚证。

气阴两虚证 气短，倦怠乏力，纳差，口干，干咳、心悸等。舌淡嫩或淡红少津，脉细或虚无力。

（四）鉴别诊断

1. 新型冠状病毒感染轻型表现要与其他病毒引起的上呼吸道感染相鉴别。

2. 新型冠状病毒感染主要与流感病毒、腺病毒、呼吸道合胞病毒等其他已知病毒性肺炎及肺炎支原体感染鉴别，尤其是对疑似病例，要尽可能采取包括快速抗原检测和多重PCR核酸检测等方法，对常见呼吸道病原体进行检测。

3. 新型冠状病毒感染还要与非感染性疾病，如血管炎、皮肌炎和机化性肺炎等鉴别。

4. 新型冠状病毒感染儿童患者出现皮疹、黏膜损害时，需与川崎病鉴别。

四、中西医治疗

本病病程发展具有明显的阶段性特点和轻型、普通型、重型等，治疗应分期分型论治。中医药早期介入治疗，是截断病情进展，减少危重症、降低病死率的关键。西医治疗以对症支持治疗为主，中医辨证性，分病期，定病位，审病势，明病理，更加精准施治，缩短发热时间，减轻症状。中西医协同救治危重症，疗效最好。轻型病例实行集中隔离管理对症治疗和病情监测。普通型、重型、危重型病例和有重型高危因素的病例，应在定点医院集中治疗；重型、危重型病例、有高危因素且进展迅速有重症倾向的患者，应当尽早收入 ICU 治疗。

（一）辨证要点

根据症状、体征、检查指标分辨患者病期病程、轻重、热势、呼吸困难程度、气阴损伤情况，舌象变化也是作为辨识的关键要点。监测体温、血氧饱和度变化，及时检查血常规、动脉血气分析、生化、肺部 CT 等，胸片及肺部 CT 影像和血氧变化可判定病情轻重和病情变化，影像显示磨玻璃影增多，实变渗出扩大、血氧逐渐下降，可判定病情加重和病程进展。

（二）治疗原则

早治疗：早期诊断隔离，及早使用中医药。重祛邪：该病为湿毒疫邪从口鼻外受，明代吴又可治疫强调"逐邪为第一要义"，要重视化湿解毒。发病早期受天气寒冷或个体阳虚体质的影响，可有寒湿犯肺，应注意温散寒湿；湿热态势出现，应立即化湿清热。早扶正：疫毒伤人迅速耗伤正气，故在患病早期有虚象出现时，应及时扶正。重活血：湿毒疫容易入血形成瘀血，甚至微小血栓，应注重活血化瘀治疗。防传变：病机初见端倪即可采取措施，用药先于病机病势，以阻截传变，减少由轻症转为危重症，防范其他脏器的损伤。

本病湿毒疫，湿性黏滞，注意香燥化湿药根据病期病情选用，轻症芳香化湿理气舒郁，湿浊较重苦温燥湿化湿。随着发热持续病程进展，湿热相合，加重病情，不易速解，采用清化之法，化湿清热解毒同用，根据湿热的多少轻重，选择清热药和化湿药。化湿药香燥虽能除湿，但容易伤津液，常出现湿未尽化、津液先伤之态，湿热化燥热毒阴伤者，还要注意燥湿药适可而止。

监测血常规、血凝、血气血氧等指标，注意水、电解质和酸碱平衡，合理使用抗病毒药、免疫调节剂、糖皮质激素、抗凝等药物。加强营养支持和器官功能保护，预防和治疗继发感染，及时处理并发症。重症缺氧及时给予有效氧疗措施，包括鼻导管、面罩给氧和经鼻高流量氧疗、呼吸机支持等。

（三）分期分型分证治疗

1. 早期

（1）邪犯肺卫证

证候：咽部不适，咽干或咽痛，全身酸沉，疲乏无力，干咳，舌边尖红，苔薄白或腻，脉浮。

治法：化湿透邪，清热利咽。

方药：三仁汤合银翘散加减。杏仁6g，薏苡仁15g，白豆蔻6g，金银花10g，连翘10g，薄荷9g（后下），牛蒡子9g，淡竹叶9g，藿香9g，桔梗9g，荆芥10g。

加减：头痛重加白芷9g，藁本9g；咽痛重加玄参12g，板蓝根9g。

中成药：可选用银黄颗粒、双黄连口服液、感冒清热颗粒等中成药，可选用1种口服。

（2）湿热犯肺证

证候：发热伴恶寒，无汗或少汗，全身疼痛酸沉，疲乏无力，咽痛，咳嗽痰黏，舌红苔黄腻，脉浮数或濡数。

治法：宣肺泄热，化湿解表。

方药：柴胡升降散加减。柴胡9g，黄芩9g，蝉衣6g，僵蚕9g，金银花15g，连翘15g，藿香9g，羌活9g，生薏苡仁30g，紫苏叶9g，牛蒡子9g，杏仁9g，桔梗9g。

加减：便秘加生大黄粉3g，分2次冲服；胃脘胀满，呕恶，大便黏腻，加砂仁6g（后下），厚朴9g。

中成药：金花清感颗粒、连花清瘟颗粒、疏风解毒胶囊、小柴胡颗粒，可选择1种服用。

针刺治疗：针刺大椎、合谷、风池等穴，平补平泻，留针20~30分钟，每日1次。

（3）轻型湿毒犯肺证

证候：低热或不发热，乏力，周身酸痛，咳嗽，纳呆恶心呕吐。舌淡苔腻，脉濡或滑。治法：化湿解毒。

方药：达原饮加减。槟榔10g，草果5g，厚朴10g，苍术10g，黄芩15g，知母10g，连翘15g，大青叶10g，柴胡10g，赤芍10g。

加减：恶寒，身痛重，加羌活、荆芥；咳嗽重加前胡、桔梗、生麻黄、杏仁；咽痛重、热毒内盛，加板蓝根10g，金银花10g，牛蒡子10g；便秘者加枳实12g，生大黄10g。

中成药：藿香正气口服液、荆防败毒颗粒等口服，可选用1~2种口服。

针刺治疗：针刺大椎、曲池、合谷、外关、中冲等穴，平补平泻，留针20~30分钟，每日1次。

（4）普通型湿毒蕴肺证

证候：发热，咳嗽，痰少或黄痰，乏力，气促憋闷，腹胀便秘。舌质暗红，苔黄厚腻，脉滑数或弦滑。

治法：宣肺化湿，清热解毒。

方药：宣肺败毒方加减。生麻黄6g，苦杏仁15g，生薏苡仁30g，苍术10g，广藿香15g，生石膏30g，青蒿12g，虎杖20g，马鞭草30g。

加减：高热者加连翘10g，金银花10g；痰多者加芦根30g，化橘红10g，葶苈子15g；乏力明显者加党参10g，黄芪10g；口干口渴，舌红，苔少，阴伤化燥者，加沙参15g，麦冬15g，玄参15g。

中成药：金花清感颗粒、连花清瘟胶囊等药物口服。

针刺治疗：针刺大椎、列缺、合谷、手三里等穴，平补平泻，留针 20 ~ 30 分钟，每日 1 次。

2. 进展期

重型疫毒闭肺证

证候：发热面赤，咳嗽痰黄黏，或痰中带血，气喘气促，胸闷憋气，疲乏倦怠，恶心纳差，大便不畅，小便短赤。舌红绛，苔黄浊腻，脉滑数。

治法：宣肺解毒。

方药：化湿败毒加减。生麻黄 6g，杏仁 9g，生石膏 30g，藿香 10g（后下），厚朴 10g，苍术 15g，草果 10g，法半夏 9g，茯苓 15g，生大黄 5g（后下），生黄芪 10g，葶苈子 10g，赤芍 10g。

加减：口唇紫暗者加丹参 15g，地龙 10g；口干口苦者加金银花 10g，板蓝根 15g；伴有高热烦渴者，可合入清营汤加减。

中药注射剂：0.9% 氯化钠注射液 250mL，加喜炎平注射液 100mg，每日 2 次；或 0.9% 氯化钠注射液 250mL，加热毒宁注射液 20mL；或 0.9% 氯化钠注射液 250mL，加痰热清注射液 40mL，每日 1 次。根据个体情况可选择 1 种。

针刺治疗：针刺大椎、太冲、列缺、太溪等穴，平补平泻，留针 20 ~ 30 分钟，每日 1 次。

氧疗：氧合指数为动脉血氧分压/吸入氧浓度百分比（PaO_2/FiO_2），正常值为400 ~ 500mmHg。当 PaO_2/FiO_2 低于 300mmHg 时，立即给予鼻导管或鼻面罩吸氧（空气中的氧浓度为 21%，如果是使用鼻导管吸氧，每分钟的氧流量每增加 1L，浓度增加 4%，如氧流量为 5L/min，则氧浓度为 41%，鼻导管吸氧多不能超过 5L/min）。

抗病毒治疗：①PF – 07321332/利托那韦：适用于轻型、普通型有高危因素者，300mgPF – 07321332 与 100mg 利托那韦同时服用，每 12 小时 1 次，疗程 5 天。②阿兹复定片：适用于普通型新型冠状病毒感染成年患者。每次 5mg，每日 1 次，空腹口服。③单克隆抗体：安巴韦单抗，适用于轻型、普通型有高危因素者，安巴韦单抗 1000mg 加生理盐水 100mL，缓慢序贯静脉滴注大于 1 小时。④新型冠状病毒感染人免疫球蛋白：适用于病程早期有高危因素、病毒载量高、病情进展快者；轻型 100mg/kg、普通型 200mg/kg、重型 400mg/kg，静脉滴注，总次数不超过 5 次。

糖皮质激素：缺氧严重氧合指标进行性恶化、影像学进展迅速、机体炎症反应过度激活状态的患者，酌情短期内（不超过 10 日）使用糖皮质激素，建议地塞米松每日 5mg，或甲泼尼龙每日 40mg。

白细胞介素 6 抑制剂托珠单抗：对于双肺广泛病变者及重型患者，且实验室检测 IL – 6 水平升高者，可试用。

抗凝治疗：具有高危因素且病情进展较快者，无禁忌情况下，可给予低分子肝素或普通肝素抗凝治疗。发生血栓栓塞时，按照相应指南处理。

3. 危重期

危重型内闭外脱证

证候：呼吸困难，动辄气喘，血氧下降需要机械通气，伴神昏，烦躁，汗出肢冷，舌质紫暗，苔厚腻或燥，脉沉微细或浮大无根。

治法：开闭固脱。

方药：参附汤加减。人参 15g，附子 10g，山茱萸 15g。送服苏合香丸或安宫牛黄丸，每次 1 丸，每日 2 次。

加减：出现汗者加五味子 10g，麦冬 20g；腹胀便秘或大便不畅者，可用厚朴 15g，生大黄 10g。

中成药及中药注射剂：参附注射液、生脉注射液、参麦注射液。使用 1～2 种中药注射剂，可与中药汤剂联合使用。葡萄糖注射液 250mL，加参麦注射液 100mL，静脉滴注，每日 1～2 次。葡萄糖注射液 250mL，加生脉注射液或参附注射液 20～60mL，静脉滴注，每日 1～2 次。

针刺治疗：针刺太溪、膻中、关元、百会、足三里、素髎等穴，平补平泻，留针 20～30 分钟，每日 1 次。

危重症救治：危重症患者需收入 ICU 综合救治，及早纠正休克和出凝血功能障碍，采取呼吸和循环支持治疗方案，加强脏器支持、营养支持等治疗。①呼吸支持及气道管理：PaO_2/FiO_2 低于 150mmHg，应考虑气管插管，实施有创机械通气。②体外膜肺氧合（ECMO）：在最优的机械通气条件下，仍然缺氧严重，可使用 ECMO。③循环支持：危重型患者可合并休克，应在充分液体复苏的基础上，合理使用血管活性药物。④肾衰竭治疗：危重期发生肾急性衰竭，当出现高钾血症或严重酸中毒，或利尿无效的肺水肿，或水负荷过多时，可用肾透析等替代治疗。

4. 恢复期

气阴亏虚证

证候：气短，倦怠乏力，纳差，口干，心悸等。舌淡嫩或淡红，脉细或虚无力。

治法：益气养阴。

方药：麦门冬汤加减。麦冬 15g，党参 15g，法半夏 9g，炒薏苡仁 15g，大枣 6g，甘草 6g。

加减：口中黏腻加藿香 10g，佩兰 10g；痰多者加浙贝母 10g，莱菔子 10g，冬瓜子 10g；舌暗红、气喘者，肺部 CT 有纤维化改变，加三七 6g，红景天 10g，乳香 6g；低热或自觉身热，加白薇 10g，银柴胡 10g，地骨皮 15g。

中成药：生脉饮口服液 20mL，每日 3 次。

针刺治疗：针刺手足三里、合谷、中脘、列缺、太溪等穴，平补平泻，留针 20～30 分钟，每日 1 次。或推拿大椎、肺俞、脾俞等夹脊穴，每次 3～5 分钟，每日 2 次。

五、中西医预防与调护

（一）预防

保持良好的个人及环境卫生，均衡营养，适量运动，充足休息，避免过度疲劳。提高健康素养，养成"一米线"、勤洗手、戴口罩、公筷制等卫生习惯和生活方式，打喷嚏或咳嗽时应掩住口鼻。保持室内通风良好，科学做好个人防护。出现呼吸道症状时，应及时到发热门诊就医。近期与确诊、疑似病例有接触史的，应主动进行新型冠状病毒核酸检测。

对于易感人群的保护，接种疫苗是重要方法之一，易感人群应广泛接种疫苗。此外，可通过服用中药代茶饮以顾护正气，未病先防。适用于流行期间成年普通人群的预防方：生黄芪3g，桑叶3g，苍术3g，金银花3g，陈皮2g，白茅根3g，代茶饮；儿童群体的预防方：北沙参6g，金银花6g，连翘6g，苍术6g，桔梗6g，莱菔子8g，芦根15g，生白术5g，葱白5g，每日1剂，早晚分2次服用。

（二）调护

调护的原则为减少氧耗，保护肺脏功能。在疾病进展期应注意清淡饮食，保证充足营养，舒畅心情，避免焦虑恐惧。在中医方舱医院的临床实践表明，轻症患者或疾病的恢复期，可以根据个体耐受程度，练习八段锦、太极拳、六字诀等，以改善肺脏功能；也可以采用耳穴贴敷神门穴、肺点、交感等穴位，改善咳嗽、失眠、焦虑症状。

第六章 流行性感冒 ▷▷▷▷

一、概述

流行性感冒（influenza）简称流感，是由流感病毒引起的一种急性呼吸道传染病。流感病毒传染性强，人群普遍易感，发病率高，起病急，全身症状较重，如发热、头痛、全身酸痛、乏力等，婴幼儿、老年人和患有慢性基础疾病等高危人群病情较重、病死率较高。

2000多年来，人类就记载过30余次类似流感的疾病流行，自20世纪以来，流感有六次世界性的大暴发，其中1918年的大流行造成了数千万人死亡。2009年世界卫生组织宣布全球H1N1流感大流行。季节性流感每年都有流行，仍对人类造成严重的危害。

流感属于疫病范畴，为时行感冒。中医药学在数千年的临床实践中积累了较为丰富的诊疗经验，如汉代张仲景《伤寒论》、明清时期温病学等都为流感治疗奠定了基础。清代林佩琴《类证治裁·伤风》首先提出了"时行感冒"之名，明确了流感类病变的流行性、传染性、季节性特征。

二、中西医病因病机及传变规律

（一）病因

中医学认为，该病是由疫疠邪气侵袭人体而致病，近年来国内中医药学界临床流行病学调查显示，此病的病邪性质多以风热毒邪多见，邪气特性与不同年份气候的异常，如气候突变、寒温失调、雨雪多寡相关。季节气候、地理区域不同和患者体质情况的不同，其临床表现可有差异。如我国北方地区冬春季节性流感，因北方冬季，虽室外严寒，但屋内温暖如春，加上饮食结构的改变，辛辣、快餐、高热量、进补等，导致体内多郁热，而多见外寒内热证；我国南方地区降水多气候湿润，因此，夏季流感及冬季流感常表现为风热兼夹湿邪之证。

人体对时行感冒普遍易感，高危人群如儿童、老人、孕妇，以及患有慢性疾病人群，其发病病情较重、重症发生率高、病死率高。中医学认为，人体体质的差异及正气偏胜偏衰的状态偏颇，以及正气状态，决定着本病病情的轻重与预后，并影响流感的顺逆传变和病证特点。

人流感病毒为单链负链RNA病毒，属于正黏病毒科，病毒颗粒呈球形或杆状，直径80~120nm。根据核蛋白和基质蛋白抗原性的不同，将流感病毒分为甲、乙、丙、丁四型。根据血凝素（HA）和神经氨酸酶（NA）的不同，可将甲型流感分为18个H亚型（HI – H18）和 11 个 N 亚型（N1 – N11）。目前，感染人的主要是甲型流感病毒中的 H1N1、H3N2 亚型及乙型流感病毒中的 Victoria 和 Yamagata 系。

易于发生变异是流感病毒的一大特点，其中甲型流感尤甚，主要是血凝素（HA）和神经氨酸酶（NA）的变异。流感病毒发生变异的形式主要是抗原漂移（antigenic drift）和抗原转换（antigenic shift）两种形式。

流感病毒不耐热，在 100℃ 1 分钟或 56℃ 30 分钟即可将其灭活，对酸和乙醚不耐受，对紫外线及乙醇、碘伏、碘酊等常用消毒剂均很敏感。但对干燥及低温有相当强的耐受力，能在真空干燥下或 –20℃ 以下长期存活。

（二）流行病学特点

流感常突然发生，迅速蔓延，于 2 ~ 3 周内病例数达高峰，发病率较高，流行期多持续 6 ~ 8 周，我国北方多在冬春季暴发流行。潜伏期一般为 1 ~ 7 天，多为 2 ~ 4 天。

1. 传染源　流感患者和隐性感染者是流感的主要传染源。病毒在人体呼吸道分泌物中一般持续排毒 3 ~ 6 天，儿童、免疫功能受损患者排毒时间可超过 1 周。

2. 传播途径　流感主要通过打喷嚏和咳嗽等飞沫传播，经口腔、鼻腔、眼睛等黏膜直接或间接接触感染。接触被病毒污染的物品也可通过上述途径感染。

3. 易感人群　人群普遍易感。感染后对同一亚型会获得一定程度的免疫力，但不同亚型间无交叉免疫，故人体可反复患病。接种流感疫苗可有效预防相应亚型的流感病毒感染。

4. 重症病例的高危人群　下列人群感染流感病毒，较易发展为重症病例，应给予高度重视，尽早给予抗病毒药物治疗，进行流感病毒核酸检测及其他必要检查。

（1）年龄 <5 岁的儿童（年龄 <2 岁更易发生严重并发症）。

（2）年龄≥65 岁的老年人。

（3）伴有以下疾病或状况者：慢性呼吸系统疾病、心血管系统疾病（高血压除外）、肾病、肝病、血液系统疾病、神经系统及神经肌肉疾病、代谢及内分泌系统疾病、免疫功能抑制（包括应用免疫抑制剂或 HIV 感染等致免疫功能低下）。

（4）肥胖者［体重指数（body mass index，BMI）大于 30，BMI = 体重（kg）/身高（m）^{2}］。

（5）妊娠及围产期妇女。

（三）发病机制与传变规律

1. 基本病机　本病为感受风热疫毒为病，以风热疫毒犯肺郁肺为基本病机，以肺系为中心病位。其病性为风热疫毒，病理为毒热、正虚。流感初期疫毒之邪初犯，常表现为表里同病、外寒内热、卫气同病；若未及时治疗，或因内伤基础存在，风热疫毒之邪深入，则可见热毒壅肺、热毒内陷于营血，甚则内闭外脱。

2. 病机演变　流感疫疠邪气多经口鼻而入，温邪上受首先犯肺，顺传阳明，逆传心包，旁及肝肾。患者早期起病后，很快出现卫表和上焦肺系的症状，多易形成表寒里热的病机，俗称"寒包火"，多表里合病，外有表邪束表，内有肺失宣降，起病即高热，恶寒，无汗，咽痛，周身酸痛，轻咳少痰，舌红，苔薄，脉浮紧而数。

若高热持续，咳嗽频剧，口渴，腹胀，便秘，烦躁，喘促，苔黄腻，脉转滑数者，多为热毒壅肺，肺胃热盛，肺肠同病。若毒邪闭肺，气营两燔，可见心悸，躁扰不安，谵妄，喘急气促，唇甲发绀，舌暗红绛，苔黄厚腻。若正虚邪盛，毒热由气分内陷营血，内闭外脱，病情危重，表现为呼吸困难，气急浅促，动则加重，鼻扇，咯粉红色血水，神识昏蒙、淡漠，汗出如涌，手足厥冷，口唇爪甲紫暗，舌红绛，脉细数或散乱。此时肺不主气，生气之化源衰竭。化源欲绝而见喘促，鼻扇，汗出如涌，脉搏散乱，甚则因血络损伤，而咳粉红血水，面色反黑，烦躁欲绝等症。正如《温病条辨·上焦》云："汗涌、鼻扇、脉散，皆化源欲绝之征兆也。""至粉红水非血非液，实血与液交迫而出，有燎原之势，化源速绝。""化源绝，乃温病第一死法也。"本病恢复期疫毒渐去，余邪未清，气阴两伤，故神倦乏力，气短，咳嗽，纳食不佳等。

（四）病理

甲、乙型流感病毒通过血凝素结合呼吸道上皮细胞含有唾液酸受体的细胞表面启动感染。流感病毒通过细胞内吞作用进入细胞，病毒基因组在细胞核内进行转录和复制。复制出大量新的子代病毒颗粒，这些病毒颗粒通过呼吸道黏膜扩散并感染其他细胞。流感病毒感染人体后，可以诱发细胞因子风暴，导致全身炎症反应，出现急性呼吸窘迫综合征、休克及多脏器功能衰竭，儿童可发生急性坏死性脑病。

病理变化主要表现为呼吸道纤毛上皮细胞呈簇状脱落、上皮细胞化生、固有层黏膜细胞充血、水肿伴单核细胞浸润等病理变化。重症肺炎可发生弥漫性肺泡损害。合并脑病时出现脑组织弥漫性充血、水肿、坏死。儿童急性坏死性脑病表现为丘脑为主的对称性坏死性病变，局部无明显炎症反应。合并心脏损害时，出现心肌细胞肿胀、间质出血、淋巴细胞浸润、坏死等炎症反应。

三、中西医诊断与鉴别诊断

（一）疾病诊断

根据流行病学、症状体征、实验室检查、影像检查、病原学检查来确定诊断，尤其病原学基因和核酸检查阳性，是确定诊断的最重要指标。

出现流感临床表现、有流行病学证据或流感快速抗原检测阳性，且排除其他引起流感样症状的疾病，为临床诊断病例。

出现流感临床表现，具有以下 1 种或以上病原学检测结果阳性：流感病毒核酸检测阳性、流感病毒分离培养阳性、急性期和恢复期双份血清的流感病毒特异性 IgG 抗体水平呈 4 倍或 4 倍以上升高，为确定诊断病例。

1. 流行病学史　流感发病季节，一个单位出现 2 例以上聚集性病例或一个地区出现大量上呼吸道感染患者，或医院门诊、急诊短时间内上呼吸道感染患者明显增加，国家及地区流感监测网显示流感样病例显著增多，流感亚型监测阳性率明显上升，提示流感进入流行期。

2. 症状与体征　主要以发热、头痛、肌痛和全身不适起病，体温可达 39～40℃，可有畏寒、寒战，多伴全身肌肉关节酸痛、乏力、食欲减退等全身症状，常有咽喉痛、干咳，可有鼻塞、流涕、胸骨后不适等。颜面潮红，眼结膜充血。部分患者以呕吐、腹痛、腹泻为特点，常见于感染乙型流感的儿童。无并发症者病程呈自限性，多于发病3~4天后体温逐渐消退，全身症状好转，但咳嗽、体力恢复常需1~2周。

流感最常见的并发症是肺炎，其他并发症有神经系统损伤、心脏损害、肌炎、横纹肌溶解综合征和脓毒性休克等。

3. 实验室检查

（1）一般检查 ①外周血常规：白细胞总数一般不高或降低，重症病例淋巴细胞计数明显降低。②血生化：部分病例出现低钾血症，少数病例肌酸激酶、谷草转氨酶、谷丙转氨酶、乳酸脱氢酶、肌酐等升高。

（2）病原学及血清学检查 ①流感病毒核酸检测：以反转录聚合酶链反应法检测呼吸道标本（咽拭子、鼻拭子、鼻咽或气管抽取物、痰）中的流感病毒核酸，最好采用实时反转录聚合酶链反应（real - time RT - PCR）。病毒核酸检测的特异性和敏感性最好，且能区分病毒类型和亚型。②流感病毒抗原检测（快速诊断试剂检测）：快速抗原检测方法可采用胶体金和免疫荧光法。由于快速抗原检测的敏感性低于核酸检测，因此，对快速抗原检测结果的解释，应结合患者流行病史和临床症状综合考虑。③流感病毒血清学检测：动态检测的IgG抗体水平恢复期比急性期有4倍或4倍以上升高，有回顾性诊断意义。④流感病毒分离培养：从呼吸道标本中分离出流感病毒。在流感流行季节，流感样病例快速抗原诊断和免疫荧光法检测阴性的患者，建议也做病毒分离。

4. 影像学表现 并发肺炎者影像学检查可见肺内斑片状磨玻璃影、多叶段渗出性病灶；进展迅速者，可发展为双肺弥漫的渗出性病变或实变，个别病例可见胸腔积液。

儿童并发肺炎者肺内片状影出现较早，多发及散在分布多见，易出现过度充气，影像学表现变化快，病情进展时病灶扩大融合，可出现气胸、纵隔气肿等征象。

（二）流感重症与危重症诊断

1. 重症 出现以下情况之一者：①持续高热>3天，伴有剧烈咳嗽，咳脓痰、血痰，或胸痛。②呼吸频率快，呼吸困难，口唇发绀。③神志改变：反应迟钝、嗜睡、躁动、惊厥等。④严重呕吐、腹泻，出现脱水表现。⑤合并肺炎。⑥原有基础疾病明显加重。

2. 危重症 出现以下情况之一者：①呼吸衰竭。②急性坏死性脑病。③脓毒性休克。④多脏器功能不全。⑤出现其他需进行监护治疗的严重临床情况。

（三）中医证候诊断

感染流感病毒1~3天后，初期出现发热、恶寒、周身酸痛、咳嗽等早期表现，常见外寒内热的疫邪犯肺证和热毒袭肺证。对于危重症患者，需注意运用西医学治疗方法，如液体治疗、呼吸机、ECMO等应用，但其中液体治疗易加重湿邪，易形成湿热胶结的局面，需注意芳化祛湿法的应用。而呼吸机、ECMO等呼吸支持，相当于补气温阳法，需注意预防加重里热邪实的情况。

（四）中医分期分型分证治疗

1. 初期（1~5 天）

（1）疫邪犯肺证

证候：发病初期 1~2 天，高热，恶寒，无汗，头痛，周身酸痛，咽痛，轻咳少痰。舌质红，苔薄，脉浮紧而数。

治法：散寒解表，清热宣肺。

方药：银翘散合麻杏石甘汤加减。金银花 15g，连翘 15g，炙麻黄 6g，杏仁 9g，生石膏 30g，桑叶 10g，菊花 10g，桔梗 10g，牛蒡子 15g，薄荷 6g（后下）。

加减：恶寒重，头身疼痛显著者，加羌活 10g，白芷 10g，荆芥 10g；苔腻加藿香 10g，佩兰 10g；咳嗽重加紫菀 10g，炙枇杷叶 10g；咽痛重加锦灯笼 10g，板蓝根 10g，玄参 15g。

中成药及中药注射剂：疏风解表、清热解毒类，如清开灵颗粒（或胶囊）、疏风解毒胶囊、柴银口服液、银翘解毒丸（或颗粒）、桑菊感冒片等。儿童可选儿童抗感颗粒、小儿豉翘清热颗粒等。可选 1~2 种口服。

针刺治疗：针刺风池、风府、大椎、风门、列缺、外关、合谷、迎香等穴，平补平泻，留针 20~30 分钟，每日 1 次。

（2）热毒袭肺证

证候：高热不退，咳嗽重，痰黏咯痰不爽，喘促，口渴，咽痛，目赤。舌质红，苔黄厚，脉滑数。

治法：清热解毒，宣肺止咳。

方药：麻杏石甘汤加减。炙麻黄 5g，杏仁 10g，生石膏 30g（先煎），知母 10g，浙贝母 10g，桔梗 10g，黄芩 15g，生甘草 10g。

①疫邪犯肺证　发病初期 1~2 天，高热，恶寒，无汗，头痛，周身酸痛，咽痛，轻咳少痰。舌质红，苔薄白或黄，脉浮紧而数。

②热毒袭肺证　高热不退，咳嗽重，痰黏咯痰不爽，喘促，口渴，咽痛，目赤。舌质红，苔黄厚，脉滑数。

2. 进展期　持续发热病情进展，肺部渗出实变阴影病变增大，常见毒热壅肺证，此期部分患者病情危重呼吸衰竭、休克等，出现毒热内陷、内闭外脱证。

（1）**毒热壅肺证**　高热持续，咳嗽频剧，少痰或无痰，喘急气促，腹胀，便秘；或伴心悸，躁扰不安，谵妄，唇甲发绀。舌红绛，苔黄厚，脉滑数。

（2）**毒热内陷、内闭外脱证**　高热，呼吸困难，气急浅促，动则加重，鼻扇，咯粉红色血水，神识昏蒙、淡漠，汗出如涌，手足厥冷，口唇爪甲紫暗。舌暗红绛，脉细数或散乱。

3. 恢复期　发热减退，咳喘好转，肺部病变减轻吸收，出现气阴两虚、正气未复证。

气阴两虚、正气未复证　神倦乏力，气短，咳嗽，痰少，纳差。舌暗或淡红，苔薄腻，脉弦细。

（五）鉴别诊断

除流感病毒外，多种病毒、细菌等病原体，亦可引起类似症状，如呼吸道合胞病毒、鼻病毒、腺病毒、副流感病毒、冠状病毒，以及肺炎支原体和嗜肺军团菌感染等。临床均表现为不同程度的恶寒、发热、乏力、头痛、肌痛、咳嗽、咳痰、胸闷和气促，称为流感样疾病（influenza like illness，ILI）。确诊需依据实验室检查，如病原体分离、血清学检查和核酸检测。

1. 普通感冒　普通感冒可由多种呼吸道病毒感染引起。除注意收集流行病学资料以外，通常流感全身症状比普通感冒重，而普通感冒呼吸道局部症状更突出。

2. 新型冠状病毒感染　由新型冠状病毒引起的一种具有明显传染性，可累及多个脏器系统的病变，临床上可分为轻症、普通型、重型与危重型。轻症以发热、乏力、咳嗽和干咳、胸闷、呼吸困难等呼吸道症状为主要表现。部分病例可有腹泻等消化道症状，普通型胸部影像学检查可见肺部炎性浸润影，重症病例则表现为明显呼吸困难，并迅速发展成为急性呼吸窘迫综合征。结合流行病学史，新冠病原核酸和抗体检测阳性，可做出新型冠状病毒感染的诊断。

3. 肺炎支原体、衣原体感染　肺炎支原体感染也有聚集性发病的特点，发热、头痛、肌痛等全身症状较流感轻，呛咳症状较明显，或伴少量黏痰。肺部感染时可伴有支气管肺炎类的影像学表现，结合病原体检测可确定诊断。

4. 嗜肺军团菌感染　夏秋季发病较多，并常与空调系统及水源污染有关。起病较急，畏寒、发热、头痛等全身症状较明显，呼吸道症状表现为咳嗽、黏痰、痰血、胸闷、气促，少数可发展为急性呼吸窘迫综合征；影像学炎症可见多发浸润影。呼吸道分泌物检测抗原和核酸。血清、尿间接免疫荧光抗体测定对早期诊断有帮助。

四、中西医治疗

中医药对于流感具有突出的疗效，对于重症流感救治也具有重要价值。2011年，国际权威医学期刊《内科学年鉴》（Ann Intern Med）发表了关于奥司他韦（达菲）和传统中药汤剂（麻杏石甘汤合银翘散加减方）治疗新型甲型H1N1流感的临床研究，结果显示中药汤剂可以显著降低甲流发热持续时间，其效果与达菲相仿或有更加优效趋势。

中医药早期介入流感治疗，可以缩短发热时间，减轻症状，是截断病情进展减少危重症的关键。西医治疗以对症支持治疗、抗流感病毒治疗为主；中西医协同对危重症救治。

（一）中医辨证要点

流感的辨证要点应以辨发热、辨顺逆、辨内伤基础为主。

1. 辨发热　流感多以高热为主症，以卫气同病为主，重点辨别邪气在表里的病位与病势，辨别风、热、寒、湿邪气的兼夹。我国北方地区冬季严寒而人体内燥热，因此，流感患者多见外寒内热并存，卫气同病，表里合病。

辨高热要结合伴随症状，以判断病情轻重和发展趋势。发病之初，以肺卫证为主，见发热，微恶风寒，口微渴，头身疼痛；或表现为卫气同病证，见热势迅速增高，口渴，舌红。病邪盛，正气不能祛邪外出，则邪气入里，出现肺胃气分热盛证候，见高热不退，咳嗽胸痛，喘急，甚或咯血。若发热不退，恶心呕吐，腹痛泄泻，舌苔厚腻，为热邪夹湿犯于胃肠。若邪盛正虚，邪毒入于心营，逆传心包，或犯于肝经，则见神昏谵语，四肢抽搐。本病病位主要在肺，肺主皮毛，与大肠相表里，与心相邻，故要注意辨病变的在表在里、在上在中、在气在营。

2. 辨顺逆 流感应以辨顺逆为先，分析病情的轻重，判断疾病发展的顺逆。《温疫论·原病》载："其变或从外解，或从内陷，从外解者顺，从内陷者逆。"顺传为温邪自肺传至胃肠的过程，指温邪在肺未传心包，气分之邪流连不入血分而邪留三焦，三焦不得从外解，而里结于阳明胃肠。如青壮成年人群，感受温邪虽发病急，高热、烦躁、周身疼痛、咽喉肿痛，症状较重，但病位较为轻浅，多为卫气同病，未传营血即从外解，多为顺证。

逆传则为温邪自肺卫内陷心营的过程，即"温邪上受，首先犯肺，逆传心包"。"肺主气属卫，心主血属营"，故肺和心包的病变与"卫""气""营""血"直接相关，温邪犯肺逆传心包的过程，包含自卫分传入营血分的过程。如婴幼儿、老年人，以及慢性内伤疾病基础者，如肺胀、哮证、喘证、胸痹、水肿、消渴等人群，感邪后高热持续，或可无发热，但精神萎靡，喘促气急，心悸，伴咯血，甚至出现发绀者，则多由卫气内陷入营，由肺转损及多脏，病情危重，多为逆证。

3. 辨内伤基础 具有宿疾等内伤基础者，发病时多呈现出内伤、外感并存的局面。内伤基础严重影响着外感疾病的传变与转归，故流感重症和死亡者大多为年迈体衰、婴幼儿或有慢性基础疾病者。内伤不仅指正气的虚损不足，人体体质的偏颇、内在阴阳的失衡也属于内伤范畴。临床发现，平素偏于内热体质者，感受外邪后易呈现温热证候，或外感后邪气易从热化燥而伤阴；若平素偏于阳虚体质者，感受外邪后易呈现虚寒证候，或邪气入里易寒化而伤阳，多表现为消化道症状，如呕吐、腹泻等。有慢性基础病者应随证施治。

（二）中医治疗原则

流感治疗需要把握病情发展的不同分期和阶段，确定治则治法。

1. 初期 初期疫邪犯肺阶段，流感初期多有卫气同病，以祛邪为先，不可单纯用辛温发汗解表，治法宜表里双解，应辛凉解表，同时重视清解里热，使疫邪得散，里热得清。以微汗出为度，以达汗出热退、缩短病程之功；如流感进展期肺胃热盛，胃肠同病，热毒壅肺，在热毒袭肺、壅肺阶段，治疗需宣肺通腑，开畅肺气，宣通胃肠，清热解毒，以使热毒从气分而解，把住气分关，防止逆传，减少重症和危重症发生率。

若正虚邪盛，毒热由气分内陷营血，而见内闭外脱之证，此时病情危重，毒热内盛而化源将绝，须扶正与祛邪并重。若温热邪气内传心包，则出现神昏、厥脱之证，应及时清热解毒，凉营开窍，益气固脱。重症危重症患者可酌情使用中药注射剂。

对于危重症患者，加减如下：便秘加生大黄6g（后下），瓜蒌20g；苔厚腻加法半夏9g，瓜蒌15g，厚朴10g；持续高热加青蒿15g，金银花20g，牡丹皮10g；若呕吐加竹茹 6g，紫苏叶 10g；腹泻加黄连 6g，木香 3g。

中成药及中药注射剂：清热解毒、宣肺止咳类，如金花清感颗粒、连花清瘟胶囊（颗粒）、银黄颗粒等。儿童可选小儿肺热咳喘颗粒（口服液）、小儿咳喘灵颗粒（口服液）。

针刺治疗：针刺大椎、风池、曲池、鱼际、合谷、少商穴、足三里等穴，平补平泻，留针 20～30 分钟，每日 1 次。

西医一般对症治疗：高热者可进行物理降温，或应用解热药物，如口服对乙酰氨基酚、布洛芬，纳肛吲哚美辛栓等。咳嗽、咳痰严重者，给予止咳祛痰药物，如氨溴索片等。

2. 进展期（5 天以上）

（1）毒热壅肺证

证候：高热持续，咳嗽频剧，少痰或无痰，喘急气促，腹胀，便秘；或伴心悸、躁扰不安，谵妄，唇甲发绀。舌红绛，苔黄厚腻，脉滑数。

治法：宣肺通腑，清热凉营。

方药：宣白承气汤加减。炙麻黄 6g，生石膏 30g（先煎），杏仁 10g，瓜蒌 30g，生大黄 6g（后下），知母 10g，鱼腥草 20g，葶苈子 10g，黄芩 10g，浙贝母 10g，青蒿 15g，赤芍 10g，生甘草 3g。

加减：腹胀便秘加枳实 10g，芒硝 6g（分冲）；持续高热，神昏，加羚羊角粉 0.6g（分冲）；喘促加重，伴有汗出乏力者，加西洋参 10g，五味子 6g。

中成药及中药注射剂：紫雪散 1 支，日 2 次口服。喜炎平注射液、痰热清注射液、热毒宁注射液、清开灵注射液等清热解毒的药物可以选用。

针刺治疗：针刺大椎、太冲、列缺、太溪、合谷、曲池等穴，平补平泻，留针 20～30 分钟，每日 1 次。

抗病毒治疗：重症或有重症流感高危因素的患者，应尽早给予抗流感病毒治疗，发病 48 小时内进行抗病毒治疗，可减少并发症、降低病死率、缩短住院时间。

①奥司他韦（胶囊/颗粒）：推荐口服剂量为成人每次 75mg，每日 2 次。1 岁及以上年龄的儿童应根据体重给药：体重 15kg 者推荐剂量 30mg，每日 2 次；15～23kg 者为 45mg，每日 2 次；24～40kg 者为 60mg，每日 2 次；大于 40kg 者可用 75mg，每日 2 次。1 岁以下儿童不推荐使用。疗程 5 天，重症患者疗程可适当延长。肾功能不全者，要根据肾功能调整剂量。②扎那米韦：适用于成人及 7 岁以上青少年，用法：每日 2 次，间隔 12 小时；每次 10mg（分两次吸入）。但吸入剂不建议用于重症或有并发症的患者。③帕拉米韦：成人用量为 300～600mg，小于 30 天新生儿 6mg/kg，31～90 天婴儿 8mg/kg，91 天～17 岁儿童 10mg/kg，静脉滴注，每日 1 次，1～5 天，重症病例疗程可适当延长。目前临床应用数据有限，应严密观察不良反应。

（2）毒热内陷，内闭外脱证

证候：呼吸困难，气急浅促，动则加重，鼻扇，咯粉红色血水，神识昏蒙、淡漠，汗出如涌，手足厥冷，口唇爪甲紫暗。舌暗红绛，脉细数或散乱。

治法：扶正祛邪，益气固脱。

方药：参附汤合安宫牛黄丸加减。生晒参 15g，炮附子 10g（先煎），金银花 20g，生大黄 6g，青蒿 15g，山茱萸 15g，枳实 10g。安宫牛黄丸 1 丸，每日 2 次。

中药注射剂：可选用生脉注射液、参麦注射液或参附注射液之一种注射，以益气养阴或益气温阳；可选用清开灵注射液、醒脑静注射液或血必净注射液之一，以清热解毒、凉营开窍等。

针刺治疗：针刺百会、膻中、关元、内关等穴，平补平泻，留针 20 ~ 30 分钟，每日 1 次。

继发性细菌感染：抗菌药物对其控制十分重要，可根据送检标本培养结果，合理使用抗菌药物，因老年患者病死率高，故应积极给予适当治疗。

重症治疗：重症患者除了上述中医药治疗外，常配合西药治疗，协同增效。积极治疗原发病，防治并发症，并进行有效的器官功能支持。

如出现低氧血症或呼吸衰竭，应及时给予相应的治疗措施，包括氧疗或机械通气等。合并休克时，给予相应抗休克治疗。出现其他脏器功能损害时，给予相应支持治疗。出现继发感染时，给予相应抗感染治疗。

3. 恢复期

气阴两虚、正气未复证

证候：神倦乏力，气短，咳嗽，痰少，纳差。舌暗或淡红，苔薄腻，脉弦细。

治法：益气养阴。

方药：沙参麦冬汤加减。党参 10g，沙参 15g，麦冬 15g，浙贝母 10g，杏仁 10g，黄芩 10g，炙枇杷叶 10g，焦山楂、焦神曲、焦麦芽各 10g。

加减：腹泻者加山药 10g，焦白术 10g；舌暗红，口唇紫暗者，加当归 10g，丹参 15g。

中成药：咳嗽干咳者，养阴清肺口服液 20mL，每日 3 次。

五、中西医预防与调护

（一）预防

1. 控制传染源 首先要做到早发现、早报告、早预防、早治疗。隔离患者，可在病后 1 周或退热后 2 日解除隔离，疑似患者进行适当隔离与治疗，减少大型集会与集体活动。

2. 切断传播途径 避免大型集会，减少人群集中，不随地吐痰，随时对被患者污染的物品和空气进行消毒。流行期，在公共场所及室内应加强通风与环境消毒。保持良好的个人卫生习惯，主要措施包括：增强体质和免疫力；勤洗手；保持环境清洁和通风；尽量减少到人群密集场所活动，避免接触呼吸道感染患者；保持良好的呼吸道卫生习惯，咳嗽或打喷嚏时，用上臂或纸巾、毛巾等遮住口鼻，咳嗽或打喷嚏后洗手，尽量避免触摸眼睛、鼻或口；出现呼吸道感染症状时，应居家休息，及早就医。

3. 保护易感人群 接种流感疫苗是预防流感最有效的手段，可以显著降低接种者罹患流感和发生严重并发症的风险。推荐 60 岁及以上老年人、6 月龄至 5 岁儿童、孕妇、6 月龄以下儿童家庭成员和看护人员、慢性病患者和医务人员等人群，每年接种流感疫苗。

4. 中医药预防　服用中药代茶饮以固护正气，改善体内环境。推荐流感防治方药：金银花、莱菔子、桑叶、菊花、陈皮、焦山楂、焦神曲、焦麦芽、芦根、生甘草、板蓝根等。本方辛凉清热，注重肺胃（肠）功能，重视气机的布展与流通，从而降低流感的发生概率。

（二）调护

饮食作息方面，注意清淡饮食，适当饮水，不熬夜，防治内热产生。冬季室内外温差较大，注意适时增减衣物，防止感受外邪。可酌情配合喝热粥，以微汗出为度，不可大汗。煎药方法方面，当遵循银翘散方后注，煎煮时间相对宜短，其云："香气大出，即取服，勿过煎。肺药取轻清，过煎则味浓而入中焦矣！"保持心情愉快，保证睡眠充足，大小便通畅，适当运动，避风寒，有利于康复。

第七章 传染性非典型肺炎 ▷▷▷▷

一、概述

传染性非典型肺炎又称为严重急性呼吸综合征（severe acute respiratory syndrome，SARS），是由冠状病毒（SARS Coronavirus，SARS－CoV）感染引起的一种以呼吸系统为主的急性传染病。临床以发热、头痛、乏力、肌肉酸痛、干咳、气喘、呼吸困难等为主要表现，重症病例可迅速发展成为急性呼吸窘迫综合征（acute respiratory distress syndrome，ARDS）、呼吸衰竭，甚至多脏器功能衰竭（multiple organ disfunction syndrome，MODS）而死亡。

国内报道"传染性非典型肺炎"于2002年11月16日首次在广东省佛山市发现，2003年1月底开始在广东省流行，2003年2月下旬开始在香港流行，随后波及多个国家和地区。2003年3月初，专家在死亡患者肺部发现有支原体存在，命名为"传染性非典型肺炎"。随后国内外科学家目光集中到"新病原"的寻找上。世界卫生组织建立了全球网络实验室，开始了传染性非典型肺炎病原的联合攻关。经过全球9个国家13个网络实验室的科学家从病毒形态学、分子生物学、血清学及动物实验等多方面研究，2003年4月16日，世界卫生组织在日内瓦宣布，一种新的冠状病毒是传染性非典型肺炎的病原，并将其命名为传染性非典型肺炎冠状病毒（SARS Coronavirus，SARS－CoV）。世界卫生组织就向全球发布了卫生警报，并将此病命名为严重急性呼吸综合征（SARS）。经过隔离、治疗等措施，2003年7月5日宣布全球首次传染性非典型肺炎流行结束。全球共有29个国家和地区报告传染性非典型肺炎临床诊断病例8422例。世界卫生组织于2003年8月7日公布全球共报告传染性非典型肺炎临床诊断病例8422例，死亡916例，发病波及32个国家和地区。亚洲发病的国家主要为中国、新加坡等。中国内地总发病数达5327例，死亡349例。病例主要集中在北京、广东、山西、内蒙古、河北、天津等地。其中北京与广东共发病4033例，占全国总病例数的75.7%。

本次流行结束后，在新加坡、中国台湾、北京陆续出现传染性非典型肺炎实验室感染病例。2004年初广东省又报告4例传染性非典型肺炎散发病例，2004年北京10余例报告散发病例。此次流行发生于冬末春初，主要发生于人口密集的大城市，农村地区病例甚少；有明显的家庭、医院及居民楼聚集现象；成人发病高于儿童。我国患者的病死率约为6.55%，全球病死率为10.88%。重型患者或患有其他严重基础疾病的患者病死率明显升高。

本病传染性强，以呼吸道为主要感邪途径。主要表现：发热（体温＞38℃）、咳嗽、气短气喘、呼吸困难，胸部 X 线片或肺部 CT 可见肺部阴影，外周血白细胞降低，尤其是淋巴细胞减少。属于中医学"湿热疫"等疾病范畴，"戾气"流行，自口鼻而入，首先犯肺，触犯人体则发病。

二、中西医病因病机及传变规律

（一）病因

中医学认为，该病病因是疫毒疬气之邪，是具有强烈传染性的外感病邪，该病之疫毒疬气之邪即是冠状病毒。该疫毒疬气之邪伤人具有湿热之性，其致病具有强烈传染性，无论老幼皆相染易，素禀不足或有内伤基础性疾病者更易感邪感染发病，发病则病势重易出现危急变证。

SARS - CoV 是一种新型冠状病毒，为单股正链 RNA。直径 80～120nm，基因组全长 29206～29736 个核苷酸，基因组两侧为 5 和 3 端非编码区，中间为开放读码框架，有刺状突起糖蛋白（S）、编码膜蛋白（M）、包膜蛋白（E）、核衣壳蛋白（N）、血凝素蛋白（H）等结构蛋白，以及 RNA 依赖的 RNA 聚合酶等非结构蛋白。

经基因测序，在已知的基因片段中，SARS - CoV 和经典冠状病毒均不相同，将其归为冠状病毒第四群。SARS - CoV 的抵抗力和稳定性要强于其他人类冠状病毒。病毒对温度敏感，随温度升高抵抗力下降，37℃可存活 4 日、56℃加热 90 分钟、75℃加热 30 分钟可被灭活。紫外线照射 60 分钟可杀死病毒。病毒对有机溶剂如乙醚、75% 乙醇及含氯消毒剂等敏感。

（二）流行病学特点

传染性非典型肺炎患者是最主要的传染源，自口鼻而入，呼吸道传播、接触传播是主要传播方式，人群普遍易感。潜伏期两周之内，一般在 2～10 天。

1. 传染源　传染性非典型肺炎患者是最主要的传染源。少数患者在刚出现症状时即具有传染性，一般情况下传染性随病程而逐渐增强，在发病的第 2 周最具传播力。通常认为症状明显的患者传染性较强，特别是持续高热、频繁咳嗽、出现严重症状时传染性较强。退热后传染性下降，尚未发现潜伏期患者和治愈出院者有传染他人的证据。研究表明果子狸、狸猫、貉等动物体内可分离出与 SARS - CoV 基因序列高度同源的冠状病毒，提示这些动物可能是 SARS - CoV 的储存宿主和本病的传染源，但有待证实。

2. 传播途径　疫毒疬气之邪自口鼻而入。明代吴又可在《温疫论·原病》中提出："疫者感天地之疬气，此气之来，无论老少强弱，触之者即病。""邪之所着，有天受，有传染，所感虽殊，其病则一。凡人口鼻之气，通乎天气，本气充满，邪不易入，本气适逢亏欠，呼吸之间，外邪因而乘之。"清代叶天士在《临证指南医案·痧疹》中云："温邪时疬，触自口鼻。"

（1）**呼吸道传播**　①近距离的飞沫传播：是主要传播途径，吸入患者咳出含有病毒颗粒的飞沫而聚集传染发病现象。②气溶胶传播：易感者可以在未与传染性非典型肺炎患者见面的情况下，可能因为吸入了悬浮在空气中含有传染性非典型肺炎病毒感染。

（2）**接触传播**　通过直接接触患者的呼吸道分泌物、消化道排泄物或其他体液，或者间接接触被污染的物品等，导致感染传播。

（3）其他　患者粪便中的病毒经建筑物的污水排放系统和排气系统，造成环境污染，可能引起传播感染。

3. 易感人群　人群普遍易感。发病者以成年人多，儿童感染率较低。传染性非典型肺炎患者的密切接触者，如家庭成员、医务人员是传染性非典型肺炎的高危人群。从事 SARS-CoV 相关实验室操作的工作人员，在一定条件下也是高危人群。

外感疫毒病邪是发病的主要因素，内因不可忽视，外因和内因共同作用才可发病。年龄越大，有基础疾病，平时身体素质差的人群，免疫力越低。《素问·刺法论》云："岐伯曰：不相染者，正气存内，邪不可干，避其毒气，天牝从来，复得其往，气出于脑，即不邪干。"《素问·评热病论》云："邪之所凑，其气必虚。"《素问·玉机真脏论》云："邪气胜者，精气衰也。"

4. 高危人群　重症的高危人群素体正气不足、有内伤基础者，如慢性疾病史、癌症、脏器功能衰竭者，不但多为易感人群，而且感染后病变程度重、死亡率高。

（1）年龄超过 50 岁。

（2）存在心脏、肾脏、肝脏或呼吸系统的严重基础疾病，或患有恶性肿瘤、糖尿病、严重营养不良、脑血管疾病等其他严重疾病。

（3）近期外科大手术史。

（4）外周血淋巴细胞总数进行性下降。

（5）经积极治疗，血糖仍持续居高不下。

（三）发病机制与传变规律

1. 基本病机　本病基本病机为湿热疫毒犯肺、痰湿浊瘀闭肺、气阴亏虚，即"湿、热、毒、痰、瘀"阻滞及正虚。疫毒首先犯肺，病位主要在肺，由卫表到气分，进一步入营到血。可顺传阳明胃肠，也可逆传心包；还可累及脾胃、肠、心、肝肾以及骨骼等脏腑。其病性为湿热疫毒，病理因素为湿热蕴毒、痰湿、血瘀、正虚。严重者疫毒犯肺壅肺，湿热疫毒不能速除，热入营血、热毒血瘀逆传心包；肺气郁闭严重，可致肺之化源绝、内闭外脱而生危急变证；虚实变化尤为迅速与突出，湿热疫毒伤正，致使气阴快速耗伤。

2. 病机演变　早期湿热疫毒自口鼻而入首先犯肺，肺主表主皮毛，正邪交争于肺卫肌表，表气郁滞故可见发热、恶寒、头痛、身痛、肢困；吴又可"时疫初起，邪气盘踞于中，表里阻隔，里气滞而为闷，表气滞而为头身疼痛"。肺气失宣则干咳、少痰；疫毒之邪伤及气阴，则乏力，气短，口干口渴。疫毒为湿热之性，容易侵犯胃肠，或可见恶心、呕吐、腹泻。湿热疫毒初犯，则见舌苔黄腻。

湿热疫毒壅肺，疫毒深入，湿热流连气分，波及阳明，则高热壮热、汗出热不解。湿热壅肺，肺气宣降无力，则干咳气促，喘息憋气。邪之所凑，其气必虚，气阴受损，而致乏力、口干、口渴。肺胃相关，气机升降失常，则出现脘腹胀满、纳差、恶心呕吐。肺与大肠相表里，肺肠同病，湿热蕴结，可见大便黏滞不解。湿热疫毒之邪深入，热入营血逆传心包，出现高热持续不退、烦躁、神昏、谵语。湿热疫邪入血分，耗血迫血，可见咯血。湿热疫毒壅肺入营血，则舌绛红，苔黄厚腻，脉数。

湿热疫毒壅结于肺，肺气郁闭，气不流津，津液停滞，变为湿浊，湿浊被热煎熬，蕴结为黏稠痰浊闭肺，肺气郁闭，宣发肃降失职，清气不能纳入，则喘息气促，呼吸困难，干咳，痰难咳出，血氧下降。热毒煎灼营阴，血流瘀滞，肺气郁而血阻，肺不能"朝百脉"，加重瘀血阻于肺络。肺气郁闭，湿痰浊聚，热毒血瘀，故形成湿热痰湿浊瘀阻于肺络聚结之态，肺部影像大面积渗出实变。痰湿浊瘀蒙蔽心包，故躁扰不安。心肺同居上焦，湿痰浊热毒血瘀闭于心肺，肺无力朝百脉主治节，可见心悸心慌，唇爪甲发绀，舌紫暗。湿热疫毒耗伤正气，气阴虚损，则气短疲乏无力，口舌干燥。痰湿浊瘀毒闭于心肺，则舌绛红或紫绛，舌苔黄腻垢浊。患者 CT 表明进展期双肺实变影增多，病变周围小叶间隔可因为间质水肿而增厚，重症期可因为双肺弥漫性病变而出现"白肺"。

湿热毒聚痰湿浊瘀闭肺，肺之化源欲绝，氧气不能纳入渐加重，则呼吸极度困难，喘息气促、呼多吸少，血氧严重下降。肺病及心，肺气欲绝，内闭外脱，严重者心阳暴脱，可见心率猝然缓慢，体温、血压下降，四末发冷，冷汗淋漓，脉沉细欲绝。

恢复期湿热疫毒渐去，气阴损伤，痰瘀阻络，气阴亏虚，可见气短，神疲乏力，自汗，口干咽燥。阴亏及心，心失所养，则心烦不安、失眠。气虚及脾，运化乏力，则纳差。阴亏及肾，可见腰酸腿软等。余邪未解，肺失宣发肃降，可见咳嗽、气喘、胸闷。痰瘀留着肺络，肺部 CT 可见肺间质纤维化改变。气阴亏虚，痰瘀阻络，可见舌暗红少津，舌苔薄黄或腻。

（四）病理

传染性非典型肺炎发病机制尚未完全阐明，发病早期可出现病毒血症。病理解剖和电子显微镜发现 SARS - CoV 对肺组织细胞和淋巴细胞均有直接侵犯作用。传染性非典型肺炎患者发病期间淋巴细胞减少，CD_4^+ 和 CD_8^+ T 淋巴细胞均明显下降，细胞因子如肿瘤坏死因子 - α（tumor necrosis factor - α，TNF - α）、白介素 - 6（Interleukin 6 - 6）、白介素 - 8（Interleukin 8，IL - 8）、白介素 - 16（Interleukin 16，IL - 16）等水平明显升高；免疫炎性损伤可能是本病发病加重的主要原因。

肺部的病理改变最为明显，早期阶段肺泡及肺间质渗出水肿、伴透明膜形成。病程3 周后可见到肺泡内渗出物的机化、透明膜的机化和肺泡间隔的纤维母细胞增生。二者不断融合，最终形成肺泡的闭塞和萎陷，导致全肺实变。部分病例出现明显的纤维增生，导致肺纤维化甚至硬化。显微镜下还可见小血管内微血栓和肺出血、散在的小叶性肺炎、肺泡上皮脱落、增生等病理改变。

三、中西医诊断与鉴别诊断

（一）疾病诊断

根据流行病学、症状体征、实验室检查、影像检查、病原学检查明确诊断，尤其病原学基因和核酸检查阳性是明确诊断的最重要指标。

对于缺乏明确流行病学依据，但具备其他传染性非典型肺炎支持证据者，可以作为疑似病例，需进一步进行流行病学追访，并安排病原学检查以求印证。对于有流行病学依据、有临床症状，但尚无肺部 X 线影像学变化者，也应作为疑似病例。

对于有传染性非典型肺炎流行病学依据，有症状、有肺部 X 线影像改变，并能排除其他疾病诊断者，可以做出传染性非典型肺炎临床诊断。在临床诊断的基础上，若分泌物 SARS－CoV RNA 核酸检测阳性，或血清 SARS－CoV 抗体阳转，或抗体滴度 4 倍及以上增高，则可做出确定诊断。

1. 流行病学史

（1）发病前 14 天内与核酸检测阳性的传染性非典型肺炎确诊患者有密切接触史。

（2）发病前 14 天内有去过有确诊病例报告社区的旅行史或居住史；发病前 14 天内曾接触过来有病例报告社区的发热或有呼吸道症状的患者。

（3）聚集性发病（两周内在小范围如家庭、办公室、学校班级等场所，出现 2 例及以上发热和/或呼吸道症状的病例）。

2. 症状与体征

（1）症状　发热及相关症状：常以发热为首发和主要症状，体温一般高于 38℃，常呈持续性高热，可伴有畏寒、肌肉酸痛、关节酸痛、头痛、乏力。在早期使用退热药可有效；进入进展期，通常难以用退热药控制高热。

①呼吸系统症状：可有咳嗽，多为干咳，少痰，少部分患者出现咽痛。可有胸闷，严重者渐出现呼吸加速、气促，甚至呼吸窘迫。常无上呼吸道卡他症状。呼吸困难和低氧血症多见于发病 6～12 天以后。②其他方面症状：部分患者出现腹泻、恶心、呕吐等消化道症状。

（2）体征　传染性非典型肺炎患者的肺部体征常不明显，部分患者可闻少许湿啰音，或有肺实变体征。偶有局部叩浊、呼吸音减低等少量胸腔积液的体征。

3. 实验室检查

（1）一般检查　①血常规：外周血白细胞计数正常或降低；常有淋巴细胞计数减少、血小板减少。②血生化检查：可有谷丙转氨酶、谷草转氨酶升高、乳酸脱氢酶升高、肌酸激酶升高。可有低血钾等电解质紊乱。③血气分析：可见血氧分压降低。④外周血 T 淋巴细胞亚群检测：T 淋巴细胞 CD_3^+、CD_4^+、CD_8^+ 较正常人明显降低，尤以 CD_4^+ 亚群减低明显。

（2）病原学及血清学检查　病原学检查具备以下病原学或血清学证据之一者，为确诊依据。

①病原学检查：以反转录聚合酶链反应检测患者呼吸道分泌物、血液、粪便等标本中 SARS－CoV RNA，核酸检测阳性为确诊的依据。病毒基因检测：与已知的新型冠状病毒高度同源为确诊的依据。②血清学检查：常用酶联免疫吸附试验（ELISA）和免疫荧光试验（IFA）检测血清中的 SARS－CoV 抗体。如特异性 IgM 抗体阳性，或特异性 IgG 由急性期到恢复期血清抗体滴度升高 4 倍及以上。

4. 影像学检查　胸部 X 线或 CT 检查，基本影像表现为肺部磨玻璃密度影和肺实变影。

　　胸部 X 线或 CT 影像显示，病变进展快变化快，最初期出现典型的小面积、单侧的片状毛玻璃影阴影，经过 1～3 天快速发展为双侧和广泛病变密度渗出增高影，有间质或融合性浸润影，以多肺野受累为主。病变进展加重进入危重期，阴影大小、范围和严重程度显著扩大大于 50% 以上，甚至出现白肺。

　　胸部 X 线或 CT 影像显示，阴影可以呈现易变性，病变可迅速进展，也可迅速吸收，少数可表现为某一部位病灶吸收，而另一部位病变加重。

　　5. 重症传染性非典型肺炎的诊断标准　具备以下三项之中的任何一项，均可以诊断为重症传染性非典型肺炎。

　　（1）呼吸困难，成人休息状态下呼吸频率≥30 次/分钟，且伴有下列情况之一。①胸片显示多叶病变或病灶总面积在正位胸片上占双肺总面积的 1/3 以上。②病情进展，48 小时内病灶面积增大超过 50%，且在正位胸片上占双肺总面积的 1/4 以上。

　　（2）出现明显的低氧血症，氧合指数低于 300mmHg（1mmHg = 0.133kPa）。

　　（3）出现休克或多器官功能障碍综合征（MODS）。

　　（二）中医证候诊断

　　疾病的症状表现变化很大，从轻微的发热症状到伴有呼吸困难的呼吸衰竭重症，大部分患者在发热 5～7 天临床症状开始加重。一般分为早期、进展期、危重期、恢复期。

　　1. 早期　病初第 1～7 天。以发热为首发症状，体温一般大于 38℃，可伴有头痛、肌肉及关节酸痛、乏力、干咳、腹泻等。肺部阴影早在发病第 2 天即可出现，平均在第 4 天时出现。早期的中医证候主要表现为疫毒犯肺证。

　　疫毒犯肺证　发热，恶寒，头痛，身痛，肢困，干咳少痰，气短，乏力，口干，舌苔黄，脉滑数。

　　2. 进展期　进展期病程多于第 7～14 天出现，个别患者可更长。发热及感染中毒症状持续存在，肺部病变进行性加重，出现肺部炎性渗出病变增大或多叶病变，低氧血症逐渐加重，甚至呼吸衰竭，表现为高热、胸闷气促、呼吸困难等。此期为疫毒壅肺证、肺闭喘憋证。

　　（1）*疫毒壅肺证*　高热，胸闷，喘息、气促；汗出热不解，身痛；咳嗽，少痰，或腹泻，恶心呕吐，或脘腹胀满，或便秘，或便溏不爽；口干不欲饮，气短，乏力；甚则烦躁不安。舌红，苔黄腻，脉滑数。

　　（2）*肺闭喘憋证*　高热不退或开始减退，喘息气促，憋气胸闷，血氧低下，心悸心慌，心烦躁扰不安；咳嗽，或干咳少痰，或痰中带血；气短，疲乏无力。口唇紫暗，舌绛或暗红，苔黄腻，脉滑数。

　　3. 危重期　危重期病程多于第 9～14 天出现，肺部炎性渗出病变持续增大加重，甚至出现白肺，严重缺氧呼吸衰竭、急性呼吸窘迫综合征、休克，甚至多脏衰竭而危及生命。此期为内闭外脱证。

　　内闭外脱证　呼吸窘迫，憋气喘促，呼多吸少，血氧持续低下；或心率猝然缓慢，肢冷汗出，血压下降，语声低微，甚则神昏，口唇紫暗，舌暗红，苔黄腻，脉沉细欲绝。

　　4. 恢复期　恢复期体温下降，症状减轻，肺部炎性渗出实变阴影开始吸收，多数患者经两周左右的恢复，可达到出院标准，肺部阴影的吸收则需要较长时间，少数患者肺部显示有肺间质纤维化改变。此期为气阴亏虚、痰瘀阻络证。

气阴亏虚、痰瘀阻络证 热退后憋气喘息好转，仍有胸闷，气短疲乏，心中烦热，咽喉干燥，口干口渴，唇齿干燥，舌暗红少津，舌苔薄黄或腻。

（三）鉴别诊断

在传染性非典型肺炎诊断前，临床上要注意排除能够引起类似临床表现的疾病，如流行性感冒、其他病原体（细菌、支原体、衣原体等）引起的肺炎、麻疹、肺结核等多种疾患。

1. 流行性感冒 初起以卫表症状为主，发热、恶寒、全身酸沉不适、鼻塞流涕、咳嗽等，X线检查肺部一般无异常改变。实验室检查：白细胞不高，中性粒细胞减少或正常。

2. 细菌性肺炎 发热，恶寒，身痛，胸痛，咳嗽，有咳吐黏痰，色黄或痰中带血。无传染性及流行性。X线检查：肺部可见淡片状或大片状阴影，胸片变化进展比较慢。实验室检查：血白细胞计数升高，中性粒细胞升高。痰培养一般可以检测到病原菌。

3. 麻疹 高热，咳嗽，伴有眼部症状，口腔黏膜于发热第 2～3 天开始出现 Koplik 斑，发热第 4 天之后开始出现皮疹，为孤立的红色斑丘疹，初发于耳后、发际、颊部等处，随后相互融合，蔓延于全身，最后发疹见于手掌及足心。X线检查肺部一般无异常改变。实验室检查：外周血白细胞正常或降低。

4. 肺结核 发热低热，咳嗽，潮热盗汗，咯血，疲乏无力，消瘦等。X线肺部CT影像表现多样：①原发肺结核：上肺浸润斑片影、同侧肺门纵隔淋巴结增大等。②急性血行播散性肺结核：均匀分布的密度和大小相近的粟粒状阴影。③亚急性和慢性血行播散性肺结核的粟粒状阴影则分布不均匀、新旧不等、密度和大小不一。④继发性肺结核：可呈多形态表现，即同时呈现渗出、增殖、纤维和干酪性病变，也可伴有钙化、胸腔积液、胸膜增厚与粘连等，或者有空洞等。痰中找到结核菌、结核菌素试验阳性、血清抗结核抗体阳性、血沉增快、C反应蛋白升高、结核基因检测阳性、T细胞斑点检测结核感染法（TB‐SPOT）、［淋巴细胞培养＋干扰素（A＋B）试验］检测阳性等有助于肺结核诊断。

四、中西医治疗

本病以中医辨证施治、西医对症处理疗法，目前没有针对传染性非典型肺炎冠状病毒的有效药物。中医药能够有效缓解发热、咳喘、呼吸困难、消化道症状，以及厥脱等，比单纯的西医治疗疗效更优，能够缩短退热、病愈时间，有利于恢复期康复，且可减少西药如激素等造成的副作用。中西医协同，可达到最好的疗效。

（一）中医辨证要点

分辨病程、热势、呼吸困难程度、气阴损伤情况可作为主要辨析要点。基本病机是湿热疫毒犯肺，痰湿浊瘀闭肺，气阴亏虚。密切观察病情变化，监测体温、血氧饱和度变化，及时检查动脉血气分析、血常规、C反应蛋白、降钙素原、血生化、胸片、肺部

CT 等。胸片及肺部 CT 影像和血氧变化可判定病情轻重和病情变化，影像显示磨玻璃影增多、实变渗出扩大、血氧逐渐下降，可判定病情加重和病程进展。本病的传变，依据薛生白《湿热病篇》，本病存在正局顺证和变局逆证之分。湿热留恋在肺，在一经不移，在早期经治疗后，发热逐渐减轻，乏力缓解，咳嗽减少，为顺证，大部分患者在本期自愈或治愈。若病情在 10~14 天逐渐出现高热，烦躁谵妄，喘憋气促加剧，血氧下降，肺影像病变扩大，此为湿热瘀毒闭肺，由肺及心包营血，为逆证，将转为危重。

（二）中医治疗原则

本病总的治疗原则是清热化湿解毒，宣肺化痰湿通瘀，益气养阴。

1. 重在祛邪 本病为疫毒之邪主因，明代吴又可《温疫论》主张："大凡客邪贵乎早逐，乘人气血未乱，肌肉未消，津液未耗，病人不致危殆，投剂不至掣肘，愈后亦易平复。欲为万全之策，不过知邪之所在，早拔去病根为要耳。"重祛邪，强治肺，故"清热解毒，宣肺开闭，化浊祛邪"贯穿治疗始终。早期诊断隔离，及早使用中医药。

2. 及时扶正 "邪之所凑，其气必虚"，感邪后，疫毒之邪伤人迅速，疫病感染，导致人体正气急性耗伤虚损。尤其是素体内伤正虚，气阴亏虚病机始终存在，故在患病早期有虚象出现时，应及时扶正。

3. 防止传变 早期用药积极治疗，此病早期在卫表肺时，要先安未受邪之地，注意顾护脾胃，健脾和胃，要防湿热疫毒传变阳明。在进展期湿热蕴肺时，要退热解毒，以防肺闭喘憋证发生。肺闭喘憋证时，要早用益气养阴之剂，以防喘脱发生，防止普通病转变为危重症。

（三）分期分证治疗

1. 早期

（1）疫毒犯肺证

证候：发热，恶寒，头痛，身痛，肢困，干咳少痰，气短，乏力，口干，舌红，苔白或黄，脉浮数。

治法：清肺解毒，化湿透邪。

方药：银翘散合三仁汤加减。金银花 15g，连翘 15g，黄芩 10g，青蒿 15g，白蔻仁 6g（打），炒杏仁 10g，生薏苡仁 15g，竹叶 10g。加减：无汗加薄荷 10g；热甚加生石膏 30g，知母 10g；苔腻加藿香 10g，佩兰 10g；恶心、呕吐加半夏 10g，竹茹 10g。

中成药及中药注射剂：银翘解毒丸、双黄连口服液、清热解毒口服液、抗病毒口服液、连花清瘟等具有透邪清热解毒的药物，可选用 1~2 种口服。

针刺治疗：针刺大椎、合谷、列缺、曲池、外关、风池、风门等穴位，以疏风清热。

对症处理：发热 >37.4℃者，可给予物理降温，如酒精擦浴等。发热 >38.0℃者，可给予物理降温，并酌情使用解热镇痛药。

2. 进展期

（1）疫毒壅肺证

证候：高热，胸闷，喘息、气促，汗出热不解，身痛，咳嗽，少痰，或腹泻，恶心呕吐，或脘腹胀满，或便秘，或便溏不爽，口干不欲饮，气短，乏力，甚则烦躁不安。舌红，苔黄腻，脉滑数。

治法：清热解毒，宣肺化湿。

方药：青蒿汤合麻杏石甘汤、泻白散加减。生石膏 30g（先煎），知母 10g，羚羊角粉 0.6g，蝉蜕 10g，僵蚕 10g，炙麻黄 6g，炒杏仁 10g，浙贝母 10g，桑白皮 15g，地骨皮 15g，葶苈子 15g。加减：恶心、呕吐加半夏 9g，陈皮 10g；气短、乏力、口干重，加北沙参 15g，西洋参 15g；便秘加全瓜蒌 30g，生大黄 6g；脘腹胀满、便溏不爽，加焦槟榔 12g，晚蚕沙 10g。

中成药及中药注射剂：瓜霜退热灵、紫雪散、新雪丹等具有清热解毒退热作用的药物，可选择使用 1~2 种。中药注射剂可选用清开灵注射液、痰热清注射液。0.9%氯化钠注射液 250mL，加清开灵注射液 40mL，静脉滴注，每日 1 次。5%葡萄糖注射液或 0.9%氯化钠注射液 250~500mL，加痰热清注射液 20~40mL，静脉滴注，每日 1 次。根据个体情况可选择 1 种。

氧疗：出现气促气喘，或手指血氧饱和度 SpO$_2$<93%，或动脉血检测血气分析血氧分压 PaO$_2$<70mmHg，给予氧疗持续鼻导管或面罩吸氧。

抗菌药物：当出现白细胞升高、中性粒细胞升高时，应有针对性地选用适当的抗菌药物，用于治疗和控制继发细菌、真菌感染。可首先经验给药，选用新喹诺酮类或 β-内酰胺类联合大环内酯类药物治疗，或根据药物细菌敏感性培养选择合适抗生素。痰或尿中查到霉菌感染的依据时，选择抗霉菌药物，如氟康唑或者伏立康唑等。

（2）肺闭喘憋证

证候：高热不退或开始减退，喘息气促，憋气胸闷，血氧低下，心悸心慌，心烦躁扰不安，咳嗽，或干咳少痰，或痰中带血，气短，疲乏无力，口唇紫暗，舌绛红或暗红，苔黄腻，脉滑数。

治法：清热泻肺，祛瘀化痰，益气养阴。

方药：甘露消毒丹合清营汤加减。黄芩 15g，茵陈 15g，水牛角 20g，石菖蒲 10g，川贝母 6g，藿香 10g，连翘 15g，薄荷 10g，葶苈子 15g，牡丹皮 15g，赤芍 15g，玄参 15g，全瓜蒌 30g，丹参 15g，西洋参 15g。

加减：气短、疲乏、喘重，加山茱萸 15g；脘腹胀满、纳差，加厚朴 15g，焦麦芽 15g；口唇发绀，加三七 6g，桃仁 10g。

中成药和中药注射剂：安宫牛黄丸、片仔癀，具有清热解毒、开窍化痰的作用，可选择使用。中药注射剂可使用醒脑静注射液、血必净等，具有清热化痰或者活血化瘀的作用，可对症使用。5%葡萄糖或 0.9%氯化钠注射液 250mL，加醒脑静注射液 20mL，静脉滴注，每日 1 次；0.9%氯化钠注射液 100mL，加血必净注射液 50~100mL，静脉滴注，在 30~40 分钟内滴毕，每日 2 次。

糖皮质激素：①持续高热不退，经对症治疗 3 日以上，最高体温仍超过 39℃。②X线胸片或肺部 CT 显示多发或大片阴影，进展迅速，48 小时之内病灶面积增大>50%，且在正位胸片上占双肺总面积的 1/4 以上。③达到急性肺损伤或出现急性呼吸窘迫综合征。具有以上指征之一者可考虑应用。

一般成人剂量相当于甲泼尼龙 2~4mg/（kg·d）。静脉给药具体剂量可根据病情及个体差异进行调整。当临床表现改善或胸片显示肺内阴影有所吸收时，逐渐减量停用。一般每 3~5 天减量 1/3，通常静脉给药 1~2 周后可改为口服泼尼松或泼尼松龙。一般不超过 4 周，不宜过大剂量或过长疗程，应同时应用制酸剂和胃黏膜保护剂，还应警惕继发感染，包括细菌或（和）真菌感染，也要注意潜在的结核病灶感染扩散。

3. 危重期

内闭外脱证

证候：呼吸窘迫，憋气喘促，呼多吸少，血氧持续低下；或心率猝然缓慢，肢冷汗出，血压下降，语声低微，甚则神昏，口唇紫暗；舌暗紫，苔黄腻，脉沉细欲绝。

治法：益气敛阴，回阳固脱，通瘀化浊开闭。

方药：参附汤生脉饮加减。人参 30g（另煎兑服），炮附子 10g（先煎），山茱萸 20g，麦冬 20g，郁金 10g，三七 6g。加减：神昏者上方送服安宫牛黄丸；冷汗淋漓加煅龙骨、煅牡蛎各 30g；肢冷加桂枝 10g，干姜 10g；喉间痰鸣加用猴枣散 1 支。

中成药注射剂：生脉注射液、参麦注射液、参附注射液等，具有益气敛阴固脱的作用，可选择使用。5% 葡萄糖注射液 250~500mL，加参麦注射液 20~100mL，静脉滴注，每日 1~2 次。5% 葡萄糖注射液 250~500mL，加生脉注射液或参附注射液 20~60mL，静脉滴注，每日 1~2 次。

呼吸机：有 20~30% 的病例属于重症病例，其中部分可能进展至急性呼吸窘迫综合征、呼吸衰竭多脏器衰竭，甚至死亡。因此，对重症患者必须严密动态观察，加强监护，及时给予无创正压人工通气（NIPPV）呼吸支持，或气管插管有创机械通气治疗。

营养支持：纠正电解质和酸碱平衡，加强营养支持及器官组织的保护。

4. 恢复期

枇杷叶 10g，桔梗 10g，杏仁 10g，鱼腥草 15g 等；咽痛加忍冬藤 10g，牛蒡子 10g 等；大便偏溏加炒白术 15g，炒薏苡仁 15g；焦虑不安、失眠，加炒酸枣仁 15g，远志 10g，煅龙骨、煅牡蛎各 30g；肝功能损伤，转氨酶升高，加茵陈 15g，五味子 10g；肺间质纤维化者加三七 6g，红景天 15g，川芎 10g；使用大量激素，导致骨质缺血性改变，加牛膝 15g，杜仲 15g，狗脊 10g。

中成药：生脉饮、百令胶囊、金水宝胶囊、宁心宝胶囊、诺迪康胶囊、六味地黄丸、补中益气丸等，可以对症选择 1~2 种使用。

针灸治疗：恢复期针对患者胸闷气短、神疲乏力、纳呆、心悸等症状，可予针刺足三里、三阴交、合谷、列缺、内关、曲池、丰隆、上脘等穴，健脾益气，宽胸理气，逐瘀化痰。失眠加申脉、照海、神门及百会等穴；汗多可加合谷、复溜等穴。针对上述穴位也可使用艾条灸或电子艾灸仪，予以温和灸的方法，每日灸 15~30 分钟，连续 5 日，休息 2 日再灸。

五、中西医预防与调护

（一）预防

1. 控制传染源　《中华人民共和国传染病防治法》将传染性非典型肺炎列入法定传染病种的乙类，但按甲类传染病进行管理。发现或怀疑本病时，应尽快向属地卫生防疫机构报告，做到早发现、早报告、早隔离、早治疗。

对临床诊断病例和疑似诊断病例，应在指定的医院按呼吸道传染病分别进行隔离观察和治疗。

对医学观察病例和密切接触者，在指定的地点或家中进行医学观察，检疫期一般为14日。

2. 切断传播途径

（1）社区综合性管控　流行期间不进行聚会集会活动，保持公共场所通风换气、空气流通；进行公共场所如市场、医院、电梯、楼道、车厢的空气消毒，以及下水道系统的处理消毒，擦拭消杀物体表面和喷洒消毒空气等。

（2）保持个人卫生习惯　外出佩戴口罩，如打喷嚏、咳嗽捂住口鼻，不随地吐痰。外出后勤洗手，用酒精消毒手部和肥皂洗手，用七步洗手法做好手卫生，洗手后用清洁毛巾或纸巾擦干，使用七步洗手法，75%酒精、84含氯消毒液消毒洗手，不共用毛巾。

（3）防止院内交叉感染　严格执行消毒隔离制度，设置规范的发热门诊、传染病门诊及收治疑似患者和确诊患者的隔离病区，医护人员做好个人防护，防止院内交叉感染。

（4）加强疫点及疫区的消毒管理　遵循"早、准、严、实"的原则，措施要早，针对性要准，尽早封闭管控疫区，严格管控人员流动，防止疫情快速传播。加强国境检疫，传染性非典型肺炎流行期间加强国境检疫，严防输入输出病例快速增长传播。有关冠状病毒的科学实验或检验，应在具备生物安全防护条件的实验室进行，严格做好工作人员的防护和实验动物的处理控制。

3. 保护易感人群

（1）疫苗　目前尚无有效的预防疫苗可供选择，而且由于病毒变异性大，所以应掌握辨证和辨病的预防治疗方法，以不变应万变。

（2）中医药预防　中医药在保护易感人群、增加人群非特异性预防方面做了一定工作。未病先防，中医药非特异性预防即注重补益人体正气，提高人的免疫力。《素问·四气调神大论》说："圣人不治已病治未病，不治已乱治未乱。"《素问·刺法论》说："不施救疗，如何可得不相染易者……不相染者，正气存内，邪不可干，避其毒气。"对于易感人群，使用中药预防，对环境进行中药熏香疗法，如艾叶熏香、佩戴香囊。

北京中医药大学姜良铎教授制订的预防冠状病毒肺炎预防方，药物组成：生黄芪15g，沙参15g，白术15g，金银花20g，贯众12g，苍术12g，藿香12g，防风10g。姜良铎认为，生黄芪、沙参、白术益气健脾养阴，金银花、贯众清热解毒，苍术、藿香、防风化湿。传染性非典型肺炎预防方诸药合用，益气健脾，养阴清热化湿，在隔离观察点运用，可取得一定效果。

（二）调护

1. 节饮食　禁忌吃野味，新冠病毒与野生动物有相关性。忌烟酒，少食煎炸、黏腻、甜食、冰凉饮品和辛热刺激之品，以免助湿生痰或动气生火；饮食清淡而富有营养。饮食煮熟煮透，营养搭配均衡，可食用一些药食同源的食物，如白萝卜、芦笋、山药、蒲公英、荸荠、莲藕等。

2. 慎起居　卧床休息，居室保持空气流通。要慎风寒，适寒温，尤需防寒保暖，防止受邪而诱发，顺应气候变化，及时调整衣被和室内温度，注意防寒保暖。若出汗较多，则及时更衣。

3. 调情志　保持精神内守，面对疾病不要恐惧，勿惊慌，给予患者温暖的话语和关心关照，身心同治，舒心气畅心神怡心情，勿虑静养。作息规律，保证充足睡眠。

4. 适劳逸　适当合理运动，加强体育锻炼，增强体质，提高机体的抗病能力，但活动量应根据个人体质强弱而定，不宜过度疲劳。做深呼吸运动，有助于恢复期肺功能的恢复。太极拳、八段锦、呼吸操都有助于预防、治疗与康复。

第八章　肾综合征出血热 ▷▷▷▷

一、概述

肾综合征出血热（hemorrhagic fever with renal syndrome，HFRS），又称流行性出血热（epidemic hemorrhagic fever，EHF），是由汉坦病毒（Hantaan virus，HV）引起的一种急性自然疫源性传染病，主要传染源是鼠类，以发热、出血、低血压休克和少尿、多尿等为主要临床表现。

本病主要流行于亚欧大陆，我国为疫情最严重的国家。草原、山地、田野中携带病毒的鼠类是传染源，一般相隔数年有一次较大的流行。根据国家卫生健康委员会全国法定传染病月报数据及文献资料，自1950～2020年年底，中国已累计报告肾综合征出血热患者1688031例，其中死亡48260例，每年病死率波动0.60%～13.97%，总病死率为2.86%。

本病属于中医的疫病范畴，也称"疫毒""疫斑""疫毒斑""疫斑热"等。发病可见阳热亢盛，耗灼津液，迫血妄行可见高热、红斑、出血、少尿等表现，发病急剧，病情严重，传变迅速，为热毒斑疫。

二、中西医病因病机及传变规律

（一）病因

中医学认为，本病病因是疫毒疠气之邪，疫毒疠气是有别于六淫而具有强烈传染性的外感病邪，本病之疫毒疠气即是汉坦病毒。该疫毒疠气之邪伤人，具有火热疫毒之性，属热毒斑疫，火热之毒入营动血，劫夺肾阴。火热疫毒之邪在一定的自然条件下侵入人体后潜伏并繁殖，当过度劳累紧张、感冒受凉、暴饮暴食，特别是过度饮酒等因素，致使机体抵抗力降低时就会发病。本病火热疫毒邪致病强烈，传染性强，发病则病势重，易出现危急变证。

汉坦病毒归属布尼亚病毒科，是一种有包膜分节段的负链RNA病毒，呈圆形或卵圆形，直径约120nm（78～210nm），由核心和囊膜组成。其外有双层包膜，外膜上有纤突，内质为颗粒丝状结构。病毒基因组包括L、M、S三个片段：L基因编码聚合酶；M基因编码膜蛋白，可分为G_1和G_2，构成病毒的包膜；S基因编码核衣壳蛋白。膜蛋白含中和抗原和血凝抗原，前者可诱导宿主产生具有保护作用的中和抗体，后者对病毒颗粒吸附于宿主的细胞表面及病毒脱衣壳进入胞浆起重要作用。目前汉坦病毒有20个以上血清型。世界卫生组织认定的只有Ⅰ型、Ⅱ型、Ⅲ型和Ⅳ型，我国流行的主要是Ⅰ

型（汉坦病毒，野鼠型）和Ⅱ型（汉坦病毒，家鼠型）。

汉坦病毒感染人体致有两种传染病。一种是汉坦病毒引起肾综合征出血热（HFRS），肾脏是早期原发性损伤器官。另一种是引起汉坦病毒肺综合征（HPS）。后者目前我国尚未发现。

汉坦病毒的抵抗力较弱，不耐酸，不耐热，对脂溶剂及一般消毒方法都较敏感，如乙醇、乙醚、氯仿、去氧胆酸盐和 pH5.0 以下酸性溶液可使之灭活。加热高于 37℃ 易被灭活，56℃ 30 分钟或 100℃ 1 分钟可被灭活。紫外线照射 30 分钟也可使之灭活。

（二）流行病学特点

本病主要流行于亚欧大陆草原、山地、林区、田野等老鼠较多的地方。全年均可发病，呈春季和秋冬季两个发病高峰。本病发病有一定的周期性，一般相隔数年有一次较大的流行。本病潜伏期为 4~45 日，一般 7~14 日。

1. 传染源　鼠类为主要传染源，其他还有猫、狗、猪和兔等，我国以黑线姬鼠和褐家鼠为主，林区以大林姬鼠为主。虽然早期患者的血液和尿液中携带病毒，但人不是主要传染源。

2. 传播途径

（1）呼吸道传播　携带病毒的鼠的排泄物如尿、粪、唾液等污染尘埃形成气溶胶，经呼吸道吸入而感染人体。

（2）消化道传播　进食被携带病毒的鼠类的排泄物污染的食物，可经口腔或胃肠道黏膜感染。

（3）接触传播　被鼠咬伤或破损的伤口接触携带病毒的鼠类的排泄物或血液后导致感染。

（4）虫媒传播　可从寄生于鼠类身上的革螨或恙螨中分离到汉坦病毒，但其传播作用仍不完全明确。

（5）胎盘传播　本病可经胎盘感染胎儿。

3. 易感人群　人群普遍易感，隐性感染率低，为 3.5%~4.3%。男性青壮年农民和工人发病率较高，这可能与接触疫源地和宿主动物的机会较多有关。疫毒病邪是发病的主要因素，但内因不可忽视，外因和内因共同作用才可发病，"正气存内，邪不可干"，该瘟疫毒邪具有火热疫毒特点，火热疫毒之邪致病传染性强，素禀不足或有内伤疾病者更易感邪传染发病。年龄较大、有基础疾病、平时身体素质差、免疫力低下者，一旦感染，容易发生重症，甚至出现危急变证。

（三）发病机制与传变规律

1. 基本病机　本病属热毒斑疹，该瘟疫毒邪具有火热疫毒特点。火热疫毒之邪侵入人体，迅速入营血，耗血动血，直入下焦，损伤于肾。本病基本病机为热毒血热血瘀劫阴伤肾，水毒蕴积。火热疫毒入营血，耗血动血而血瘀，火热疫毒劫夺阴津，水热瘀结下焦伤肾。热毒、瘀毒、水毒为主要病理因素。病位主要在营血和肾，波及三焦，下注膀胱、肠，可影响胃、肺、心、肝、脑等。

本病发病即见气分营分证，火热疫毒入血入肾，劫夺营阴，耗血动血，导致高热、红斑；火热疫毒迫血妄行，导致出血；火热疫毒壅积致血瘀；火热毒盛，气血两燔，阴伤瘀热，导致热深厥深之休克；火热疫毒入血入肾，毒壅血瘀阻塞肾络，下注膀胱及肠，致肾阴涸枯，化源欲竭，水毒内停，三焦气化不利，导致少尿无尿、水肿、腹水。阴津耗损，肾气不固，不能统摄水液，导致多尿。若邪热伤耗劫夺肾阴严重，阴损及阳，心肾阳气亏损，可出现厥脱危证。本病热毒斑疫之火热疫毒最易伤津耗液，阴津耗损贯穿疾病始终。

2. 病机演变 火热疫毒之邪由肌肤或者口鼻侵入人体后发病，病情很快传变至营血分。火热疫毒之邪初感，邪正相争腠理郁闭，多见发热恶寒，全身酸痛；疫毒热毒内盛，则头痛眼眶痛、腰痛显著，清代余霖《疫疹一得》云："头痛如劈，总因毒火达于两经，毒参阳位。"腰痛如被杖，为"淫热流于肾经"。热毒壅盛，伤及气分，则壮热多汗口渴，面红目赤；热邪速及营分，可见颈胸潮红，斑点瘀斑浮现，舌红，苔黄，脉浮数。患者由于素体不同，内伤疾病基础差异，早期症状可见变化多端，有发病初期可见外寒里热之恶寒重、发热轻，全身痛重者；或有半表半里发热，恶寒，寒热往来，口苦咽干、目眩身痛者；还有湿热郁于中焦，发热恶寒，头痛身痛，恶心呕吐，腹胀脘痞，腹泻或便秘者。但卫表证期很短暂即见气分营分证，出现发热壮热，皮肤潮红，斑疹。

火热疫毒之邪深入，气血两燔，则壮热口渴，汗出气粗；火热耗血动血，出现血瘀，则有皮肤瘀斑密布成片，面红如醉、目赤；热伤血络，迫血妄行，可见吐血、衄血或便血；热毒壅肺，则咳嗽气喘；热毒邪毒上犯清窍，则有神昏烦躁，燥扰不宁。舌红绛，苔黄燥，脉弦滑数。

火热疫毒之邪深入营血，劫夺营阴，耗伤津液。热深厥亦深，热邪深伏郁闭，阳气不能顺畅发散至四肢，故壮热伴有四肢厥冷，冷汗淋漓，口唇发绀，烦躁不宁。热邪深入营血，耗血迫血，血溢脉外则出血，出血与瘀血并存，与火热相合而成瘀毒。瘀热胶结，可见皮肤瘀斑增大，紫癜连成大片，鼻衄、吐血、咯血、便血，血蓄膀胱则尿血，重则大量腔道出血，病情危重。

火热疫毒之邪深入结聚下焦，热毒伤及阴津，劫夺肾阴，肾阴涸枯，气化不利，化源欲竭，水热瘀结，可致小便赤少；火热疫毒影响三焦气化功能，津液不能正常敷布排出，反聚积成水毒，以致阴虚与水毒并存，产生蓄水，可见面浮肢肿、腹水、脑水肿等。毒热移肠，则大便秘结，腹胀，口渴。津枯则血少，血瘀血耗则津伤，二者互相影响，血瘀水停，血结水阻，可见少尿，甚至尿闭。唇焦舌裂，舌绛红，甚至卷缩。苔黄厚燥，甚至苔焦黑，脉沉细数。

火热疫毒壅盛，津液枯涸，劫夺肾阴，重则损阳；疫毒耗损阳气，由肾及心，心肾阳衰，则畏寒肢冷，神疲气微，面白唇青，冷汗淋漓，舌淡，苔白，脉细欲绝，为危重症表现。

火热疫毒久结，肾阴涸枯，肾阴损及肾气，气化不利，肾气不固，统摄无权，则小便量多，口渴多饮，日夜尿频，神疲气短乏力，腰腿酸软。舌暗淡，苔白，脉虚细或虚大。

正邪交争后，热邪渐去，进入恢复期。邪退正虚，余邪未尽，肾气将复，则见低热、口渴、多汗。肾阴亏耗，肾气亏虚，则出现尿量增多，尿液清长。正气虚损则神疲乏力，体倦少气，纳差心烦。若阴液耗伤严重，津液不足，则口舌干燥，口渴多饮，皮肤干燥，小便少，大便干。舌红或淡红舌，苔薄白或少津，脉细弱。

（四）病理

汉坦病毒进入人体后，在血管内皮细胞及骨髓、肝、脾、肺、肾和淋巴结等组织增殖，并释放入血引起病毒血症。一方面病毒能直接破坏所侵袭的细胞功能和结构，另一方面可激发人体的免疫应答和各种细胞因子的释放，造成组织器官严重损伤。

汉坦病毒感染属于严重的全身炎症反应性疾病，可诱发强烈的固有免疫应答和适应性免疫应答，多种免疫细胞、细胞因子、炎症因子和补体等参与了致病过程。

血管内皮受损导致的血管通透性增加和出血是最基本的病理变化，小血管内皮损伤导致血管壁的通透性增加，从而引起血管渗漏、血浆外渗，产生组织水肿、血液浓缩、低血容量、低血压、弥散性血管内凝血（disseminated intravascular coagulation，DIC）、休克等一系列病理生理变化。有效循环血量减少，肾血流量不足，导致肾小球滤过率下降；肾素 – 血管紧张素增加，肾小球微血栓形成，抗原抗体复合物引起的基底膜损伤和肾小管损伤也是肾衰竭的重要原因。

三、中西医诊断与鉴别诊断

（一）疾病诊断

根据流行病学史、临床表现及实验室检查，可分为疑似病例、临床诊断病例和确诊病例。根据流行病学、症状体征、实验室检查，符合该病诊断者，为疑似病例。疑似病例出现下列之一者，为临床诊断病例：①血常规白细胞计数增高和血小板计数减低，出现异型淋巴细胞、血液浓缩。②有尿蛋白、尿中膜状物、血尿、血肌酐升高、少尿或多尿等肾损伤表现。③低血压休克。④典型病程有发热期、低血压休克期、少尿期、多尿期和恢复期等五期经过。确诊病例：在疑似或临床诊断基础上，血清特异性 IgM 抗体阳性，或恢复期血清特异性 IgG 抗体滴度比急性期有 4 倍以上增高，或从患者标本中分离到汉坦病毒。

1. 流行病学史　包括发病季节，病前 2 个月内曾进入疫区，有与鼠类或其他宿主动物接触史。

2. 症状与体征　典型经过可分为五期：发热期、低血压休克期、少尿期、多尿期及恢复期。非典型和轻型病例可出现越期现象，重型可出现前三期重叠。

（1）发热期　急性起病，恶寒，发热，体温多为 39～40℃，以稽留热和弛张热多见。一般持续 3～7 日，同时可出现中毒症状、毛细血管损害和肾损害。热程越长，病情越重。轻者热退后症状缓解，重者热退后病情反而加重。

全身中毒症状为全身酸痛、"三痛"（头痛、腰痛和眼眶痛）、嗜睡或失眠、烦躁、谵妄等神经中毒症状，食欲不振、恶心、呕吐、腹痛、腹泻、呃逆等胃肠道症状。

毛细血管损害征主要表现为充血、出血和渗出水肿征。发病第 2～3 天开始出现颜面、颈、胸部皮肤潮红的"三红"体征及眼结膜、软腭和咽部黏膜的充血体征。腋下或胸背部条索样、抓痕样皮肤出血点。少数患者有鼻衄、咯血、黑便或血尿等。若皮肤迅速出现大片瘀斑和腔道出血，表示病情重可能并发弥散性血管内凝血。眼球结膜及眼睑水肿明显，呈胶冻样外观。亦可有面部浮肿及渗出性腹水。肾损害主要表现在蛋白尿和镜检可发现管型等。

（2）低血压休克期　一般发生于发病第3~7日，迟者发生于发病第8~9日。多于发热末期、发热同时或热退后出现。本期持续时间短者数小时，长者可达6日以上，一般为1~3日。持续时间的长短与病情轻重和治疗措施是否及时和正确有关。一般血压开始下降时四肢尚温，随着低血压进行性加剧，出现心慌气短、头昏无力、面色苍白、四肢厥冷、口唇及肢端发绀、脉搏细弱、尿量减少等休克表现。过久的组织血流灌注不足，出血倾向明显，可引起弥散性血管内凝血、脑水肿、呼吸衰竭和急性肾衰竭，甚至意识障碍。

休克出现越早，持续时间越长，病情越严重。部分患者经积极抗休克治疗24小时仍不能逆转，成为难治性休克。难治性休克预后极差，是肾综合征出血热死亡的主要原因之一。

（3）少尿期　一般发生于发病第5~8日，持续时间短者1日，长者可达十余日，一般2~5日。可与休克期重叠，或由发热期直接进入少尿期。此期主要表现为少尿（24小时尿量少于400mL）或无尿（24小时尿量少于100mL）为此期最突出的表现。部分患者可出现高血容量综合征、严重氮质血症、代谢性酸中毒及电解质紊乱。皮肤、黏膜出血常加重，可伴有呕血、咯血、便血、血尿、脑出血和肾脏出血等。严重氮质血症患者出现嗜睡、烦躁、谵妄，甚至抽搐、昏迷等表现。

（4）多尿期　一般发生于发病第9~14日，持续时间短者1日，一般7~14日。随着肾功能恢复，尿量逐渐增多，尿毒症及其相关并发症减轻。大量排尿患者易发生脱水、低血钾和低血钠，甚至发生二次休克，而引起继发性肾损伤，重者可危及生命。根据尿量和氮质血症的情况，可分为以下三期。

①移行期：每日尿量由400mL增至2000mL，但血尿素氮和肌酐等反而升高，症状亦加重。部分患者因并发症死于此期，应注意观察。②多尿早期：每日尿量超过2000mL，氮质血症无明显改善，症状仍重。③多尿后期：每日尿量超过3000mL，并逐日增加，可达4000~8000mL，少数可达15000mL以上。此期氮质血症逐渐减轻，精神食欲好转，但若水和电解质补充不足或继发感染，可发生继发性休克，亦可发生低血钾、低血钠等。

（5）恢复期　经多尿期，每日尿量恢复至2000mL以下，症状基本消失，精神食欲基本恢复，体力日渐增加，一般需要1~3个月才能恢复至正常。部分患者仍有乏力、多汗等症状，少数可遗留高血压、肾功能不全等。

3. 实验室检查

（1）一般检查　①血常规：早期白细胞总数正常或偏低，发病第3~4日后多明显增高。中性粒细胞比例升高，异型淋巴细胞增多。血小板计数在发病第2日开始减低。

多有血液浓缩，红细胞计数和血红蛋白明显上升。②尿常规：在发病第 2~4 日即可出现尿蛋白，且迅速增加，早期尿蛋白为（＋~＋＋），重症患者可达（＋＋＋~＋＋＋＋），在少尿期达高峰，可在多尿期和恢复期转阴。重症患者尿中可出现大量红细胞、透明或颗粒管型，见肉眼血尿，有时可见膜状物。③血生化检查：血尿素氮、血肌酐在发热期和低血压休克期即可上升，少尿期达高峰，估算肾小球滤过率明显降低。心肌酶谱改变较为常见。转氨酶、总胆红素轻、中度升高，血清白蛋白降低。降钙素原可轻度升高。④凝血功能检查：发热期开始出现血小板减少，若出现弥散性血管内凝血，常减至 $50 \times 10^9/L$ 以下，高凝期凝血时间缩短，消耗性低凝血期凝血酶原时间延长，纤维蛋白原下降。进入纤溶亢进期则出现纤维蛋白降解物（fibrin degradation products，FDP）升高。

（2）病原学及血清学 ①免疫学检查：汉坦病毒特异性 IgM 抗体阳性可以确诊为现症或近期感染。但检测阴性亦不能排除肾综合征出血热，检测阴性的疑似病例可每日或隔日重复检测。随着病程进展，IgM 检出率明显增加，发病第 4~6 日阳性率超过 90%，发病第 7 日接近 100%。少部分临床病例症状不典型，但特异性 IgM 抗体阳性。②病毒检测：从患者的血清病毒基因测序、用反转录聚合酶链反应（RT－PCR）检测汉坦病毒片段，可确定诊断。采用高密度颗粒凝集试验（HDPA）检测患者血清中病毒感染特异性柯克斯体抗体，可作为快速血清学诊断。③超声检查：主要表现为肾脏肿大且形态饱满，实质回声明显增粗、增强，肾髓质锥体回声减低，肾包膜与肾实质易分离，严重患者可有包膜下积液。超声检查有助于发现肾破裂、腹水、胸腔积液和肺水肿。④放射影像学检查：一般行胸部 CT 检查，危重患者可在床旁拍摄胸部 X 线片。肺水肿较为常见。有神经精神系统症状的患者可行头颅 CT 检查，有助于脑出血的诊断。⑤心电图检查：患者心电图异常较为普遍，以窦性心律失常和 ST－T 改变最常见，在少尿期和多尿期易发生窦性心动过缓。

4. 临床分型

根据病情轻重可分为四型。

（1）轻型 体温 39℃ 以下，有皮肤黏膜出血点，尿蛋白为（＋~＋＋），无少尿和低血压休克。

（2）中型 体温 39~40℃，球结膜水肿明显，皮肤、黏膜有明显瘀斑，病程中出现过收缩压低于 90mmHg，或脉压差小于 30mmHg，少尿，尿蛋白（＋＋~＋＋＋）。

（3）重型 体温 40℃ 以上，有神经系统症状，休克，少尿达 5 天或无尿 2 天以内。早期识别重症病例的预警指征为：体温为 40℃ 以上或热程超过 1 周；恶心、呕吐频繁、剧烈；烦躁不安、谵妄或意识障碍；球结膜重度水肿；有明显出血倾向；白细胞计数 > $30 \times 10^9/L$，血小板计数 < $20 \times 10^9/L$，血清白蛋白低于 15g/L。

（4）危重型 在重型基础上出现下列情况之一者：难治性休克，重要脏器出血，无尿 2 天以上，其他严重并发症如心力衰竭、肺水肿、呼吸衰竭、昏迷、继发严重感染。

（二）中医证候诊断

1. 发热期 早期大多数患者急性发热起病，体温 38~40℃，发热期一般持续 4~6

天，"三痛三红"及皮肤斑疹明显。少数人发病初期有发热恶寒、鼻塞咽痛等卫分、气分同病，卫分证时间很短暂，发热初期迅速出现气营两燔证。

（1）卫气同病证　发热重微恶寒、全身酸痛头痛、腰痛、眼眶痛"三痛"显著；甚则壮热多汗口渴，面红目赤；颜面颈胸潮红"三红"显著，腋下或胸背部条索样、抓痕样皮肤出血点，舌红，苔黄，脉浮数。

（2）气营两燔证　高热壮热，体温大于39℃，口渴烦躁，面红如醉，目赤咽红，颜面颈胸部皮肤潮红，瘀斑密布成片，便秘腹胀。舌红绛，苔黄燥，脉滑数。

2. 低血压休克期　常见于发病第3～7日，持续时间数小时至数日不等。血压下降、四肢发凉、脉搏细速等。严重者可出现弥散性血管内凝血和多脏器衰竭，病情危重。

（1）阴竭热厥证　发热口渴，气喘急促，心慌气短，烦躁不安，四肢厥冷，瘀斑连片，齿黑唇裂，手足蠕动，舌红绛苔黄干，脉微细数。

（2）阳亡寒厥证　身热骤降，四肢厥冷，冷汗淋漓，神志淡漠或昏昧，气息微弱或浅促，舌质淡白，脉微欲绝甚或无脉。

3. 少尿期　一般出现于发病第5～8日，持续时间2～5天。少尿或无尿，小便不利、点滴而短少，甚至无尿；血压升高、球结膜水肿、腹水；此期腔道出血常见，可见尿血、便血、咯血等。常见水热瘀结、肾阴枯竭证和耗血动血证。

（1）水热瘀结、肾阴枯竭证　发热，尿少尿闭，浮肿，尿血，腰痛，大便秘结，瘀斑密布连片，呃逆呕吐，烦躁或神昏谵语，气喘气促，心悸胸闷，或少腹拘急胀满，大便色黑，舌绛红，苔黄燥，脉细数或涩。

（2）耗血动血证　发热，烦躁，皮肤瘀斑增大、紫癜连成大片，或鼻衄、吐血、咯血、便血尿血，或尿中有膜状物。重则大量出血，口唇发绀，气喘气促。舌紫绛少苔，脉细数。

4. 多尿期　多出现于发病第9～14日，大多持续1～2周，少数可长达数月。随着肾功能恢复，肾小球功能的恢复早于肾小管功能恢复，出现多尿。机体经过长期消耗，邪去正衰，常见肾气亏虚证。

肾气亏虚证　多尿尿频，口舌干燥，恶心纳差，体倦乏力，精神不振。舌淡红，苔白，脉虚弱。

5. 恢复期　多数患者病后第3～4周开始恢复，恢复期一般为1～3个月。肾脏功能逐渐好转，精神食欲和体力亦逐渐恢复。以阴虚内热证为主，可伴有气阴亏虚等。

阴虚内热证　口咽干燥，低热，气短乏力，头昏头沉，精神不振，多睡烦躁，纳差。舌瘦红，少苔，脉细弱。

（三）鉴别诊断

1. 发热期需与斑疹伤寒鉴别　斑疹伤寒起病急，寒战、高热、剧烈头痛、肌肉疼痛及压痛，尤以腓肠肌明显，颜面潮红，眼球结膜充血，精神神经症状如失眠、耳鸣、谵妄、狂躁，甚至昏迷。可有脉搏增快或中毒性心肌炎。多于病期第5天全身出现充血性斑疹或斑丘疹，伴有显著淋巴结肿大和脾肿大。外斐反应与病原体立克次体核酸检测阳性。

2. 少尿期需与急性肾小球肾炎鉴别　急性肾小球肾炎无季节性特征，无明显的高热、斑疹出血、白细胞升高、血小板进行性减少等，急性肾小球肾炎少尿水肿和高血压明显，尿常规血尿、蛋白尿、水肿，无显著传染性。

3. 出血明显者与血小板减少性紫癜相鉴别　血小板减少性紫癜是自身免疫性疾病，一般起病隐匿，轻度发热、全身酸痛"三痛"不明显，以突发广泛性皮肤黏膜紫癜、大片瘀斑为主要症状。皮肤瘀点多为全身性，以下肢多见，分布均匀。黏膜出血多见于鼻腔、牙龈、口腔可有血疱。无传染性，血常规血小板显著降低，骨髓涂片可见特发性血小板减少性紫癜患者骨髓增生活跃，巨核细胞正常或增多，较为突出的改变是巨核细胞的核浆成熟不平衡，胞质中颗粒较少，血小板巨核细胞明显减少或缺乏。

四、中西医治疗

本病以中西医治疗并重，中医辨证施治。西医采取支持对症处理疗法，目前没有针对汉坦病毒的特效药物。中西医协同作用可有效缓解发热、皮疹、休克、肾损害等，比单纯的西医治疗疗效更优，缩短退热，减轻出血和肾损害，有利于恢复期康复。

（一）中医辨证要点

本病的辨证要点是抓住发热、皮肤潮红、瘀斑出血、厥逆休克、尿少、多尿的辨识。发热初期即可见皮肤潮红瘀斑，最早见于腋下和口腔上颚，要注意观察皮肤瘀斑出血，检查血小板减少程度。监测血压、血氧、记录24小时出入液体量，密切观察手足是否厥冷等，及早判别是否休克。发热初期就要查尿，早期尿中就有蛋白尿出现；密切观察尿量多少，判断肾功能损害情况。早期诊断，准确判断病程阶段，提高疗效。

（二）中医治疗原则

治疗原则：清热泻火解毒，凉血化瘀，泻下利水，养阴益肾。初期发热期以清热泻火、解毒凉血法，热入营血立即运用凉血化瘀法，可退热解毒，活血止血。及早使用泻下法，使火热疫毒从肠道分消，可存阴泄热通滞。少尿期利水保津液，多尿期宜以固肾养阴等治疗。本病火热疫毒最易伤津耗液，阴津耗损贯穿疾病始终，在整个病程中均要顾护阴液保津。

1. 早期注重清热泻火、解毒凉血　本病发热初期即入营分，发热伴有斑疹出现，早期就要注重清热解毒，凉血透邪。清代余霖在《疫疹一得》里提出："用釜底抽薪法，彻火下降，其痛立止，其疹自透。"初起即应重用作用较强的清热泻火、解毒凉血药，清热凉营法是产生疗效的关键，治法得当，可早期截断病情。

2. 严防传变　高热迅速伤阴，极易出现热结阳明便秘，治疗高热期即要解毒通里攻下，迅速消除热毒蕴结，以截断扭转病势，避免发展到危重之休克期。热毒动血耗血，瘀斑出血与血瘀并存，瘀热胶结，要加强清热凉血、活血止血之药物使用，以防咯血、吐血等大出血传变发生。

3. 养阴保津　邪热易入下焦伤肾，耗竭阴液少尿，治疗注重养阴益津补肾。多尿期恢复期出现气虚肾虚，肾阴亏耗，虚火上扰，治以益气养阴，补肾水清心火。火热疫毒最善伤阴，加之出汗耗气伤阴，气阴两伤，则可致津伤气脱，出现低血压厥逆，必须时时注意养阴保津，即"清热不厌其烦，时时不忘保津，留得一分津液，便有一分生机"。

4. 治疗"三早一近" 即早发现、早休息、早治疗和就近治疗。要把好"休克、出血及肾衰竭"三关。发热期治疗原则为抗病毒、减轻外渗、改善中毒症状和预防弥散性血管内凝血。低血压休克期治疗原则为补充血容量、纠正酸中毒和改善微循环。少尿期稳定内环境、利尿、降低血钾，肾衰竭严重者需透析。多尿期注意维持水和电解质平衡和防治继发感染。恢复期治疗原则为补充营养，注意休息，逐渐恢复运动量，定期体检复查。

（三）分期分型分证治疗

1. 发热期

（1）卫气同病证

证候：发热重微恶寒，全身酸痛头痛、腰痛、眼眶痛"三痛"显著；甚则壮热多汗口渴，面红目赤；颜面颈胸潮红"三红"显著，腋下或胸背部条索样、抓痕样皮肤出血点，舌红，苔黄，脉浮数。

治法：透热清气，泻火解毒。

方药：银翘散合白虎汤加减。金银花15g，连翘15g，薄荷10g，生石膏40g，知母10g，栀子15g，大青叶10g，赤芍15g，牡丹皮10g。加减：头痛重，加白芷10g，川芎10g；腰痛重，加杜仲15g，独活10g；恶心呕吐，腹胀，舌苔厚腻，湿热明显，加藿香10g，法半夏9g，厚朴9g，黄连8g；寒热往来，胸胁苦满，加柴胡10g，黄芩15g，青蒿10g；口干加玄参15g，生地黄15g，麦冬15g；便秘加大黄9g，枳实10g。

中成药：银翘解毒丸、柴银口服液、清开灵口服液、白石清热颗粒、双清口服液等，选择1~2种口服。

针刺：三棱针点刺少商、少泽、中冲放血。针刺大椎、合谷、足三里等穴。

抗病毒治疗：利巴韦林按每日10~15mg/kg，分2次加入10%葡萄糖注射液250mL中静脉滴注，每日总量不超过1500mg，疗程不超过7天。

补液减轻外渗：给予维生素B、维生素C、电解质等，以平衡盐液和葡萄糖盐水静脉滴注，补充容量。发热期每日输液1000~2000mL，补充血管外渗液体和维持出入量平衡，预防和减少休克发生。

（2）气营两燔证

证候：发热壮热，体温大于39℃，口渴烦躁，面红如醉，目赤咽红，颜面颈胸部皮肤潮红，瘀斑密布成片，便秘腹胀。舌红绛，苔黄燥，脉滑数。

治法：清热凉血，清营通下。

方药：清瘟败毒饮合增液承气汤加减。石膏30g，水牛角30g，黄连9g，生栀子15g，黄芩15g，知母10g，赤芍15g，连翘15g，生地黄30g，玄参20g，牡丹皮15g，大黄10g，芒硝6g（冲服）。加减：斑疹多密布，扩大成片增多，可加青黛10g，白茅根30g，紫草15g；烦躁不安，神昏者，加安宫牛黄丸或紫雪散。

中成药及注射剂：烦躁不安，神昏者，加安宫牛黄丸，或紫雪丹，或新雪丹。可合用安宫牛黄丸，每次 1 丸，每日 2 次。高热伴惊厥，手脚抽搐，可合用紫雪丹或新雪丹，每次 1.5～3.0g，每日 2 次。

中药注射剂清热解毒抗炎，可以选用热毒宁注射液、清开灵注射液。0.9% 氯化钠注射液 250mL 加热毒宁注射液 20mL，或 0.9% 氯化钠注射液 250mL 加清开灵注射液 40mL，静脉滴注，每日 1 次。可根据个体情况选择 1 种。

针灸：三棱针点刺少商、少泽、中冲，针刺大椎、合谷、足三里、膈俞、阳陵泉、支沟等穴。

激素：出现重症预警指征或休克的患者，可使用氢化可的松等糖皮质激素。氢化可的松 100mg 静脉滴注，1～2 次/日；或地塞米松 5～10mg，肌内注射或静脉滴注，1～2 次/日；甲泼尼龙 20～40mg，静脉滴注，1～2 次/日。疗程通常为 3～5 天，一般不超过 7 天。

预防弥散性血管内凝血：低分子右旋糖酐静滴，以降低血液黏滞性。高凝状态时可予低分子肝素抗凝，一般用量 0.4～0.6mL，每 12 小时皮下注射一次。

2. 低血压休克期

（1）阴竭热厥证

证候：发热口渴，气喘急促，心慌气短，烦躁不安，四肢厥冷，瘀斑连片，或齿黑唇裂，手足蠕动，舌红绛，苔黄干，脉微细数。

治法：养阴清热，益气敛阴。

方药：三甲复脉汤合生脉散加减。生地黄 30g，白芍 15g，玄参 15g，生牡蛎 30g，生鳖甲 15g，生龟甲 15g，人参 15g，西洋参 15g，麦冬 30g，五味子 10g。加减：身斑疹连片加三七 6g，紫草 15g，青黛 10g。

中药注射剂：中药注射剂可选用生脉注射液、参麦注射液。5% 葡萄糖注射液 250～500mL，加参麦注射液 20～100mL，静脉滴注，每日 1～2 次。

针灸：巨阙、至阳熏灸；三棱针点刺中冲、内关、复溜。

液体复苏补充血容量：选用复方醋酸钠林格液、乳酸钠林格液等晶体液和低分子右旋糖酐、人血白蛋白、新鲜血浆等胶体液，以晶体液为主。先快后慢，成人 2～3 小时输注约 3000mL 液体。根据血压、血红蛋白、乳酸、末梢循环及尿量变化，调整输液量和输液速度，争取 4 小时内血压稳定。

纠正酸中毒：首选 5% 碳酸氢钠溶液，每次 60～100mL，24 小时内用量不宜超过 800mL。

（2）阳亡寒厥证

证候：身热骤降，四肢厥冷，冷汗淋漓，神志淡漠或昏昧，气息微弱或浅促，舌质淡白，脉微欲绝，甚或无脉。

治法：回阳救急，益气固脱。

方药：六味回阳饮合参附龙牡汤加减。人参 30g，附子 15g（先煎），干姜 15g，生龙骨 30g，生牡蛎 30g，山茱萸 15g，熟地黄 15g，当归 15g，甘草 10g。加减：唇面指端紫，舌质紫暗，可加三七 6g，丹参 15g，红花 10g。

中药注射剂：可选用参附注射液，5% 葡萄糖注射液 250 ~ 500mL，加生脉注射液或参附注射液 20 ~ 60mL，静脉滴注，每日 1 ~ 2 次。

针灸：毫针斜刺百会，直刺巨阙、合谷等穴。

血管活性药物的应用：休克患者液体复苏效果不佳时，可使用血管活性药物去甲肾上腺素、多巴胺等。成人患者 2 ~ 3 小时输注超过 3000mL 液体，血压不能恢复，或恢复后血压再次下降者，可选用血管活性药物，首选去甲肾上腺素，剂量开始以 8 ~ 12μg/分钟速度静脉滴注，根据血压调整滴速，维持量为 2 ~ 4μg/分钟。

脑水肿：脑水肿出现抽搐时，应用地西泮或戊巴比妥钠静脉注射；颅内高压时，应用甘露醇静脉注射。

3. 少尿期

（1）水热瘀结、肾阴枯竭证

证候：发热，尿少尿闭、尿血，大便秘结，瘀斑密布连片，呃逆呕吐，烦躁，神昏谵语，球结膜水肿，气喘气促，心悸胸闷，或少腹拘急胀满，大便色黑，舌绛红，苔黄燥，脉细数或涩。

治法：滋阴利水，泻下通瘀。

方药：猪苓汤、增液汤合桃核承气汤加减。猪苓 15g，茯苓 15g，泽泻 15g，滑石 20g（包煎），阿胶 10g（烊化），生地黄 30g，玄参 20g，麦冬 20g，桃仁 10g，大黄 9g，芒硝 6g。加减：血尿加白茅根 30g，生地榆 20g，小蓟 15g；尿中有膜状物加萹蓄 10g，瞿麦 15g，石韦 15g；头晕头痛，或神昏谵语者，伴血压突然升高，加天麻 10g，钩藤 10g，生石决明 30g；气喘、气促、憋闷，加炙麻黄 6g，桑白皮 15g，葶苈子 30g，瓜蒌 30g。

针灸：针刺列缺、照海、中极、三阴交等穴。

导泻法：生大黄 10 ~ 30g，番泻叶 10 ~ 30g，热开水泡服，剂量视病情、年龄、体质差异而定，疗程 1 ~ 3 天。

灌肠法：用大黄 10g，生牡蛎 30g，芒硝 10g，煎煮 100mL，灌肠，每日 1 次。尿闭无尿者可行透析。

外敷法：用三物白散（桔梗 10g，巴豆 1g，贝母 10g），研细末，清水调成糊状，外用肚脐贴敷。

促进利尿：少尿患者可使用利尿剂治疗。休克患者血压稳定 2 ~ 24 小时后开始利尿。利尿剂首选呋塞米，小剂量开始，20 ~ 200mg/次，每 4 ~ 24 小时一次，每日总量不超过 800mg。

血液净化：少尿持续 3 日或无尿 1 日以上，出现明显氮质血症（血尿素氮 > 28.56mmol/L），或血清肌酐上升至基础值 300% 以上，或≥353.6μmol/L，或高钾血症，或高血容量综合征等严重并发症时，可用血液滤过或透析。

急性呼吸窘迫综合征、呼吸衰竭、心脏衰竭：急性呼吸窘迫综合征、呼吸衰竭时，无创或有创机械通气呼吸机支持。心脏衰竭，应用强心剂，如毛花苷 C 及扩张血管和利尿药物。患者出现急性呼吸窘迫综合征、意识障碍、多脏器衰竭等危重症表现时，建议在 ICU 进行救治。

（2）耗血动血证

证候：发热，烦躁，皮肤瘀斑增大，紫癜连成大片，尿血，或鼻衄、吐血、咯血、便血，或尿中有膜状物。重则大量出血，口唇发绀，气喘气促。舌紫绛，少苔，脉细数。

治法：清营凉血，活血止血。

方药：犀角地黄汤合抵当汤加减。羚羊角粉 1.2g，生地黄 30g，玄参 20g，牡丹皮 15g，赤芍 15g，水蛭 3g，桃仁 10g，酒大黄 10g。加减：皮肤斑疹瘀斑，紫癜连片明显，加三七粉 6g，青黛 10g，紫草 15g；吐血便血，加白及粉 6g，酒大黄 9g；尿血加大蓟 15g，小蓟 15g，白茅根 30g；咯血加仙鹤草 30g，花蕊石 15g，藕节 10g。

中成药及中药注射剂：云南白药胶囊 3 粒，每日 2 ～ 3 次。中药注射剂可选用醒脑静注射液，5% 葡萄糖或 0.9% 氯化钠注射液 250mL，加醒脑静注射液 20mL，静脉滴注，每日 1 次。

针灸：针刺大椎、膈俞、尺泽、鱼际，加血海、三阴交、阳陵泉等穴。

止血：针对病因治疗腔道出血，当患者血小板计数≤20×10⁹/L，伴出血倾向，或有活动性出血时，血小板计数为 20×10⁹ ～ 50×10⁹/L，应输注血小板悬液。弥散性血管内凝血纤溶亢进期可用 6 - 氨基己酸或氨甲苯酸静脉注射；若肝素类物质增高者，可用鱼精蛋白或甲苯胺蓝静脉注射；消化道出血可用去甲肾上腺素或凝血酶口服。肺部出血可试用垂体后叶素治疗。出现肾脏破裂、颅内出血、消化道大出血、肺部出血、阴道出血等出血情况时，以内科治疗为主。内科治疗效果不佳，有介入治疗适应证者，可行介入止血治疗。

4. 多尿期

肾气亏虚证

证候：多尿尿频，乏力倦怠，气短，口舌干燥，恶心纳差，精神不振。舌淡红，苔白，脉虚弱。

治法：养阴益气，补肾缩尿。

方药：麦味地黄丸合缩泉丸加减。麦冬 20g，五味子 15g，生地黄 20g，山茱萸 10g，牡丹皮 10g，山药 10g，北沙参 15g，太子参 10g，益智仁 15g，桑螵蛸 10g。加减：恶心、呕吐加竹茹 10g，橘皮 10g；纳差加鸡内金 10g，焦麦芽 15g，焦神曲 15g。

中成药：可选用麦味地黄丸、六味地黄丸、缩泉丸、壮腰健肾丸等，选择 1 ～ 2 种口服。

针灸：针刺肾俞、三阴交、下脘、关元、气海等穴，艾灸神阙、关元、气海。

维持水和电解质平衡：注意补钾，补液以口服为主，予含钾和半流质的食物，不能口服者静脉给药。

防治继发感染：本病易发生呼吸道和泌尿系感染，若发生感染，应及时诊断、治疗。忌用对肾脏有毒性的抗菌药物。

自发性肾破裂：外科手术治疗。

5. 恢复期

阴虚内热证

证候：口咽干燥，低热，气短乏力，头昏头沉，精神不振，多睡烦躁，纳差。舌瘦红，少苔，脉细弱。

治法：养阴益肾，清热除烦。

方药：竹叶石膏汤合知柏地黄丸加减。竹叶10g，生石膏30g，石斛10g，麦冬30g，沙参15g，黄柏10g，知母10g，生地黄15g，熟地黄15g，山茱萸10g，山药10g，牡丹皮10g，茯苓10g。加减：手足心热加地骨皮15g，青蒿15g，白薇10g；腰痛腿软加牛膝15g，女贞子15g，墨旱莲15g。口干舌燥，二便不通，加玄参15g，枳实15g，虎杖15g；气逆、呕恶加竹茹10g，木香9g，砂仁6g；气短、乏力显著，加党参15g，太子参10g。

中成药及中药注射剂：知柏地黄丸、香砂六君子丸、生脉饮等，可以选择1~2种服用。

针灸：针刺神庭、百会、肾俞、血海、三阴交等穴，艾灸三阴交、神阙、关元、气海。

五、中西医预防与调护

（一）预防

1. 控制传染源　做好疫情监测，平时做好鼠密度及带毒率、易感人群等监测工作。防鼠、灭鼠为预防本病的关键性措施，可用药物、器械等方法灭鼠。

2. 切断传播途径　个人防护方面，不用手直接接触鼠类及其排泄物，动物实验时防止咬伤，防止鼠类排泄物污染食品。

3. 保护易感人群　接种疫苗是预防肾综合征出血热的有效措施，近年来灭活疫苗的研制成功，为有效预防本病创造了条件。我国已研制成功Ⅰ型病毒和Ⅱ型病毒的精制纯化灭活疫苗，保护率达88%~94%，但持续3~6个月后明显下降，1年后需加强注射。对疫区16~60岁人群，尤其是户外劳动者和从事汉坦病毒实验研究的人员，宜接种双价灭活疫苗。接种部位和方式为上臂外侧三角肌肌内接种，每次1mL，第0和14天各接种1次，1年后应再加强免疫1次。

（二）调护

发热期绝对卧床休息，就近治疗，密切观察生命体征的变化。注意保暖，避风寒，保持室内空气流通。给予富有营养、高热量易消化饮食，恢复期注意加强营养。

第九章　流行性乙型脑炎 ▷▷▷

一、概述

流行性乙型脑炎（epidemic encephalitis B）简称乙脑，是由乙型脑炎病毒（encephalitis B virus）引起的以脑实质炎症为主要病变的中枢神经系统急性传染病。临床特征为高热、意识障碍、抽搐及病理征阳性等，重症者可发生中枢性呼吸衰竭，病死率高，部分患者可遗留不同程度的后遗症。

本病通过蚊叮咬而传播，主要分布在亚洲地区，常在夏秋季流行。其病原体于1934年在日本发现，故又称为日本脑炎（Japanese encephalitis），我国于1939年在患者脑组织中也分离出该病毒。

中医学中认为，此病属于瘟疫病范畴，乙脑瘟疫毒邪伤人具有暑热毒邪之性，暑温、暑瘟、暑厥、暑风等均反映了疾病的特点，其中"暑瘟"病名更为学术界所认同。

二、中西医病因病机及传变规律

（一）病因

中医学认为，本病病因是疫毒疠气之邪，疫毒疠气是有别于六淫而具有强烈传染性的外感病邪。流行性乙型脑炎的病因为乙型脑炎病毒瘟疫毒邪。该瘟疫毒邪具有典型的季节性，夏秋季多发；乙脑疫毒疠气之邪伤人具有暑热毒之性，具有强烈的传染性，无论老幼皆相染易，素禀不足，或有内伤疾病者更易感邪传染发病，发病则病势严重，易出现危急变证。

乙型脑炎病毒属虫媒病毒乙组的黄病毒科（Flaviviridae），直径 40～50nm，呈球形；病毒核心为单股正链 RNA 及衣壳蛋白，病毒包膜嵌有刺突糖蛋白 E 和膜蛋白 M 组成。其中 E 蛋白是病毒的主要抗原成分，可诱导机体产生中和抗体和血凝抑制抗体。血凝抑制抗体出现较早且抗体水平维持时间长，可用于临床诊断和流行病学调查。补体结合抗体出现和达高峰时间晚，可用于回顾性诊断和流行病学调查。

乙脑病毒为嗜神经病毒，可在小鼠脑组织内传代，在鸡胚、猴肾和 Hela 细胞中生长繁殖。乙醚、1∶1000 去氧胆酸钠，以及常用消毒剂均可灭活病毒。不耐热，100℃ 2 分钟或 56℃ 30 分钟即可灭活，但对低温和干燥耐受力强，以冰冻干燥法在4℃冰箱中可保存数年。

（二）流行病学

乙脑在热带地区全年均可发生，在亚热带和温带地区有严格的季节性，80%～90%

的病例集中在 7、8、9 三个月，这主要与蚊繁殖、气温和雨量等因素有关。东南亚和西太平洋地区是乙脑的主要流行区，我国除东北、青海、新疆及西藏外，均有本病流行，发病率农村高于城市。随着疫苗的广泛接种，我国的乙脑发病率逐年下降，本病有局部地区流行暴发，全国呈高度散发性。潜伏期一般为 10 ~ 14 天，可短至 4 天，长至 21 天。

1. 传染源 乙脑是人畜共患的自然疫源性疾病，感染乙脑病毒后的人和动物（家畜、家禽和鸟类）均可发生病毒血症，成为传染源。猪的感染率高，感染后血中病毒含量高，病毒血症期长，且因猪的饲养面广，更新率高，是本病的主要传染源。猪感染高峰常在人类流行高峰前 1 ~ 2 个月，可作为乙脑流行的预测依据。蚊虫可带病毒越冬并可经卵传代，是乙脑病毒的储存宿主，被感染的候鸟、蝙蝠可携带病毒，是本病的传染源和乙脑病毒的长期储存宿主。

2. 传播途径 乙脑的主要传播途径是蚊虫叮咬，我国约有 26 种传播乙脑病毒的蚊种，其中三带喙库蚊是主要的传播媒介，其次是东方伊蚊和中华按蚊。蚊虫叮咬感染乙脑病毒的动物后，乙脑病毒先在其体内增殖，然后移行至唾液腺，在唾液中保持较高浓度，再叮咬其他人或动物，形成蚊 – 动物（人）– 蚊循环。

3. 易感人群 人群普遍易感，感染后多不发病，显性感染与隐性感染之比为 1∶（300 ~ 2000），感染后可获得较持久的免疫力，再次感染者少见。婴儿可由母体获得保护性抗体。

（三）发病机制与传变规律

1. 基本病机 疫毒自皮毛肌肤而入直犯脑窍，可深入肌肉脉络，波及脾胃肠，逆传心包，还可累及心、肺、肝、肾等。本病病性主要为暑热瘟疫之毒，多为热多湿少，湿从火化。本病的基本病机为火、风、毒、痰、瘀阻闭于脑，气阴耗伤。暑热疫毒最易化火化风，直犯脑窍，火热之毒壅盛，损耗营血，扰动心包；火热炼液为痰，痰热内阻窍闭，火热深入耗伤营血，瘀阻内生。卫分症状短暂，在卫分、气分阶段即见发热头痛，颈项强直，迅速入营血，卫气营血交错界限不明。暑热疫毒化火，热盛动风，火热风动上炎，直冲颠顶。热毒燔盛，炼液成痰，痰热直击头窍，蒙蔽神明，热深厥深，重则导致窍闭神昏，内闭外脱。暑热疫火之毒伤正，致使气阴快速耗伤，久则气血阴俱亏耗，痰瘀阻滞脉络，筋脉失养。

2. 病机演变 乙脑瘟疫毒邪初感，疫毒随蚊虫自皮毛肌肤而入肌体，可深入肌肉血络。早期瘟疫暑热毒邪自皮毛肌肤而入，卫表之气为外邪郁阻，开阖不利，出现发热、微恶风寒、头痛口渴、干呕等卫分症状，此期神志清楚，多舌尖红，苔薄白，脉象浮数。此期短暂。

感邪轻者短暂的卫表邪郁阶段后，迅速传入气分；感邪重者，常无卫分表现，常见发病即卫气同病。暑热火毒直入气分，可见高热；火性炎上，暑热火毒直窜头部颠顶，可见头痛；火热之毒侵犯脾胃，扰动胃气，则呕吐等症状；暑热火毒来势汹涌，可见喷射性呕吐；暑热火毒上壅，聚集于脑窍，机窍失灵，出现烦躁、神昏、嗜睡，间有谵语；火热充斥表里四肢，可见局部肌肉小抽搐，小便黄，大便秘结，舌苔黄而干，脉象洪数或滑数。

病情进一步进展，疫毒邪陷入营血，气营两燔，甚则阴竭阳脱。暑热火毒上壅聚集于脑窍不退，则高热不解、嗜睡、昏迷，疫毒邪陷入营血，营血受扰则烦躁，或发斑疹。热极生风，肝风内动，毒损脑络，见颈项强直、角弓反张、手足抽搐等症状。火热盛炼液成痰，痰阻气道，肺气不利，可见喘促、痰鸣等症状。多舌苔黄厚而干或无苔，舌质赤红间或绛色，脉象弦数。

暑热火毒持续深入，深入营血，脑窍热闭动风，化痰化瘀，火风痰瘀互阻脑窍，则见发热，热势甚高，或表热不甚显著，而神志深度昏迷，舌卷囊缩，抽搐不止，角弓反张；热深厥深，则四肢厥冷，头汗不止；火热入营血，劫夺营阴，则衄血、唇燥齿干。舌赤无津或绛干，或黑干，脉象沉细数，或沉伏不见。乙脑瘟疫火毒邪易耗竭气阴，阴液涸竭，阳气外泄，则气无依附而外越，可见气息不均、呼吸微弱、面色苍白、肢冷汗出、脉微欲绝之脱证。

感受乙脑瘟疫火热毒邪，若热势已退，火热毒邪渐去，逐步向愈，进入恢复期。此期气阴两伤，阴虚内热，火热尚有留存，则出现低热不退，或夜间低热，午后为甚，面赤、口干咽燥、心烦寐差，气短乏力，精神倦怠，纳差等。毒损脑络，痰瘀阻络，则见肢体痉挛，四肢抽动，时有震颤，言语謇涩，甚则失语、耳聋、失明、吞咽困难、纳差、肢体瘫痪等症状；舌暗红，苔黄少津，或舌干无苔，脉虚数或弦细数。

流行性乙型脑炎病程超过 6 个月，若尚未完全康复，称为后遗症期。疫毒损伤正气，毒损脑络，痰瘀阻络，则见智力减退与认知障碍，气短乏力倦怠、失语、失聪、意识障碍、精神失常及痴呆等。痰瘀阻络，筋脉失养，则主要有肢体不利、肢体瘫痪、癫痫发作、扭转痉挛、舞蹈样运动、肢体震颤等。舌淡胖或紫，脉细涩。

（四）病理

病毒进入人体，经淋巴管或毛细血管进入单核 – 吞噬细胞系统内繁殖，随后进入血液循环，形成病毒血症。乙脑病毒进入人体后是否发病，以及病情的严重程度，一方面取决于感染病毒的数量与毒力，另一方面取决于机体的免疫功能。如机体免疫力正常，常只发生短暂的病毒血症，病毒迅速被清除，不进入中枢神经系统，临床表现为隐性感染或轻型病例，可获得持久免疫力；当机体免疫力相对较弱时，病毒可侵入中枢神经系统，引起脑实质病变。

乙脑病毒引起脑组织损伤的主要机制：①乙脑病毒的直接侵袭作用，导致神经细胞坏死、胶质细胞增生和炎症细胞浸润。②体液免疫产生的特异性 IgM 抗体与病毒抗原结合，形成抗原抗体复合物，沉积于脑实质和血管壁，激活补体和细胞免疫，导致血管壁破坏，附壁血栓形成，引起脑组织供血障碍和坏死。

乙脑病毒引起的中枢神经系统病变范围较广，可累及脑与脊髓，其中以大脑皮层、基底核及视丘病变最为严重，脊髓病变最轻。主要病理变化：神经细胞变性、肿胀，尼氏小体消失，灶性神经细胞坏死、液化，形成镂空筛网状软化灶；淋巴细胞、单核细胞和浆细胞围绕变性坏死神经元形成炎症病灶，或围绕血管周围间隙形成血管套；小胶质细胞弥漫性增生形成小胶质细胞结节；脑实质及脑膜血管充血扩张，大量浆液渗出，血管周围间隙增宽，脑组织水肿。

三、中西医诊断与鉴别诊断

（一）疾病诊断

根据流行病学资料、症状与体征及实验室检查，综合分析后，做出疑似诊断、临床诊断。确定诊断须依靠血清学或病原学检查。

有流行病学史，具备乙脑的临床症状、体征，血常规符合乙脑改变的可诊断为疑似病例。符合疑似病例的同时，脑脊液检查符合乙脑改变者，诊断为临床诊断病例。临床诊断病例的同时，符合血清学检测中的任一项者，或临床诊断病例的同时，符合病原学检查中的任一项者为确诊病例。

1. 流行病学史　居住在乙脑流行地区且在蚊虫滋生季节发病，或发病前 25 天内在蚊虫滋生季节曾去过乙脑流行地区。本病有严格的季节性（夏秋季），10 岁以下儿童多见，但近年来成人和老年人发病率有上升趋势。

2. 症状与体征　症状：急性起病，发热、头痛、喷射性呕吐，发热 2~3 天后出现不同程度的意识障碍，重症患者可出现全身抽搐、强直性痉挛或瘫痪等中枢神经症状，严重病例出现中枢性呼吸衰竭。

体征：浅反射消失，深反射亢进。脑膜刺激征和病理反射阳性，痉挛性瘫痪或去大脑强直。可伴有瞳孔大小改变、血压升高、心率减慢等颅内压升高体征。

3. 实验室检查

（1）血常规　白细胞总数多在（10~20）×10⁹/L，中性粒细胞可达 80% 以上。部分患者血常规始终正常。

（2）脑脊液　脑脊液压力增高，外观无色透明或微混浊，白细胞计数多为（50~500）×10⁶/L，个别可高达 1000×10⁶/L 以上，早期以中性粒细胞为主，后期则淋巴细胞增多，白细胞计数的高低与病情轻重和预后无关。蛋白质轻度升高，糖正常或偏高，氯化物正常。少数病例于病初脑脊液检查正常。

（3）血清学检查　①特异性 IgM 抗体测定：一般在病后 3~4 天即可出现，脑脊液中最早在病程第 2 天出现，两周达高峰，可作为早期诊断指标。检测方法有酶联免疫吸附试验（ELISA）、间接免疫荧光法、2 - 巯基乙醇（2 - ME）耐性试验等。②血凝抑制试验：血凝抑制抗体出现早，一般在病后 4~5 天出现，2 周达高峰，抗体水平维持 1 年以上，可用于临床诊断及流行病学调查。③补体结合试验：特异性较高，多在第 4~7 周出现阳性，双份血清抗体效价呈 4 倍或以上增长即可诊断，主要用于回顾性诊断或流行病学调查。

（4）病原学检查　①病毒分离：病程第 1 周内死亡患者的脑组织中可分离到病毒，但脑脊液和血中不易分离到病毒。②病毒抗原或核酸检测：采用直接免疫荧光或聚合酶链反应（PCR）检测组织、血液或其他体液中的乙脑病毒抗原或 RNA 阳性，可早期诊断。

（二）临床分型

疾病的临床表现可以有很大的变化，根据发热、头痛、抽搐、意识障碍、病程、后遗症的程度，临床可以分为轻型、普通型、重型、极重型，流行期以轻型和普通型多见。

（1）轻型　发热，体温一般不超过39℃，头痛、呕吐、精神萎靡，神志清楚，无抽搐，病程7～10天。

（2）普通型　发热，体温39～40℃，剧烈头痛，喷射性呕吐，烦躁，嗜睡，昏睡或浅昏迷，局部肌肉小抽搐，病程约两周。

（3）重型　发热，体温40℃以上，剧烈头痛，喷射性呕吐，很快进入昏迷，反复抽搐，病程约3周，愈后可留有后遗症。

（4）极重型　起病急骤，体温在1～2天内上升至40℃以上，反复或持续性强烈抽搐，伴深昏迷，迅速出现脑疝及呼吸衰竭，病死率高，幸存者发生后遗症概率较高。

（三）中医证候诊断

流行性乙型脑炎典型的临床表现可分为四期，即初期、极期、恢复期、后遗症期，各型、各期往往表现出不同的临床表现和中医证候。

1. 初期　病初第1～3天，体温在1～3天内达到39～40℃，伴头痛、食欲不振、恶心、呕吐等，可有倦怠和嗜睡等非特异性症状，易被误认为上呼吸道感染。少数患者可有神志淡漠和颈项强直。

初期的中医证候主要表现为邪郁卫分证、卫气同病证。

（1）邪郁卫分证　头痛，发热，微恶寒，无汗或有汗不透，口干，渴饮不多，神志清楚，干呕，舌苔薄白，脉象浮数。

（2）卫气同病证　发热，微恶寒或不恶寒，头痛，颈项强直，恶心呕吐，口渴，倦怠嗜睡，舌红，苔微黄，脉浮数。

2. 极期　病程第4～10天，在初期症状基础上，出现脑实质受损表现。临床表现为高热、意识障碍、惊厥或抽搐、呼吸衰竭、脑膜刺激征、其他神经系统症状和体征、循环衰竭等。

极期的中医证候主要表现为气营两燔证、阴竭阳脱证。

（1）气营两燔证　高热，剧烈头痛，呕吐、颈强明显，呼吸急促，躁动或狂躁，昏迷，剧烈抽搐，舌质红绛，苔黄或燥，或厚腻，脉细数或弦，小儿指纹紫滞。

（2）阴竭阳脱证　高热骤降，时见抽搐，突然喘咳欲脱，呼吸不规则，或双吸气样呼吸，甚则出现面色苍白，四肢厥逆，冷汗淋漓，舌红少津，脉细数或微细欲绝，小儿指纹紫暗。

3. 恢复期　患者体温逐渐下降，神经系统症状和体征逐渐好转，一般于两周左右可完全恢复。但重症患者可有反应迟钝、痴呆、失语、多汗、吞咽困难、颜面瘫痪、四肢强直性瘫痪或扭转痉挛等。经积极治疗后大多数患者可于6个月内恢复。恢复期的主要表现为正虚邪恋，中医证候主要表现为气阴两虚证、阴虚风动证。

（1）气阴两虚证　低热不退，午后为甚，面赤，口干咽燥，心烦寐差，神疲乏力，消瘦，时有痉挛、震颤，舌暗红，苔黄少津，脉虚数。

（2）阴虚风动证　夜间低热，口唇震颤，言语謇涩，四肢抽动，或强制性痉挛震颤，五心烦热，舌暗红而干无苔，脉弦细数。

4. 后遗症期　流行性乙型脑炎病程超过 6 个月尚未完全康复，为后遗症期。5% ~ 20% 的重型乙脑患者留有后遗症，主要有失语、肢体瘫痪、意识障碍、精神失常及痴呆等，经积极治疗后可有不同程度的恢复。癫痫后遗症可持续终身。后遗症期的中医证候主要表现为痰瘀阻络证。

痰瘀阻络证　乏力倦怠，神志呆钝，失语，精神异常，肢体瘫痪（强直性或弛缓性），面色苍白，舌淡胖或紫，脉细涩。

（三）鉴别诊断

1. 中毒型菌痢　流行季节与乙脑相同，亦多见于 10 岁以下儿童，但起病较乙脑更急，常在发病 24 小时内出现高热、抽搐、昏迷和感染中毒性休克，一般无脑膜刺激征，脑脊液多正常。做肛拭子或生理盐水灌肠镜检，可见大量白细胞或脓细胞。

2. 结核性脑膜炎　无季节性，多有结核病史。起病较缓，病程长，脑膜刺激征明显，脑实质病变表现较轻。脑脊液中氯化物与糖均降低，蛋白质升高较明显，其薄膜涂片或培养可检出结核杆菌。X 线胸片及眼底检查，可能发现结核灶。

3. 化脓性脑膜炎　如流行性脑脊髓膜炎，其病原体为脑膜炎奈瑟菌，好发季节为冬春季，患者皮肤、黏膜可见瘀点、瘀斑；其他化脓菌导致的多能找到迁徙性病灶。脑脊液呈细菌性脑膜炎改变，涂片染色或培养可发现致病菌。

4. 其他病毒性脑炎　如单纯疱疹病毒性脑炎、腮腺炎并发脑膜脑炎，临床表现与乙脑相似，结合相关临床资料有助于鉴别，确诊则有赖于血清免疫学检查和病毒分离。

四、中西医治疗

目前没有针对流行性乙型脑炎病毒的特效药物，西医治疗以对症支持治疗为主。中西医协同作用可有效缓解发热、昏迷、抽搐等，比单纯的西医治疗疗效更优，缩短退热、神昏时间，有利于康复。

（一）中医辨证要点

乙脑的辨证要点在于抓主症，辨临床分期、分型，定轻重，测预后。本病来势凶险，传变迅速，若不及时救治或治无章法，易昏痉厥脱致变。热势、头痛、抽搐、痉厥、昏迷程度、呼吸困难程度、气阴损伤情况可作为重要辨证要点。密切观察病情变化，监测体温、血氧饱和度变化，及时检查腰穿、动脉血气分析、血常规、C 反应蛋白、降钙素原、血生化、头颅 CT 或 MRI、胸片或胸部 CT 等。体温、抽搐、昏迷程度、头颅 CT 或 MRI 影像和血氧变化可判定病情轻重和病情变化。血氧饱和度下降，往往提示中枢性呼吸衰竭。注意密切监测瞳孔变化，以及时发现脑疝。

（二）中医治疗原则

总的治疗原则为清热泻火解毒，息风凉血定惊，涤痰活血开闭，益气养阴。临床强调早诊断，早隔离，早治疗。本病尚无特效抗病毒药物治疗，早期可以试用抗病毒药物，应全程采取中西医综合治疗措施。

早期祛邪为第一要义。以重剂清热泻火解毒，迅速驱逐暑热疫毒，《温热暑疫全书》引喻嘉言瘟疫论所言"邪既入，则以逐秽为第一义"。为了截断病邪入里，病情加重，要"先证而治"。中医药介入治疗越早越好。

重视辨证态，调病理。根据患者情况灵活变通，不可以固守一方一药。应临证研判暑热火毒之盛衰，阴液之亏损，以及血热、风、痰、瘀、虚等病理状态，从而辨证施治，提高疗效。在中医学理论的指导下，应用中药汤剂、口服中成药，以及中药注射液，尤其中药注射液使用时，要遵守用药规范。

在救治危重时，中西药协同。高热、抽搐惊厥及呼吸衰竭是危及患者生命的三大主要症状，且互为因果，形成恶性循环，必须及时给予相应处理。重点处理高热、抽搐、控制脑水肿和呼吸衰竭等危重症状，以降低病死率和防止后遗症的发生。适时使用呼吸机，注意水及电解质平衡、酸碱平衡，重症患者应补液，成人每天 1500～2000mL，小儿 50～80mL/kg，并酌情补充钾盐，纠正酸中毒，但补液量不宜过多，以免加重脑水肿。昏迷者可予鼻饲营养。合并细菌感染者，要合理使用抗生素。

乙脑疫毒病邪，多配合针刺治疗，针刺具有开窍泄热、疏通经络的作用。恢复期、后遗症期，也应尽早酌情运用针刺、推拿、按摩、功能锻炼等方法进行综合治疗，也可以选用高压氧治疗。若颅内压升高、癫痫发作频繁等，也应该积极运用脱水剂、抗癫痫药物等对症治疗，以控制病情。

（三）分期分证治疗

中医药全疗程治疗，将中药、针灸、按摩、理疗等方法综合使用，可提高疗效，促进恢复。以清热泻火解毒、息风凉血开窍、滋阴化痰活血等为主要治法。

1. 初期

（1）邪犯卫分证

证候：头痛，头胀，发热，微恶寒，无汗或有汗不透，口干，渴饮不多，或干呕，舌苔薄白，脉象浮数。

治法：辛凉解表，清热透邪。

方药：银翘散加减。金银花 20g，连翘 20g，桔梗 6g，薄荷 10g，竹叶 15g，生甘草 6g，荆芥穗 6g，淡豆豉 20g，白芷 10g，蔓荆子 10g。加减：如头重如裹，舌苔白腻不渴，为夹湿，加甘淡渗湿的滑石 30g，茯苓 15g，清热化湿的茵陈 10g，佩兰 10g 等；若出现咳嗽，加桑白皮 15g，杏仁 10g 等；若呕恶，加半夏 9g，竹茹 10g 等。

中成药：中成药可以选用银翘解毒丸、柴石退热颗粒、银黄颗粒、抗病毒口服液等，以上药物具有清热解毒透邪的作用。

（2）卫气同病证

证候：头痛，颈项强直，发热，微恶寒或不恶寒，恶心呕吐，口渴，倦怠嗜睡，舌红，苔微黄，脉数。

治法：辛凉泄热，清气解毒。

方药：银翘散合白虎汤加减，加用安宫牛黄丸。生石膏 60g，知母 10g，金银花

18g，连翘 18g，天花粉 12g，山药 9g，甘草 6g，薄荷 9g，天麻 10g，葛根 15g，钩藤 10g。安宫牛黄丸，每次 1 丸，每日 2 次。加减：若表证未解，发热无汗，重用金银花 20g，连翘 20g，加荆芥 6g，蝉蜕 9g；若口渴，重用天花粉 15g，加玄参 15g；若呕吐，加代赭石 30g，竹茹 10g；若嗜睡，加石菖蒲 10g，黄连 5g，莲子心 5g 等。

中成药及中药注射剂：中成药可以选用清热解毒口服液、清开灵口服液或胶囊等，以上药物具有清热解毒泻火的作用。

中药注射剂清热解毒抗炎可以选用热毒宁注射液、喜炎平注射液、清开灵注射液。0.9%氯化钠注射液 250mL，加喜炎平注射液 100mg，静脉滴注，每日 1～2 次；或 0.9%氯化钠注射液 250mL，加热毒宁注射液 20mL；或 0.9%氯化钠注射液 250mL，加清开灵注射液 40mL，静脉滴注，每日 1 次。可根据个体情况可选择 1 种。

针刺治疗：多配合针刺，很少使用灸法治疗。高热选风府、风池、大椎，泻法为主。头痛选列缺、合谷、头维、太阳，泻法为主。

高热降温：采用物理降温为主，药物降温为辅。物理降温：包括冰敷额部、枕部和体表大血管部位（腋下、颈部及腹股沟等），温水擦浴，冷盐水灌肠等。药物降温：适当应用解热镇痛药，注意防止退热药物过量，致大量出汗，而引起虚脱。

亚冬眠疗法：适用于高热伴抽搐者，以氯丙嗪和异丙嗪每次各 0.5～1mg/kg 肌内注射，每 4～6 小时一次，配合物理降温，疗程为 3～5 日，用药过程中要密切观察生命体征变化，注意保持呼吸道通畅。

减轻脑水肿：脱水为主，可用 20%甘露醇静脉滴注或推注（20～30 分钟内），每次 1～2g/kg，根据病情需要，可每 4～6 小时重复应用，必要时可使用糖皮质激素、呋塞米、50%高渗葡萄糖注射液静脉滴注。

抗病毒治疗：可选择利巴韦林、干扰素等抗病毒治疗，法匹拉韦是一种新型的广谱抗 RNA 病毒药物，可以试用。

2. 极期

（1）气营两燔证

证候：高热，剧烈头痛，呕吐，颈强明显，呼吸急促，躁动或狂躁，昏迷，剧烈抽搐，舌质红绛，苔黄或燥或厚，脉细数或弦，小儿指纹紫滞。

治法：清气泄热，凉营解毒。

方药：清瘟败毒饮加减。生石膏 180g，水牛角丝 60g，羚羊角粉 1.2g，天花粉 30g，金银花 30g，生地黄 24g，玄参 18g，蜈蚣 10g，全蝎 6g，黄连 9g，黄芩 12g，石菖蒲 6g，天竺黄 15g，山药 24g，党参 15g，甘草 9g。加减：如有咳嗽痰黄黏，加竹沥 30g，浙贝母 10g，海浮石 30g 之类；若衄血，重用鲜生地黄 30g，加鲜茅根 30g，鲜大蓟 30g；若热盛发斑，重用玄参 30g，加牡丹皮 12g 等。

中成药及中药注射剂：中成药辨证使用安宫牛黄丸、紫雪丹或新雪丹、至宝丹。高热不退，甚至昏迷，可合用安宫牛黄丸，每次 1 丸，每日 2 次。高热伴惊厥、手脚抽搐，可合用紫雪丹或新雪丹，每次 1.5～3.0g，每日 2 次。高热昏迷，痰浊壅盛，可合用至宝丹，每次 1.5g，每日 2 次。昏迷，肢冷，痰浊壅盛，可合用苏合香丸，每次 1

丸，每日 2 次。

中药注射剂清热解毒抗炎可以选用痰热清注射液、清开灵注射液；醒脑开窍，改善微循环，可以选用醒脑静注射液。5% 葡萄糖注射液或 0.9% 氯化钠注射液 250～500mL，加痰热清注射液 20～40mL，静脉滴注，每日 1 次。0.9% 氯化钠注射液 500mL 加清开灵注射液 40mL，静脉滴注，每日 1 次。溶于 5% 葡萄糖或 0.9% 氯化钠注射液 250mL，加醒脑静注射液 20mL，静脉滴注，每日 1 次。根据个体情况可选择 1～2 种。

针刺治疗：以针刺治疗为主，高热选风府、风池、大椎，泻法为主。头痛选列缺、合谷、头维、太阳，泻法为主。神昏选百会、四神聪、人中，平补平泻手法。抽搐选极泉、尺泽、委中，平补平泻手法。

镇静止痉：高热所致者以降温为主；脑水肿所致者以脱水为主，可用 20% 甘露醇静脉滴注或推注（20～30 分钟），每次 1～2g/kg，根据病情需要，可每 4～6 小时重复应用，必要时可使用糖皮质激素、呋塞米、50% 高渗葡萄糖注射液；因脑实质病变引起的抽搐，可使用镇静剂，首选地西泮，成人每次 10～20mg，小儿每次 0.1～0.3mg/kg（每次不超过 10mg），肌内注射或缓慢静脉注射；水合氯醛鼻饲或灌肠，成人每次 1～2g，小儿每次 60～80mg/kg（每次不超过 1g）。巴比妥钠可用于预防抽搐，成人每次 0.1～0.2g，小儿每次 5～8mg/kg，肌内注射。

防治呼吸衰竭：积极降温，控制颅内压，以防止呼吸衰竭的发生。根据引起呼吸衰竭的不同原因和病变程度，给予相应的治疗。氧疗可选用鼻导管或面罩给氧，纠正患者缺氧状态；中枢性呼吸衰竭表现为呼吸表浅、节律不整或发绀时，可用呼吸兴奋剂，首选洛贝林，成人每次 3～6mg，小儿每次 0.15～0.2mg/kg，肌内注射或静脉滴注，亦可与尼可刹米、山梗菜碱、二甲弗林等交替或联合使用。呼吸道分泌物梗阻所致者，吸痰和加强翻身引流。若痰液黏稠可雾化吸入沐舒坦，伴支气管痉挛，可用 0.25%～0.5% 异丙肾上腺素雾化吸入。如经上述处理无好转，可考虑气管插管或气管切开，建立人工气道。脑水肿所致呼吸衰竭者，可用脱水剂治疗；为改善微循环，减轻脑水肿，亦可用血管扩张剂，如东莨菪碱，成人每次 0.3～0.5mg，小儿每次 0.02～0.03mg/kg，稀释于葡萄糖注射液中静注或静滴，15～30 分钟重复使用，可用 1～5 日。此外，尚可用酚妥拉明、山莨菪碱、纳洛酮等。可适当使用抗菌药物，防止细菌感染。

糖皮质激素：因糖皮质激素有抗炎、退热、降低毛细血管通透性和减轻脑水肿等作用，早期、短程酌情用于重症患者，有一定效果；但糖皮质激素抑制机体免疫功能，增加继发感染机会，使用时应慎重。如地塞米松成人每天 10～20mg，儿童每天 2～5mg，疗程 3～5 天。

（2）阴竭阳脱证

证候：高热骤降，时见抽搐，突然喘咳欲脱，呼吸不规则，或双吸气样呼吸，甚则出现面色苍白，四肢厥逆，冷汗淋漓，舌红少津，脉细数或微细欲绝，小儿指纹紫暗。

治法：益气养阴，回阳固脱。

方药：生脉散合参附汤加减。人参 30g，制附子 10g，麦冬 15g，五味子 6g，黄芪 30g，甘草 10g。加减：肢冷者，加桂枝 6g，干姜 6g；冷汗淋漓者，加龙骨 30g，牡蛎30g。

中药注射剂：益气固脱可以选用生脉注射液、参麦注射液、参附注射液静脉滴注。5%葡萄糖注射液250～500mL，加参麦注射液20～100mL，静脉滴注，每日1～2次。5%葡萄糖注射液250～500mL，加生脉注射液或参附注射液20～60mL，静脉滴注，每日1～2次。

抗休克治疗：充分补充水电解质，必要时使用血管活性药物多巴胺或者多巴酚丁胺等。

3. 恢复期

(1) 气阴两伤证

证候：低热不退，午后为甚，面赤，口干咽燥，心烦寐差，神疲乏力，消瘦，时有痉挛、震颤，舌红少津，脉虚数。

治法：益气滋阴，清解热邪。

方药：竹叶石膏汤合黄连阿胶汤加减。生石膏15g，竹叶10g，桑叶10g，天花粉15g，半夏9g，玉竹10g，生扁豆15g，牡丹皮10g，黄连10g，阿胶10g，人参10g，黄芩10g，鸡子黄1枚，芍药10g，生甘草10g。加减：痰热未清，加竹沥15g，浙贝母10g，半夏9g，瓜蒌30g，杏仁9g；肝肾不足，元气亏虚，加山茱萸15g，枸杞子15g，麦冬10g，沙参15g，山药15g。

中成药及中药注射剂：中成药可辨证选用生脉饮、麦味地黄丸、天王补心丹、左归丸等。痰热阻肺，可以选用复方鲜竹沥液、羚羊清肺丸等中成药。

中药注射剂可以选用川芎嗪注射液、天麻素注射液、血塞通注射液，活血化瘀，改善大脑血液循环。5%葡萄糖注射液，或0.9%氯化钠注射液250～500mL，加川芎嗪注射液40～80mg（1～2支），静脉滴注，每日1次。5%葡萄糖注射液或0.9%氯化钠注射液250～500mL，加天麻素0.6g（3支），静脉滴注，每日1次。5%～10%葡萄糖注射液250～500mL，加血塞通200～400mg，静脉滴注，每日1次。

针刺治疗：肢体瘫痪者，可选用肾俞、三阴交、脾俞、中脘、气海、悬钟、神门、神阙、足三里、血海、百会等，针刺补法。余邪未清，痰浊闭窍者，可选用心俞、脾俞、中脘、丰隆、阴陵泉、劳宫，针刺泻法。

(2) 阴虚风动证

证候：夜间低热，口唇震颤，言语謇涩，四肢抽动，或强制性痉挛震颤，五心烦热，舌红而干无苔，脉弦细数。

治法：滋阴息风，清解余邪。

方药：大定风珠加减。阿胶15g，鸡子黄1枚，炙甘草30g，生地黄20g，白芍20g，麦冬15g，麻仁15g，龟甲15g，鳖甲15g，牡蛎30g，五味子6g。加减：喘者，加人参30g；自汗，加人参30g，浮小麦30g；心悸，加茯神30g，人参30g，小麦30g。

中成药及中药注射剂：中成药可以辨证选用大补阴丸、天麻片、知柏地黄丸、天王补心丸等。中药注射剂可以选用丹参川芎嗪注射液、血塞通注射液，活血化瘀，改善大脑血液循环。5%葡萄糖注射液或0.9%氯化钠注射液250～500mL，加丹参川芎嗪注射液 5～10mL，静脉滴注，每日 1 次。5%～10% 葡萄糖注射液 250～500mL，加血塞通 200～400mg，静脉滴注，每日 1 次。

针刺治疗：手足瘛疭，可选用肾俞、三阴交、脾俞、中脘、气海、悬钟、神门、太冲，针刺平补平泻法兼施。言语謇涩，可选百会、哑门、风府、天突、廉泉、金津、玉液、通里等，针刺平补平泻法兼施。

4. 后遗症期

痰瘀阻络证

证候：神志呆钝，失语，精神异常，肢体瘫痪，肢体僵硬强直，或肢体软瘫弛缓，面色苍白，舌淡或紫，脉细涩。

治法：益气活血，化痰通络。

方药：补阳还五汤合菖蒲郁金汤加减。黄芪 30g，赤芍 15g，当归 10g，桃仁 10g，石菖蒲 9g，郁金 10g，浙贝母 15g，红花 15g，三七 6g，桑枝 30g。加减：兼有余热未清，加青蒿 30g，地骨皮 15g；肢体拘挛，加全蝎 6g，蜈蚣 10g，地龙 10g，乌梢蛇 10g。

中成药及中药注射剂：中成药可选用全天麻胶囊、强力杜仲天麻胶囊、血府逐瘀胶囊、丹七片等。

中药注射剂可以酌情选用丹红注射液、舒血宁注射液静脉滴注，活血化瘀，改善微循环。5% 葡萄糖注射液或 0.9% 氯化钠注射液 250～500mL，加丹红注射液 20～40mL，静脉滴注，每日 1 次。5% 葡萄糖注射液或 0.9% 氯化钠注射液 250～500mL，加舒血宁注射液 20mL，静脉滴注，每日 1 次。

针灸、按摩、理疗治疗：神志呆钝失语者，取百会及四神聪、哑门、风府、廉泉、天突、通里、神门、内关、合谷、涌泉等，针刺平补平泻法。还可以在头部背部督脉、背俞穴、膀胱经穴位上进行刺络拔罐疗法或者刮痧、推拿治疗。肢体僵硬强直痉挛者，上肢取肩髃、肩贞、臂臑、曲池、手三里、外关、内关、合谷、阳溪、神门、大椎；下肢取环跳、风市、梁丘、阳陵泉、足三里、绝骨、三阴交、昆仑、太冲、名门、秩边、解溪，针刺法。可以对肢体僵硬强直痉挛处进行推拿治疗。肢体软瘫弛缓、体弱腰软者，上述穴位针刺补法。可配合肢体软瘫处推拿和背俞穴推拿、刮痧治疗。

康复治疗：进行康复功能专科训练，包括吞咽、语言和肢体功能锻炼，有助于语言、运动功能的恢复。

五、中西医预防与调护

（一）预防

1. 控制传染源 隔离和治疗患者至体温正常。本病主要传染源是家畜，尤其是未经流行季节的幼猪，故应搞好饲养场所的环境卫生，人畜居住地分开。流行季节前给幼猪进行疫苗接种，减少猪群的病毒血症，能有效控制人群的乙脑流行。

2. 切断传播途径 以防蚊、灭蚊为主要措施，包括灭越冬蚊和早春蚊，消灭蚊虫滋生地，尤其是加强牲畜棚的灭蚊工作。使用蚊帐、捕蚊灯、蚊香片、驱蚊剂等，以防被蚊叮咬。

3. 保护易感人群 预防接种疫苗是保护易感人群的关键措施。目前我国使用的是地鼠肾细胞灭活疫苗和减毒活疫苗，接种后抗体阳转率达85%～98%。接种对象以6～12个月的婴幼儿为主，初种两次，每次0.5mL，间隔1～2周，接种后2年和6～10周岁时分别加强注射一次。对于初入流行区域的人员，可按初种方法接种两次。疫苗接种应在乙脑开始流行前1个月完成。接种时应注意过敏等不良反应，不能与伤寒三联菌苗同时注射，有中枢神经系统疾患和慢性酒精中毒者禁用。

4. 中医药预防 中医药在保护易感人群、增加人群非特异性预防方面是很有价值的。未病先防，中医药非特异性预防即注重补益人体正气，提高人体免疫力，使人群"正气存内"，扶正以防邪。

乙脑发病及严重程度与患者正气有关，或因劳累等原因而致正气虚损，或因素体本虚，因此，通过中医疗法提高人体正气，也就是提高了人体免疫功能，从而达到预防疾病的目的。

（二）调护

加强护理工作，患者应住院隔离于有防蚊和降温设备的病室，室温控制在30℃以下。

昏迷患者要注意口腔清洁，定时翻身、拍背、吸痰，以防止继发肺部感染。保持皮肤清洁，防止压疮发生。注意保护角膜。给昏迷抽搐患者设床栏以防坠床，并防止舌被咬伤。

初期、极期若病情重，不能口服药物，可以通过鼻饲给药，加强护理，避免痰堵、压疮等并发症。

恢复期、后遗症期应加强护理，定时翻身按摩，活动瘫痪肢体，防止出现压疮和继发感染。

第十章 手足口病 ▷▷▷▷

一、概述

手足口病（hand foot and mouth disease，HFMD）是由肠道病毒（enterovirus，EV）感染引起的一种儿童急性出疹性传染病。主要传染源是手足口病患儿和隐性感染者，临床以手、足等部位的斑丘疹和疱疹，口腔疱疹、溃疡，或伴发热为特征。少数病例可伴发脑膜炎、脑炎、循环衰竭、神经源性肺水肿、瘫痪等严重并发症。

手足口病是近代新发现的出疹性传染病，1957 年首先由新西兰学者提出，1958 年加拿大学者从患者粪便及咽拭子中分离出柯萨奇病毒 A16，1959 年正式命名手足口病。人群对手足口病病毒普遍易感，但成人大多通过隐性感染获得相应抗体，因此，临床上以儿童感染为主，尤其容易在幼托机构的儿童之间流行，多见于 5 岁以下儿童。手足口病是全球性疾病，传染性强，易引起流行。我国于 2008 年将手足口病纳入法定报告的丙类传染病，各地全年均有发生，以夏秋季节为多见，发病率为 37.01/10 万 ~ 205.06/10 万，近年报告病死率在 6.46/10 万 ~ 51.00/10 万之间。

古代医籍无明确记载，但其中有关"时疫""温病""湿温""疮疹"等相关论述，对于认识本病具有借鉴价值。如宋代《小儿药证直诀·疮疹候》曰："疮疹证，此天行之病也……始发潮热三日以上，热运入皮肤，即发疮疹，而不甚多者，热留肤腠之间故也。潮热随脏出，如早食潮热不已，为水疱之类也。"《温热论·辨斑疹》曰："春夏之间，湿病俱发斑疹为甚。"认识到天行疫气是重要发病因素，湿热疫气与疱疹性疾病关系密切。有关病变脏腑，《小儿药证直诀·疮疹候》载："其疮出有五名：肝为水疱，以泪出如水，其色青小。肺为脓疱，如涕稠浊，色白而大。心为斑，主心血，色赤而小，次于水疱。脾为疹，小次斑疮，其主裹血，故赤色黄浅也。"认为疮疹因形态、色泽不同，可分别归属于肝、肺、心、脾四脏。

二、中西医病因病机及传变规律

（一）病因

中医学认为，本病的外因是疫毒时邪，此种疫毒之邪具有湿热之性，属阳邪，有一定季节性；内因为小儿脾常不足，饮食不节，酿生湿热，蕴积脾胃。湿热与疫毒时邪相搏结，外淫于肌肤而出现疱疹。

手足口病的病原体为肠道病毒，属于小 RNA 病毒科肠道病毒属。主要致病血清型包括柯萨奇病毒 A 组 4 ~ 7、9、10、16 型和 B 组 1 ~ 3、5 型，埃可病毒的部分血清型和肠道病毒 71 型（enterovirus A71，EV – A71）等，其中普通病例多为柯萨奇病毒 A16 型（CV – A16），重症病例多为肠道病毒 A71 型（EV – A71）。近年部分地区柯萨奇病毒 A6 型（CV – A6）、柯萨奇病毒 A10 型（CV – A10）有增多趋势。肠道病毒各型之间无交叉免疫力，因此，同一儿童可因感染不同血清型的肠道病毒而多次发病。

（二）流行病学

1. 传染源　有症状的患儿和无明显临床表现的轻症或隐性感染者都是重要的传染源。手足口病隐性感染率高，疾病流行期间有明显症状者与隐性感染者之比约为 1∶130，因此，轻症和隐性感染者为传播病毒的主要传染源。肠道病毒适合在高温度和高湿度的环境下生存，可通过感染者的粪便、咽喉分泌物、唾液和疱疹液等广泛传播。

2. 传播途径

（1）**接触传播**　密切接触是手足口病最主要的传播方式。儿童主要是通过间接接触被病毒污染的手、毛巾、手绢、牙杯、玩具、食具、奶具，以及床上用品、内衣等；或通过直接接触患儿的呼吸道分泌物、消化道排泄物，以及泪液等，病毒经口、鼻、眼黏膜侵入机体。

（2）**呼吸道传播**　在近距离接触中，通过咳嗽、打喷嚏、说话时的飞沫引起病毒传播。

（3）**消化道传播**　饮用或食入被病毒污染的水和食物，引起病毒传播。

3. 易感人群　婴幼儿和儿童普遍易感，以 5 岁以下儿童为主。小儿肺脏娇嫩，卫外功能不固，饮食失节，内生湿热，更易感邪发病。小年龄儿更易于感染疫毒时邪，且患病后易于发展为重症。

（三）发病机制及传变规律

1. 基本病机　本病的基本病机为湿热疫毒侵犯肺脾，外透肌表，上熏口咽，而致手足肌肤、口腔黏膜疱疹。病位主要在肺脾，可波及心肝。脾主肌肉四肢，主运化水湿及水谷精微，脾失健运，水液输化失常，则停滞为湿，外受湿热疫毒，与内蕴湿浊搏结，上蒸口咽，外泄肌肤，而成手足肌肤、口咽部疱疹等。

2. 病机演变　本病多由时邪疫毒经口鼻而入，首犯肺脾，而成邪犯肺脾证，初期即见出疹。时邪疫毒犯肺，肺气失宣，上逆则咳嗽，窍道不利则鼻塞流涕，卫阳被遏，邪正交争则发热；时邪疫毒犯脾，脾胃升降失司，运化失职，可见纳差、呕吐泄泻；疫毒上蒸口咽，外泄肌肤，可见手足肌肤、口咽部疱疹等。该阶段为手足口病轻证，故疱疹稀疏散在，全身症状轻微。

时邪疫毒入里化热，出现湿热蒸盛证。湿热交蒸，热重于湿，酝酿成毒，充斥气分，可见持续高热，烦躁口渴；毒盛内犯气营，熏灼咽喉，外泄肌肤，出现手、足、口、四肢、臀部疱疹稠密，疹色紫暗，根盘红晕显著；疫毒上蒸口腔，则见口臭流涎，甚或拒食；邪毒炽盛，伤津灼液，则便秘溲赤，为手足口病重证。若失于调治，可波及心、肝等脏，出现邪陷心肝、邪毒侵心、邪伤心肺等变证。

邪毒未能及时清解，部分可邪陷心肝而进入风动期，出现壮热持续、烦躁、神昏抽搐等。若患儿年幼体弱或感邪较重，邪毒传变迅速，疱疹可形小，或可见疱疹数少，甚则无疹，而出现神昏、抽搐等表现，需要结合流行病学史，给予重视。

邪毒炽盛，留而不去，内舍于心，转变为邪毒侵心证。邪毒痹阻心脉，气血运行不畅，心失所养，出现心悸、怔忡；邪毒化热，耗伤气阴，气阴不足，血运无力，表现为心胸痹痛，舌质紫暗，脉微或结代；若气损及阳，心阳不振，心脉失于温养，可见面白无华、多汗、四肢不温、手足厥冷，甚或出现心阳虚衰、欲脱的危证。

邪毒内犯入里，还可出现喘脱期邪伤心肺证，可见身热不退，疱疹稠密。湿热邪毒犯肺，肺失宣肃，通调失司，水气上凌，痹阻肺气，出现咳嗽频繁、喘促、胸闷；肺气闭塞，气机不利，则血流瘀滞，可见唇指青紫，咯吐粉红色泡沫样痰，舌质紫暗等。少数婴幼儿或者感邪重笃者，邪毒炽盛，直陷营血，毒不外达，皮疹偶发，或未发时即出现变证。

身热渐退，疱疹渐消，进入恢复期，属气阴两伤证。邪毒日久灼津耗气，导致肺脾气阴两伤，表现为神疲乏力，口唇干燥，或伴低热，大便干结。

湿热毒邪缠绵难去，浸渍经络，出现湿毒伤络证，属手足口病后遗症期。营卫受阻，气血运行不畅，筋脉失用，表现为肢体痿软无力，活动受限，肌肉松弛，甚或瘫痪、后期肌肉瘦削等。

本病的病机演变基本按照卫气营血的传变规律，大部分为邪在卫气，病属轻证。但由于小儿具有脏腑娇嫩、形气未充的生理特点，以及发病容易、传变迅速的病理特点，且年龄越小，这种生理、病理特点表现得越明显，故婴幼儿患病后易出现重证，年龄越小越容易发展为邪入气营的重证，甚至发生邪陷心、肝、肺的变证。

（四）病理

人类是已知的人肠道病毒的唯一宿主。肠道病毒感染人体后，主要与咽部和肠道上皮细胞表面相应的病毒受体结合。病毒和受体结合后经细胞内吞作用进入细胞，病毒基因组在细胞浆内脱衣壳、转录、组装成病毒颗粒。肠道病毒主要在扁桃体、咽部和肠道的淋巴结大量复制后释放入血液，可进一步播散到皮肤及黏膜、神经系统、呼吸系统、心脏、肝脏、胰脏、肾上腺等，引起相应组织和器官发生一系列炎症反应，导致相应的临床表现。少数病例因神经系统受累，导致血管舒缩功能紊乱及白细胞介素 10（IL-10）、白细胞介素 13（IL-13）、γ-干扰素（IFN-γ）等炎性介质大量释放，引起心、肺功能衰竭。神经源性肺水肿及循环衰竭是重症手足口病患儿的主要死因，病理生理过程复杂，是中枢神经系统受损后神经、体液和生物活性因子等多因素综合作用的结果。

三、中西医诊断与鉴别诊断

（一）疾病诊断

结合流行病学史、临床表现和病原学检查做出诊断。有流行病学史和临床表现即为临床诊断病例。在临床诊断病例基础上，具有下列之一者即为确诊病例。①肠道病毒［柯萨奇病毒 A16（CV-A6）、肠道病毒 A71 型（EV-A71）等］特异性核酸检查阳性。②分离出肠道病毒，并鉴定为柯萨奇病毒 A16、肠道病毒 A71 型或其他可引起手足口病的肠道病毒。③急性期血清相关病毒 IgM 抗体阳性。④恢复期血清相关肠道病毒的中和抗体比急性期有 4 倍及以上升高。

1. 流行病学资料 本病常见于学龄前儿童，婴幼儿多见。一年四季均可发病，4~7 月为发病高峰，常在幼托机构及小学中引起流行。

2. 临床表现

（1）潜伏期 多为 2~10 天，平均 3~5 天。

（2）临床症状与体征 根据疾病的发生发展过程，将手足口病分期、分型为以下 5 期。

第 1 期（出疹期）：此期属于手足口病普通型，绝大多数在此期痊愈。主要表现为发热，手、足、口、臀等部位出疹，可伴有咳嗽、流涕、食欲不振等症状。部分病例仅表现为皮疹或疱疹性咽峡炎，个别病例可无皮疹。典型皮疹表现为斑丘疹、丘疹、疱疹。皮疹周围有炎性红晕，疱疹内液体较少，不痛不痒，皮疹恢复时不结痂、不留疤。不典型皮疹通常小、厚、硬、少，有时可见瘀点、瘀斑。某些型别肠道病毒如柯萨奇病毒 A6 型和柯萨奇病毒 A10 型所致皮损严重，皮疹可表现为大疱样改变，伴疼痛及痒感，且不限于手、足、口部位。

第 2 期（神经系统受累期）：此期属于手足口病重症病例重型，大多数可痊愈。少数病例可出现中枢神经系统损害，多发生在病程第 1~5 天，表现为精神差、嗜睡、吸吮无力、易惊、头痛、呕吐、烦躁、肢体抖动、肌无力、颈项强直等。

第 3 期（心肺功能衰竭前期）：此期属于手足口病重症病例危重型。及时识别并正确治疗，是降低病死率的关键。多发生在病程 5 天内，表现为心率和呼吸增快、出冷汗、四肢末梢发凉、皮肤发花、血压升高。

第 4 期（心肺功能衰竭期）：此期属于手足口病重症危重型，病死率较高。可在第 3 期的基础上迅速进入该期。临床表现为心动过速（个别患儿心动过缓），呼吸急促，口唇发绀，咳粉红色泡沫痰或血性液体，血压降低或休克。亦有病例以严重脑功能衰竭为主要表现，临床可见抽搐、严重意识障碍等。

重症病例的早期识别：下列指标提示患儿可能发展为重症病例危重型：①持续高热：体温大于 39℃，常规退热效果不佳。②神经系统表现：出现精神萎靡、头痛、眼球震颤或上翻、呕吐、易惊、肢体抖动、吸吮无力、站立或坐立不稳等。③呼吸异常：呼吸增快、减慢或节律不整，安静状态下呼吸频率超过 30~40 次/分。④循环功能障碍：心率增快（>160 次/分），出冷汗，四肢末梢发凉，皮肤发花，血压升高，毛细血管再充盈时间延长（>2 秒）。⑤外周血白细胞计数升高：外周血白细胞计数 ≥15×10^9/L，除外其他感染因素。⑥血糖升高：出现应激性高血糖，血糖 >8.3mmol/L。⑦血乳酸升高：出现循环功能障碍时，通常血乳酸 ≥2.0mmol/L，其升高程度可作为判断预后的参考指标。

第 5 期（恢复期）：体温逐渐恢复正常，对血管活性药物的依赖逐渐减少，神经系统受累症状减轻，心肺功能逐渐恢复，少数可有神经系统后遗症。部分手足口病例（多见于柯萨奇病毒 A6 型、柯萨奇病毒 A10 型感染者）在病后 2~4 周可出现脱甲，新甲于 1~2 个月长出。大多数患儿预后良好，一般在 1 周内痊愈，无后遗症。少数患儿发病后迅速累及神经系统，表现为脑干脑炎、脑脊髓炎、脑脊髓膜炎等。发展为循环衰竭、神经源性肺水肿的患儿病死率高。

3. 实验室检查

（1）血常规及 C 反应蛋白（CRP） 多数病例白细胞计数正常，部分病例白细胞计数、中性粒细胞比例及 C 反应蛋白可升高。

（2）血生化检查 部分病例谷丙转氨酶、谷草转氨酶、肌酸激酶同工酶轻度升高，病情危重者肌钙蛋白、血糖、乳酸升高。

（3）脑脊液检查 当累及神经系统，可见脑脊液外观清亮，压力增高，白细胞增多，蛋白可轻度增多或正常，糖和氯化物正常。

4. 影像学检查 胸片可见肺纹理增粗，网格状、斑片状阴影；重症可见肺水肿、肺出血等征象。磁共振：神经受累可见脑干、脊髓灰质异常改变。超声心动图：重症患儿可出现心肌收缩和（或）舒张功能减低，节段性室壁运动异常，射血分数降低等。

5. 病原学检查 病原学及血清学：临床样本（咽拭子、粪便或肛拭子、血液等标本）肠道病毒特异性核酸检测阳性或分离到肠道病毒。急性期血清相关病毒 IgM 抗体阳性。恢复期血清柯萨奇病毒 A16 型、肠道病毒 A71 型或其他可引起手足口病的肠道病毒中和抗体比急性期有 4 倍及以上升高。

（二）中医证候诊断

1. 出疹期 此期为发病早期，属于手足口病普通型，主要表现为发热，手、足、口、臀等部位出疹，病情较轻，绝大多数患儿在此期痊愈。此期可分为邪犯肺脾证和湿热蒸盛证。

（1）邪犯肺脾证 口腔疱疹，破溃后形成溃疡，疼痛流涎，不欲饮食；手足出现斑丘疹米粒大小，迅速转化为疱疹，疱浆清亮，分布稀疏，疹色红润，根盘红晕不著。伴发热，或者无发热，流涕、咳嗽、恶心、呕吐、泄泻；舌质淡红或红，苔薄黄腻，脉浮数，指纹红紫。

（2）湿热蒸盛证 口腔疱疹，迅速破溃形成溃疡，溃疡灼热疼痛，流涎拒食；手足疱疹，可波及臀部，疱疹分布稠密或成簇出现，疹色紫暗，根盘红晕显著，疱液混浊，疱疹痛痒，可伴持续高热，烦躁，口臭，口渴，小便黄赤，大便秘结；也有的皮疹稀少，体温不高，精神不振；舌质红绛，苔黄厚腻，脉滑数。

2. 风动期 若患儿素体虚弱或感邪较重，疫毒时邪化火，内陷心包，引动肝风进入风动期，形成邪陷心肝之变证，以高热、抽搐、精神神经症状为特点。此期病情较重，多在发病的前 5 天。

邪陷心肝证 壮热持续，烦躁、谵语，易惊、肢体抖动，或精神萎靡、嗜睡，甚则神昏，呕吐，项强、抽搐；疱疹稠密，疱浆混浊紫暗，疱疹可形小，或可见疱疹数少甚则无疹；舌质红绛，苔黄腻或黄燥起刺，脉弦数，指纹紫滞。

3. 喘脱期 疫毒深入闭阻心肺，邪伤心肺，进入喘脱期，此期可出现呼吸衰竭、循环障碍、休克等危证。此期有邪毒侵心证、邪伤心肺证。

（1）**邪毒侵心证**　疱疹渐消，心胸痹痛，心悸怔忡，烦躁不宁，唇甲青紫，面白无华，乏力，多汗，四肢不温；舌质紫暗，脉微或见结代，指纹沉紫。

（2）**邪伤心肺证**　身热不退，咳喘频促，胸闷憋气，不能平卧，烦躁不安，甚则面色苍白，唇指青紫，咯吐粉红色泡沫样痰；疱疹稠密，疱浆混浊，疱疹可波及四肢、臀部、肛周，或可见疱疹稀疏；舌质紫暗，舌苔白腻，脉沉迟或脉微欲绝，指纹沉紫。

4. 恢复期

气阴两伤证　疱疹渐退，食欲不振，神疲乏力，唇干口燥，或伴低热，舌淡红，苔少或薄腻，脉细，指纹色淡。

5. 后遗症期

湿毒伤络证　一个肢体或多个肢体肌肉松弛无力，非对称性肢体功能障碍，肌肉可有触痛和感觉过敏，震颤，跛行，惊惕，呛咳，吞咽困难，舌质红，苔黄腻，脉细数无力，指纹紫。

（三）鉴别诊断

1. 其他儿童出疹性疾病　手足口病普通病例需与儿童出疹性疾病，如丘疹性荨麻疹、沙土皮疹、水痘、不典型麻疹、幼儿急疹、带状疱疹、风疹，以及川崎病等鉴别；柯萨奇病毒 A6 型或柯萨奇病毒 A10 型所致大疱性皮疹需与水痘鉴别；口周出现皮疹时需与单纯疱疹鉴别。可依据病原学检查和血清学检查进行鉴别。

2. 其他病毒所致脑炎或脑膜炎　由其他病毒引起的脑炎或脑膜炎，如单纯疱疹病毒、巨细胞病毒、EB 病毒等，临床表现与手足口病合并中枢神经系统损害的重症病例表现相似。对皮疹不典型者，应当结合流行病学史并尽快留取标本，进行肠道病毒尤其是肠道病毒 A71 型的病毒学检查，结合病原学或血清学检查结果做出诊断。

四、中西医治疗

（一）辨证要点

以脏腑辨证结合卫气营血辨证。根据病程、发疹情况，以及临床伴随症状，以判断病情轻重及变证，区别病变脏腑。

1. 轻证　病在卫分或及气分，疱疹仅见于手足掌心及口腔部，稀疏散在，疹色红润，根盘红晕不著，疱液清亮。全身症状轻微，或伴低热、流涕、咳嗽、口痛，流涎，恶心、呕吐、泄泻，表现为肺卫失宣、脾失健运之证候。

2. 重证　病在气分、营分，疱疹除见于手足掌心及口腔部外，四肢、臀部等其他部位也常累及，且分布稠密，或成簇出现，疹色紫暗，根盘红晕显著，疱液混浊，全身症状较重，常伴高热、烦躁、口痛、拒食、尿赤便结等毒炽气营证候。严重者可出现邪陷心肝、邪毒侵心、邪伤心肺的变证。需要注意的是，少数重证患儿也有以全身症状为主，疱疹少见或未发时即出现变证者。

（二）治疗原则

本病治疗中医以清热祛湿解毒为基本原则。普通病例以中医治疗为主，配合对症处理；重症病例给予降温、镇静、止惊治疗，密切监护，严密观察病情变化，积极进行抢救。

轻证中医治以宣肺解表，清热化湿。高热者给予物理降温，必要时给予解热镇痛剂；皮肤瘙痒重者，给予炉甘石洗剂外涂；口腔疱疹溃疡者，可用2%碳酸氢钠溶液漱口。

重证中医治疗须分清热重、湿重，分别治以清热解毒、利湿化湿为主。若出现邪毒内陷，犯及心、肝、肺诸脏和经络者，更当及时加强清热解毒，并配伍息风镇惊、泻肺逐水、宽胸宁心、活血通络等法。重证的西医治疗主要针对神经系统受累，以及呼吸、循环衰竭进行治疗。

（三）分期分证论治

1. 出疹期

（1）邪犯肺脾证

证候：低热，或无发热，流涕，咳嗽，咽红，口腔疱疹，破溃后形成溃疡，疼痛流涎，不欲饮食，手足出现斑丘疹，呈米粒大小，迅速转化为疱疹，疱浆清亮，分布稀疏，疹色红润，根盘红晕不著，舌质红，苔薄黄腻，脉浮数。

治法：宣肺透邪，清热化湿。

方药：甘露消毒丹加减。连翘10g，黄芩10g，薄荷6g（后下），金银花10g，白蔻仁10g，广藿香10g，石菖蒲6g，滑石15g（先煎），浙贝母10g，石膏20g（先煎），栀子10g，茵陈10g等。加减：高热加葛根10g，柴胡10g；恶心、呕吐加紫苏梗10g，竹茹6g，砂仁3g；泄泻加车前子10g（包煎），苍术10g，薏苡仁15g；肌肤痒甚加蝉蜕6g，白鲜皮10g。

中成药：蒲地蓝消炎口服液，每支10mL。成人剂量：口服，每服10mL，每日3次。建议用法用量：口服，每服<1岁1/3支、1~3岁1/2支、3~5岁2/3支、>5岁1支，每日3次；金莲清热泡腾片（每片4g，温开水溶解后口服，每服1~3岁1片、>3岁2片，溶于50mL热水中，每日3次）；康复新液（每瓶100mL，口服，每服<1岁3mL、>1岁5mL，每日3次）；开喉剑喷雾剂（每瓶30mL，喷口腔疱疹、溃疡处，每次2喷，每日3~5次）。

降温：体温超过38.5℃者，采用物理降温（温水擦浴、使用退热贴等），或应用退热药物治疗。布洛芬口服，每次5~10mg/kg；对乙酰氨基酚口服，每次10~15mg/kg；两次用药的最短间隔时间为6小时。

（2）湿热蒸盛证

证候：口腔出现疱疹，并迅速破溃形成溃疡，溃疡灼热疼痛，流涎，拒食，手足出现疱疹，可波及臀部，疱疹分布稠密或成簇出现，疹色紫暗，根盘红晕显著，疱液混浊，疱疹痛痒，可伴持续高热、烦躁、口臭、口渴，小便黄赤，大便秘结；也有的皮疹稀少，体温不高，精神不振；舌质红绛，苔黄腻，脉滑数。

治法：清气凉营，解毒化湿。

方药：清瘟败毒饮加减。黄连5g，黄芩10g，栀子10g，石膏20g（先煎），知母10g，地黄10g，赤芍6g，牡丹皮6g，水牛角片15g（先煎），玄参10g，六一散9g（先煎），贯众 9g 等。加减：偏于湿重者，去地黄、知母、玄参，加广藿香 9g，佩兰 9g，薏苡仁 15g；大便秘结加大黄 5g（后下），芒硝 10g（冲服）；腹胀满加枳实 10g，厚朴 10g；口渴喜饮加麦冬 10g，芦根 15g；烦躁不安加连翘 10g，淡豆豉 10g，莲子心 5g；疱疹痒痛重，加白鲜皮 10g，地肤子 10g（包煎）。

中成药：清胃黄连丸、六神丸（每 1000 粒重 3.125g，口服，每日 3 次，温开水吞服，每次 1 岁 1 粒、2 岁 2 粒、3 岁 3~4 粒、4~8 岁 5~6 粒、9~10 岁 8~9 粒、成人 10 粒）；喜炎平注射液，每支装 2mL：50mg。静脉滴注，成人每日 250~500mg，加入 5% 葡萄糖注射液或 0.9% 氯化钠注射液中滴注。建议用法用量：5~10mg/（kg·d），加入 5% 葡萄糖 100~250mL 中静脉滴注，最大剂量不超过 100mg/d。本品使用后需用 5% 葡萄糖注射液，或 0.9% 氯化钠注射液冲洗输液管后，方可使用第 2 种药物。

药物外洗法：金银花 15g，板蓝根 15g，蒲公英 15g，车前草 15g，浮萍 10g，黄柏 15g。水煎外洗手足疱疹处，用于手足疱疹重者。

漱口疗法：黄芩 10g，黄连 5g，黄柏 10g，五倍子 10g，薄荷 5g，淡竹叶 10g，煎水，漱口，每日 3 次。

2. 风动期

邪陷心肝证

证候：壮热持续，烦躁，谵语，精神萎靡，嗜睡，神昏，项强，易惊，肢体抖动，抽搐，恶心呕吐；疱疹稠密，疱浆混浊紫暗，疱疹可形小，或可见疱疹数少甚则无疹；舌质红绛，舌苔黄燥起刺，脉弦数有力，指纹紫滞。

治法：息风镇惊，清热解毒。

方药：羚角钩藤汤合清瘟败毒饮加减。羚羊角粉 0.3g（冲服），钩藤 9g，地黄 15g，水牛角片 15g（先煎），黄连 5g，栀子 10g，黄芩 10g，石膏 20g（先煎），知母 10g，玄参 10g，牡丹皮 6g，生甘草 5g 等。加减：热盛加寒水石 15g（先煎），大黄 6g；烦躁、谵语加清宫汤，玄参 9g，莲子心 3g，竹叶 6g，连翘 9g，水牛角 15g，麦冬 9g。

中成药：紫雪颗粒，每瓶 1.5g，口服，剂量：成人每次 1.5~3g，每日 2 次；周岁小儿每次 0.3g，5 岁以内小儿每增加 1 岁，递增 0.3g，每日 1 次；5 岁以上小儿酌情使用；羚珠散（每支 0.6g，以温开水调服，每服 <1 岁 1/2 支、1~3 岁 1/2~1 支、>3 岁 1 支，每日 3 次）。

灌肠疗法：羚羊角粉 0.3g，钩藤 10g，天麻 10g，石膏 15g，黄连 5g，炒栀子 10g，大黄 5g，菊花 10g，薏苡仁 10g，全蝎 5g，僵蚕 10g，牡蛎 15g。煎水 100mL。1~3 岁 20mL，3~5 岁 30~50mL，保留灌肠，每日 1 次，重症每日 2 次。

止惊：如无静脉通路，可首选咪达唑仑肌内注射，每次 0.1~0.3mg/kg。体重 <40kg 者，最大剂量不超过 5mg/次，体重 >40kg 者，最大剂量不超过 10mg/次；地西泮缓慢静脉注射，每次 0.3~0.5mg/kg，最大剂量不超过 10mg/次，注射速度 1~2mg/min；也可以使用水合氯醛灌肠抗惊厥。

降颅压：限制入量，25% 甘露醇每次 0.25~1.0g/kg，20~30 分钟快速静脉注射，每 4~8 小时可重复一次；严重颅内高压或脑疝时，可增加频次至每 2~4 小时静脉注射一次。

糖皮质激素：脑脊髓炎、持续高热及危重病例，甲基泼尼松龙 1～2mg/（kg·d），或氢化可的松 3～5mg/（kg·d），或地塞米松 0.2～0.5mg/（kg·d），一般疗程 3～5 天。

静脉丙种球蛋白：脑脊髓炎、持续高热及危重病例者，可酌情使用，剂量 1.0g/（kg·d），连用 2 天。

3. 喘脱期

（1）邪毒侵心证

证候：疱疹渐消，心胸痹痛，心悸怔忡，烦躁不宁，唇甲青紫，面白无华，乏力，多汗，四肢不温；舌质紫暗，脉微或见结代，指纹沉紫。

治法：清热化湿，宁心通络。

方药：葛根芩连汤合血府逐瘀汤加减。葛根 15g，黄芩 9g，黄连 5g，桃仁 10g，红花 6g，当归 10g，川芎 6g，地黄 9g，赤芍 6g，桔梗 6g，柴胡 6g，人参 6g，桂枝 10g，炙甘草 9g 等。加减：胸闷甚加薤白 10g，瓜蒌 10g；心悸、脉结代，重用炙甘草 30g，加苦参 6g，丹参 10g，桃仁 10g，龙骨 30g（先煎）；若阳气欲脱者，宜以回阳救逆为主，用参附龙牡救逆汤加减。

中成药：参附注射液，每支 10mL。成人剂量：静脉滴注，每次 20～100mL，用5%～10%葡萄糖注射液 250～500mL，稀释后使用。儿童建议用法用量：2mL/（kg·d）加入 10%葡萄糖注射液 100～250mL 中静脉滴注，最大剂量不超过 20mL。或遵医嘱。新生儿、婴幼儿禁用。本品使用后需用 5%葡萄糖注射液或 0.9%氯化钠注射液冲洗输液管后，方可使用第 2 种药物。

（2）邪伤心肺证

证候：身热不退，频咳，喘促，胸闷，心悸，不能平卧，烦躁不安，甚则面色苍白，唇指青紫，咯吐粉红色泡沫样痰；疱疹稠密，疱浆混浊，疱疹可波及四肢、臀部、肛周，或可见疱疹稀疏；舌质紫暗，舌苔白腻，脉沉迟或脉微欲绝，指纹沉紫。

治法：泻肺逐水，解毒利湿。

方药：己椒苈黄丸合参附汤加减。葶苈子 10g，大黄 6g，椒目 3g，防己 10g，人参 9g，附子 9g（先煎），桑白皮 10g，前胡 10g，金银花 10g，蚤休 6g，车前子 10g（包煎），炙甘草 9g。加减：咯血者，去附子、椒目、防己，加水牛角片 15g（先煎），地黄 10g，仙鹤草 10g，牡丹皮 6g，阿胶 10g（烊化）；若见面色灰白，四肢厥冷，汗出脉微者，重用人参 10g，附子 10g（先煎），加山茱萸 10g，龙骨 30g（先煎），牡蛎 30g（先煎）。

中成药：痰热清注射液，每支 10mL。成人剂量：静脉滴注，每次 20mL，重症患者可用 40mL，加入 5%葡萄糖注射液或 0.9%氯化钠注射液 250～500mL，控制滴数在每分钟 60 滴以内，每日 1 次。儿童按体重 0.3～0.5mL/kg，最高剂量不超过 20mL，加入 5%葡萄糖注射液或 0.9%氯化钠注射液 100～200mL，静脉滴注，控制滴数在每分钟 30～60 滴，每日 1 次；或遵医嘱。本品使用后需用 5%葡萄糖注射液或 0.9%氯化钠注射液冲洗输液管后，方可使用第 2 种药物。醒脑静注射液，每支 10mL。成人剂量：静脉滴注，每次 10~20mL，加入 5%~10% 葡萄糖注射液或氯化钠注射液 250~500mL，每日 1 次。建议用法用量：0.5~0.6mL/（kg·d），加入 5% 葡萄糖注射液或 0.9% 氯化钠注射液中，2 倍稀释后静脉滴注。

呼吸、循环衰竭治疗：保持呼吸道通畅，吸氧；监测呼吸、心率、血压和血氧饱和度。在维持血压稳定的情况下，限制液体入量；呼吸功能障碍时，及时气管插管，使用正压机械通气。根据血气、X 线胸片结果，随时调整呼吸机参数。保护重要脏器功能，维持内环境的稳定。根据血压、循环的变化，可选用米力农负荷量 50~75μg/kg，15 分钟输注完毕，维持量从 0.25μg/（kg·min）起始，逐步调整剂量，最大可达 1μg/（kg·min），一般不超过 72 小时。可选用多巴胺 5~20μg/（kg·min）、多巴酚丁胺 2.5~20μg/（kg·min）等药物；酌情应用利尿药物，如呋塞米 1~2mg/kg，静脉注射治疗。

4. 恢复期

气阴两伤证

证候：疱疹渐退，神疲乏力，食欲不振，唇干口燥，或伴低热，舌质红，苔少或薄腻，脉细，指纹淡红。

治法：益气健脾，养阴生津。

方药：人参五味子汤合沙参麦冬汤加减。太子参 10g，白术 10g，茯苓 10g，五味子 6g，麦冬 9g，沙参 9g，玉竹 6g，天花粉 10g，山药 10g，地骨皮 10g。

5. 后遗症期

湿毒伤络证

证候：肢体肌肉松弛无力，非对称性肢体功能障碍，肢体扪之微热，肌肉可有触痛和感觉过敏，震颤、惊惕，可伴低热，呛咳，吞咽困难，跛行，后期肌肉瘦削，舌质红，苔微腻，脉濡数或脉数无力，指纹紫。

治法：清热利湿，活血通络。

方药：四妙丸加减。苍术 10g，牛膝 10g，黄柏 10g，薏苡仁 30g，萆薢 10g，防己 6g，木瓜 10g，丹参 10g，川芎 10g，海桐皮 10g。加减：胸闷脘痞，舌苔厚腻加厚朴 10g，茯苓 10g，广藿香 10g；兼有瘀血加赤芍 6g，桃仁 10g；震颤、惊惕加羚羊角粉（水调服）0.3g，钩藤 10g（后下），僵蚕 10g。

针刺：上肢取肩髃、曲池、合谷、颈胸部夹脊穴；下肢取髀关、伏兔、足三里、阳陵泉、三阴交、腰部夹脊穴、阴陵泉、大椎、内庭。毫针针刺或者电针治疗，每日 1 次。

灸法：大椎、肺俞、曲池、尺泽、关元、气海、足三里、三阴交。每穴点灸 2~3 次，每日 2 次。

五、中西医预防与调护

（一）预防

1. 控制传染源 流行期间勿带孩子到人群聚集的公共场所。对密切接触者应隔离观察 7~10 天，患儿隔离至症状和体征消失后两周。

2. 切断传播途径 勤洗手，饭前便后、外出返回后要洗手，预防病从口入。不要让儿童喝生水，吃生冷食物。儿童玩具和常接触到的物品，应当定期进行清洁消毒。衣物置于阳光下暴晒。避免儿童与患手足口病儿童密切接触。

3. 保护易感人群 接种疫苗。肠道病毒 A71 型灭活疫苗可用于 6 月龄~5 岁儿童预防 EV–A71 感染所致的手足口病，基础免疫程序为 2 剂次，间隔 1 个月，鼓励在 12 月龄前完成接种。

（二）调护

1. 合理膳食 清淡而富含维生素的流质或软食，忌食辛辣、过烫等刺激性食物，忌食肥甘厚味、煎炸烤品和鱼虾等发物。饮食前后用淡盐水漱口。

2. 慎风寒，适寒温 注意休息，保持室内空气流通。

3. 保持皮肤清洁 不能搔抓疱疹，以防继发感染。对皮肤破溃感染者，取金黄散或青黛散，用麻油调后外涂。

4. 注意临床观察 及早发现变证，并及时处理。

第十一章 艾滋病 ▷▷▷▷

一、概述

艾滋病，即获得性免疫缺陷综合征（acquired immunodeficiency syndrome，AIDS）是由人类免疫缺陷病毒（human immunodeficiency virus，HIV）引起的一种慢性传染病。研究认为，艾滋病起源于非洲，1982年，这种疾病被命名为"艾滋病"。1985年，一位到中国的外籍人士患病入住北京某医院，后被证实死于艾滋病，这是我国第一次发现艾滋病病例。截至2019年10月底，全国报告现存活感染者95.8万。艾滋病被认为是一种慢性、可控性疾病。

中医学中既往没有"艾滋病"这一病名，可将本病归属于中医学"疫病""虚劳"等范畴。从1987年始，中国就派出中医专家组赴非洲坦桑尼亚开展中医药治疗艾滋病的临床治疗工作，通过辨证论治和个体化治疗，减轻了患者的症状，积累了一定的经验。从1994年至今，开展了临床、基础、理论、方法、药物筛选等一系列的科研工作。经过30多年的探索与实践，中医药治疗艾滋病取得了一定的成绩，并已取得诸多研究成果。明确了艾滋病中医辨证分型和治疗方案，在免疫重建、延缓发病、治疗某些机会性感染和减轻抗病毒药物某些不良反应等方面取得了肯定疗效，构建了疗效指标评价体系，开发了一批省内（院内）中药制剂，对艾灸等非药物疗法（灸法）进行了有益探索。中医临床采用病证结合治疗可以扶正祛邪、改善症状、延缓发病及减毒增效等。

二、中西医病因病机及传变规律

（一）病因

中医学认为，本病病因是疫毒疠气之邪，为艾滋病病毒，经血液、性接触和母婴途径感染，其传播与气候、季节、地域无直接关系，具有传播迅速、广泛流行、无论老少、病症相似等特点。因而对疫毒性质的判别需根据HIV感染后机体所反应出的临床证候，多数学者认为，该疫毒性质具有温热性、秽浊性或秽湿性、毒烈性，一旦侵入人体，将壅遏三焦气血，消烁阴精，损耗元气。

HIV属于病毒科慢病毒属中的人类慢病毒组，分为HIV-1和HIV-2型。目前世界范围内主要流行HIV-1。HIV为直径100~120nm的球形颗粒，由核心和包膜两部分组成。核心包括两条单股RNA链、核心结构蛋白和病毒复制所必需的酶类，含有逆转录酶、整合酶和蛋白酶。HIV对热敏感，56℃处理30分钟使HIV在体外对人的T淋巴细胞失去感染性，但不能完全灭活血清中的HIV；100℃20分钟可将完全灭活。多种消毒剂的常用浓度均可灭活 HIV，如70%的酒精、碘酊、过氧乙酸、戊二醛、次氯酸钠等均可灭活 HIV。但紫外线或 γ 射线不能灭活 HIV。

（二）流行病学

传染源为 HIV 感染者和艾滋病患者，主要通过性接触、血液及血制品、母婴等传播，人群普遍易感。艾滋病潜伏期是指在没有使用抗病毒药物治疗的情况下，从感染艾滋病病毒到艾滋病发病的过程。艾滋病潜伏期短则数月，长者可达15年或以上，平均8~9年。

1. 传染源 是被 HIV 感染的人，包括 HIV 感染者和艾滋病患者。HIV 主要存在于传染源的血液、精液、阴道分泌物、胸腹水、脑脊液、羊水和乳汁等体液中。

2. 传播途径 主要通过性接触（包括不安全的同性、异性和双性性接触）、血液及血制品（包括共用针具静脉注射毒品、不安全规范的介入性医疗操作等）、母婴传播（包括宫内感染、分娩时和哺乳传播）。

《诸病源候论》云："阴阳易病者，是男子妇人伤寒病新瘥未平复，而与之交接得病者，名为阴阳易也……所以呼为易者，阴阳相感，动其毒，度着于人，如换易也。"指出性交传染。病毒大多通过密切接触（性接触、血液及血制品等），由精液、血液等途径传播。病邪秽毒侵袭窍道、黏膜、皮毛，循精窍、汗窍、浊窍乘虚而入，伏于血络，内舍营分，成为本病发病之源。感染疫毒的产妇可循胎盘、分娩、哺乳，将疫毒传播给胎儿或婴儿，正虚邪毒乘虚而入，成为本病发病之源。

3. 易感人群 人群普遍易感。高危人群主要有男男同性性行为者、静脉注射毒品者、与获得性免疫缺陷综合征（AIDS）患者有性接触者、多性伴侣人群、性传播感染群体。

《素问·刺法论》云："正气存内，邪不可干。"《素问·评热病论》云："邪之所凑，其气必虚。"中医学认为，正气具有祛邪、调节阴阳，保护机体的作用，这和现代免疫学的观点相一致；"正邪相争"与免疫反应观点也有相同之处。凡房事过度、吸毒等，皆能耗伤肾精，导致肾精匮乏之"精亏状态"，人体肾精亏损是疫毒容易侵入的内在因素。疫毒侵入人体，日久伤正，导致人体脏腑正常功能受扰，阴阳气血失衡而发病。

（三）发病机制及病机传变规律

1. 基本病机 HIV 疫毒侵袭，耗伤正气，日久全身气血阴阳失调，脏腑功能受损而发病。疫毒具有湿热之性，温热疫毒从膜原侵犯人体，壅遏气机，津血失布，痰浊瘀血互结，基本病机是毒侵、虚损、痰浊、瘀血互结。该病病位由膜原侵及三焦及肺、脾、肾，疫毒直犯少阳，壅遏三焦，累及卫分与营血，消烁气阴，甚者逆传厥阴心包，热盛动风，痰蒙心窍。病初疫毒流布三焦，壅遏气营，消烁气阴；久则疫毒渐渐耗损元气，暗耗精气血，出现五脏精气血阴阳虚损，三焦命门元气耗竭。

2. 病机演变 疫毒犯表：感染 HIV 疫毒初期，临床多数患者无明显急性期症状，或急性感染期后正胜邪伏，疫毒匿伏三焦膜原，进入8~10年潜伏期。部分患者出现急性感染过程，如发热、淋巴结肿大、咽炎、红色丘疹样痒疹、肌肉痛、头痛、腹泻、恶心或呕吐、肝脾肿大、体重减轻、鹅口疮等，系疫毒直犯少阳、壅遏三焦，累及营血与卫分，消烁气阴，甚者逆传厥阴心包，热盛动风，痰蒙心窍。

正邪相持：无症状期，疫毒潜伏膜原，由膜原侵及三焦，壅遏气机，津血失布，痰浊瘀血互结，常出现持续性淋巴结肿大；同时，疫毒消烁脏腑气阴，损耗三焦元气，感染者容易疲劳，体重波动，易患感冒、肺结核、感染性疾病等；从舌脉看，常见舌质淡暗或有裂纹、脉弱等。该阶段正邪相持，总体处于正胜邪伏的态势。

邪盛正衰、正虚邪陷：随着疫毒对三焦及元气的侵蚀，精气血的暗耗，疫毒伺机萌动，邪势渐盛，正邪交争态势由潜伏期正盛邪伏，到发病早期邪盛正虚，晚期邪盛正衰，正虚邪陷。进入艾滋病期，中医病机变化主要为：①疫毒流布三焦，壅遏气营，累及血分，致肺、脾、肝、心、肾等多脏腑功能紊乱，形成热蕴、湿浊、痰阻、血瘀、动风等病理产物及病理过程。②五脏精气血阴阳虚损，三焦命门元气耗竭。热邪易于伤阴，特别是热郁气营，伤阴耗气；而疫毒性质酷烈，壅遏三焦，易伤元气。同时，脏腑功能失调，精气血生化无源。由于三焦元气根于肾间命门，表达、充养、疏调于脏腑经络，因而本病致损过程，常由肺脾至肝心肾，由气阴、气血的亏虚至精气、元阴、元阳的虚损衰竭，其中脾肾先后天最为要义。③伴随三焦元气虚损，卫外功能低下，致使其他六淫疫毒等外邪侵袭、留恋或内陷，如出现多种机会性感染；脏腑功能低下，又促进体内痰浊湿瘀毒风等病理产物的产生，如出现机会性肿瘤。④如伴有七情、饮食、劳倦、毒品、化学药物的影响与损伤，造成人体气血运行紊乱，脏腑功能失调，将加重艾滋病本身的病理过程。总之，在整个艾滋病发生发展过程中，贯穿着邪实正虚的动态变化，呈现出病变广泛、寒热虚实极其错杂的病理特点。

（四）病理

HIV 主要侵犯人体的免疫系统，包括 CD_4^+T 淋巴细胞、单核巨噬细胞和树突状细胞等，主要表现为 CD_4^+T 淋巴细胞数量不断减少，最终导致人体细胞免疫功能缺陷，引起各种机会性感染和肿瘤的发生。

HIV 直接损害淋巴、造血组织和神经系统的原发病变；另一类是 HIV 导致免疫功能低下和缺陷所引起的各种机会性感染和恶性肿瘤。突出的病变是淋巴组织早期反应性增生，继后淋巴结内淋巴细胞进行性减少，生发中心空虚，脾脏小动脉周围 T 细胞区和脾小结淋巴细胞稀疏，无生发中心或完全丧失淋巴成分；胸腺上皮严重萎缩，胸腺小体消失；骨髓内也见相似变化。

三、中西医诊断与鉴别诊断

（一）疾病诊断

需结合流行病学、临床表现和实验室检查等进行综合分析，慎重做出诊断。HIV 抗体筛查试验、HIV 补充试验阳性，或 HIV 分离试验结果阳性，或 HIV 核酸检测阳性，是确定诊断的重要指标。

1. 流行病学史　如不安全性生活史、静脉注射毒品史、输入不明血液或血液制品、HIV 抗体阳性者所生子女或职业暴露史等。

2. 症状与体征　从初始感染 HIV 到终末期是一个较为漫长复杂的过程，在这一过程的不同阶段，与 HIV 相关的临床表现也是多种多样的。根据感染后临床表现及症状、体征，HIV 感染的全过程可分为急性期、无症状期和艾滋病期。

（1）**急性期**　通常发生在初次感染 HIV 后 2 ~ 4 周。部分感染者出现 HIV 病毒血症和免疫系统急性损伤所产生的临床表现。大多数患者临床症状轻微，持续 1 ~ 3 周后缓解。临床表现以发热最为常见，可伴有咽痛、盗汗、恶心、呕吐、腹泻、皮疹、关节疼痛、淋巴结肿大及神经系统症状。

（2）**无症状期**　可从急性期进入此期，或无明显的急性期症状而直接进入此期。此期持续时间一般为 6 ~ 8 年。其时间长短与感染病毒的数量和型别、感染途径、机体免疫状况的个体差异、营养条件及生活习惯等因素有关。在无症状期，由于 HIV 在感染者体内不断复制，免疫系统受损，CD_4^+T 淋巴细胞计数逐渐下降。可出现淋巴结肿大等症状或体征，但一般不易引起重视。

（3）**艾滋病期**　为感染 HIV 后的最终阶段。患者 CD_4^+T 淋巴细胞计数多 < 200 个/μL，HIV 血浆病毒载量明显升高。此期主要临床表现为 HIV 相关症状、体征及各种机会性感染和肿瘤。

HIV 感染后相关症状及体征：主要表现为持续 1 个月以上的发热、盗汗、腹泻；体重减轻 10% 以上。部分患者表现为神经精神症状，如记忆力减退、精神淡漠、性格改变、头痛、癫痫及痴呆等。另外，还可出现持续性全身性淋巴结肿大，其特点为：①除腹股沟以外有两个或两个以上部位的淋巴结肿大。②淋巴结直径 ≥1cm，无压痛，无粘连。③持续 3 个月以上。

3. 实验室检查

（1）**血常规**　30% ~ 40% 的患者常常伴有贫血、白细胞减少、淋巴细胞减少和血小板减少。全血细胞计数应该每 3 ~ 6 个月重复检查一次，这在一定程度上是 CD_4^+T 淋巴细胞数监测的组成部分。对使用骨髓抑制药物（如 AZT）、血细胞计数处于边缘或低下状态、出现骨髓抑制症状的患者，应该增加检测的频度。

（2）**生化检查**　抗病毒治疗期间需要规律检查，一般服药 2、4、8、12 周的时候，要检测肝肾功能，之后如果情况稳定，可以每 3 ~ 6 个月检查一次。如果选择包含蛋白酶抑制剂的药物组合时，胆固醇和甘油三酯也必须检查。

（3）**HIV - 1/2 抗体检测**　当该检测结果为阳性时，可以确诊。包括筛查试验和补充试验。HIV - 1/2 抗体筛查方法包括酶联免疫吸附试验（ELISA）、化学发光或免疫荧光试验、快速试验（斑点 ELISA 和斑点免疫胶体金或胶体硒、免疫层析等）、简单试验（明胶颗粒凝集试验）等。补充试验方法包括抗体确证试验（免疫印迹法，条带/线性免疫试验和快速试验）和核酸试验（定性和定量）。

（4）**CD_4^+T 淋巴细胞检测**　本项检查主要用于了解机体免疫状态和病程进展，确定疾病分期，判断治疗效果和 HIV 感染者的临床并发症。目前常用的 CD_4^+T 淋巴细胞亚群检测方法为流式细胞术，可以直接获得 CD_4^+T 淋巴细胞数绝对值，或通过白细胞分类计数后换算为 CD_4^+T 淋巴细胞绝对数。

（5）HIV 核酸检测　机体感染 HIV 后，病毒会在血液中迅速增加。因此，通过检查 HIV 核酸可以评估患者体内的病毒载量，进而评估病情的严重程度，判断治疗效果。感染 HIV 以后，病毒在体内快速复制，血浆中可检测出病毒 RNA（病毒载量），一般用血浆中每毫升 HIV - RNA 的拷贝数或每毫升国际单位（IU/mL）来表示。测定病毒载量的常用方法有逆转录 PCR、核酸序列依赖性扩增技术和实时荧光定量 PCR 扩增技术。

（6）HIV 基因型耐药检测　本项检测对医生选择适合患者的治疗方案具有参考意义。耐药检测方法包括基因型和表型检测，目前国内外多以基因型检测为主。在以下情况进行 HIV 基因型耐药检测：高效抗反转录病毒治疗（highly active anti - retroviral therapy，HAART）后病毒载量下降不理想或抗病毒治疗失败需要改变治疗方案时；进行高效抗反转录病毒治疗前（如条件允许）。对于抗病毒治疗失败者，耐药检测在病毒载量 >400 拷贝/mL 且未停用抗病毒药物时进行，如已停药，需在停药 4 周内进行基因型耐药检测。

4. 影像学检查　可用于对感染患者的并发症如肺孢子菌肺炎（PCP）进行诊断。肺孢子菌肺炎起病 1 周后，X 线胸片显示双肺间质弥漫性条索状、斑点颗粒状阴影，自肺门向外周扩散，后来融合成结节云雾状。肺尖和肺底较少累及。肺门淋巴结可因合并真菌或隐球菌感染而增大。肺内可有薄壁空洞，伴发气胸或胸腔积液。这些肺部 X 线征象并无特异性，少数患者肺部 X 线正常。

（二）中医证候诊断

急性期发生在初次感染 HIV 后 2 ~ 4 周，常出现 HIV 病毒血症和免疫系统急性损伤表现，以发热、皮肤红疹、全身淋巴结肿大最为常见，有湿热肝郁证、湿热毒蕴证。

1. 急性期

（1）湿热肝郁证　低热，全身淋巴结肿大（一般大于1cm，多发于耳前、耳后、下颌、腋下、腹股沟等处），口苦咽干，胸胁胀满，腹胀善太息，情志抑郁，急躁易怒，失眠多梦，妇女月经不调，乳房胀痛，少腹结块。舌红，苔薄黄，脉弦。

（2）湿热毒蕴证　不规则发热，体温38℃左右，皮肤红疹或斑块或疱疹（疼痛剧烈，面积大，反复难愈），或口疮（多发、易复发、面积大，缠绵难愈），或有脓疱，或躯干四肢有疖肿，或疮疡，伴红肿热痛，或咳嗽痰黄，口苦口臭。舌质红或绛，苔黄腻，脉滑数。

2. 无症状期　感染艾滋病毒急性期后，进入无典型症状慢性迁延期，此期持续时间一般为 6 ~ 8 年。由于 HIV 不断复制，免疫系统进行性受损，可出现正气亏损，乏力疲劳，气短纳差，淋巴结肿大等。主要为气虚血瘀证、肺脾两虚证。

（1）气虚血瘀证　面色萎黄或暗黑，乏力，气短，躯干或四肢有固定痛处或肿块，午后或夜间发热，遇劳复发或加重，自汗易感冒，食少便溏，或脱发。舌暗红，或有瘀点瘀斑，脉沉涩。

（2）肺脾两虚证　气短，神疲乏力，声低懒言，久咳不止，气短而喘，咯痰清稀，面白无华，食欲不振，纳差食少，腹胀，便溏，以慢性腹泻多见。舌淡，苔白滑，脉弱。

3. **艾滋病期** 本期为感染 HIV 后的最终阶段，病情复杂，合并并发症多，易出现各种机会性感染和肿瘤。主要表现为持续 1 个月以上的发热，盗汗，腹泻，体重减轻，神经精神症状出现，还可出现持续性全身性淋巴结肿大。此期正虚明显，常见阴虚内热证、气阴两虚证、脾肾阳虚证。

（1）**阴虚内热证** 两颧发红，形体消瘦，午后潮热，或夜间发热，失眠盗汗，五心烦热，咳嗽，久嗽，乏力，气短，口燥咽干，大便干结，小便黄赤。舌红少苔，脉细数。

（2）**气阴两虚证** 少气，懒言，神疲，乏力，自汗，盗汗，动则加剧，易感冒，或伴口干舌燥，五心烦热，形体消瘦，体重减轻，或见干咳少痰。舌体瘦薄，舌质淡，苔少，脉虚细数无力。

（3）**脾肾阳虚证** 面色㿠白，畏寒肢冷，腰膝酸软，腹中冷痛，或腹胀肠鸣，腹泻剧烈或五更泄泻，下利清谷，或小便不利，或面浮肢肿，或见小便频数，余沥不尽。舌质淡胖有齿痕，苔白滑，脉沉迟细弱。

（三）鉴别诊断

1. **特发性 CD_4^+T 淋巴细胞减少症** 通常的表现有消瘦、疲倦、慢性腹泻、不明原因腹部病变。但通过检查，没有发现 HIV-1 或 HIV-2 感染。

2. **继发性免疫缺陷病** 如皮质激素、化疗、放疗后引起或恶性肿瘤等继发免疫疾病。最常见的临床表现为反复呼吸道感染，包括反复上呼吸道感染、支气管炎和肺炎，亦有胃肠道感染者，一般症状较轻，但反复发作。反复感染尤其是胃肠道感染，可引起更严重的营养吸收障碍而加重营养不良；感染本身也可直接引起免疫功能的进一步恶化。但通过检查，没有发现 HIV-1 或 HIV-2 感染。

3. **传染性单核细胞增多症** 由 EB 病毒（EBV）所致的急性自限性传染病。其临床特征为发热、咽喉炎、淋巴结肿大、外周血淋巴细胞显著增多并出现异常淋巴细胞，嗜异性凝集试验阳性，感染后体内出现抗 EB 病毒抗体。部分人于感染 HIV 后，在急性感染期表现很像此病。因此，对有高危行为等流行病学因素的就诊者，如出现传染性单核细胞增多症的症状时，应立即做 HIV 抗体检测。

四、中西医治疗

随着"发现即治疗"策略的实施，西医抗病毒治疗取得明显疗效，针对一些尚存的难点问题（毒副作用、耐药性等），探索中西医协同治疗，以提高临床疗效，是非常必要的。中西医协同治疗有促进免疫重建，改善免疫功能，降低机会性感染发病率，减少抗病毒治疗后不良反应，降低耐药率等疗效。

（一）辨证要点

1. **辨邪正力量** 一般地讲，艾滋病的早期是以邪实为主，"因实致虚"是其发展趋势；中晚期是以脏腑虚衰为主，"因虚致实"，即由于脏腑功能失调，产生一系列病理代谢产物，如痰、瘀、湿、毒等是其发展结局。

2. **辨标本缓急** 急则治标，急性顽固性腹泻、长期发热导致的消耗过多；缓则治本，如皮疹、淋巴结病。标本的内涵是随病情的不断变化而变化的，标本同治终始贯穿于艾滋病的治疗中。

3. 辨病位深浅 如单纯疱疹发生于口唇周围，根据脏腑经络归属，多为脾胃积热为患，发生于阴部，多为肝肾阴虚，夹湿浊为患，故前者易愈，后者难治，且反复发作，这就是辨病位深浅在艾滋病治疗中的具体运用。

（二）治疗原则

本病以疫毒湿热内盛、正气亏虚为基本特点，主要累及三焦及肺脾肾三脏。《素问·通评虚实论》指出："邪气盛则实，精气夺则虚。"邪正相搏贯穿于整个病情演变，正气渐衰。病之早期以邪实为主，中晚期以脏腑虚弱为主。根据疾病转归、标本缓急及兼夹诸症，采取辨病与辨证相结合，以"实则泻之""虚则补之""补泻兼施"为原则。早期疫毒为重，以祛邪为主，扶正配之；中期攻补兼施；晚期则以扶正固本、对症治疗和延长生命为重，据其阴阳消长随证应变。

（三）分期分证论治

1. 急性期

（1）湿热肝郁证

证候：低热，口苦咽干，全身淋巴结肿大；胸胁胀满，腹胀，善太息，急躁易怒，失眠多梦；妇女月经不调，乳房胀痛，少腹结块。舌红，苔薄黄，脉弦。

治法：疏肝理气。

方药：达原饮合柴胡疏肝散加减。黄芩15g，知母10g，槟榔10g，厚朴10g，栀子9g，柴胡9g，白芍9g，陈皮9g，川芎9g，香附9g，枳壳9g，甘草3g。加减：反酸加吴茱萸3g，黄连3g，煅瓦楞子9g；呕恶加半夏9g，生姜6g，乌梅9g；善太息加瓜蒌15g，木香9g，乌药6g；乳房胀痛，少腹结块，全身淋巴结肿大，加龙骨30g，牡蛎30g，海藻12g，昆布12g。

中成药：牛黄上清丸、加味逍遥丸、四逆散等。

（2）湿热毒蕴证

证候：不规则发热，体温38℃左右，皮肤红疹或斑块或疱疹，或有脓疱，或口疮多发难愈，或躯干四肢有疖肿或疮疡，伴红肿热痛，或咳嗽痰黄，口苦口臭。舌质红或绛，苔黄腻，脉滑数。

治法：清热解毒，宣散透邪。

方药：黄连解毒汤合升降散加减，或清瘟败毒饮加减。黄连解毒汤合升降散加减：黄连6g，黄芩9g，黄柏9g，栀子6g，僵蚕9g，蝉蜕9g，姜黄9g，大黄6g，荆芥9g，防风9g，牛蒡子9g，金银花12g，大青叶9g，板蓝根9g，牡丹皮9g，桔梗9g，薄荷6g，甘草3g。清瘟败毒饮加减：生石膏15g，栀子6g，桔梗9g，黄芩9g，知母9g，赤芍9g，玄参9g，连翘12g，甘草3g，牡丹皮9g，鲜竹叶9g。加减：口疮加半夏9g，生姜6g，黄连6g，细辛3g；咳痰黄稠加芦根15g，冬瓜仁15g，前胡9g，鱼腥草15g；疮疡加土茯苓9g，滑石9g，苦参9g。

中成药：唐草片、牛黄解毒丸、防风通圣丸等，选择1~2种口服。

2. 无症状期

(1) 气虚血瘀证

证候：面色萎黄或暗黑，乏力，气短，躯干或四肢有固定痛处或肿块，午后或夜间发热，遇劳复发或加重，自汗，易感冒，食少便溏，或脱发。舌暗红，或有瘀点瘀斑，脉沉涩。

治法：益气活血。

方药：补中益气汤合血府逐瘀汤加减。黄芪15g，人参9g，白术9g，当归9g，陈皮9g，柴胡9g，升麻9g，桃仁9g，红花9g，生地黄12g，川芎9g，赤芍9g，牛膝12g，桔梗9g，枳壳9g，甘草3g。加减：胸胁疼痛加川楝子6g，延胡索9g，蒲黄9g，血竭1g；四肢、躯干肿块加穿山甲9g，王不留行9g，地龙9g。

中成药：补中益气丸、血府逐瘀丸等。

艾灸：取穴太渊、肺俞、关元、脾俞、肾俞、神阙、气海，交替选用。点燃艾条，距离穴位0.5~1cm，灸至皮肤潮红为度；每次20~30分钟，每日1次，10天为1个疗程，连续2~3个疗程。

(2) 肺脾两虚证

证候：声低懒言，神疲乏力，久咳不止，气短而喘，咯痰清稀，面白无华，食欲不振，食少，腹胀，便溏，以慢性腹泻多见，次数多于每日3次，持续时间长，抗生素治疗效果不明显。舌淡，苔白滑，脉弱。

治法：益肺健脾。

方药：参苓白术散加减。人参9g，茯苓9g，白术9g，山药15g，莲子肉9g，白扁豆15g，薏苡仁15g，砂仁6g，桔梗9g，炙甘草3g。加减：面部虚浮、下肢浮肿加黄芪15g，汉防己9g；腹泻加诃子6g，乌梅9g；咳嗽加半夏9g，橘红9g，前胡9g。

中成药：参苓白术丸、人参健脾丸等。

艾灸：取穴太渊、肺俞、关元、脾俞、肾俞、神阙、气海，交替选用。点燃艾条，距离穴位0.5~1cm，灸至皮肤潮红为度；每次20~30分钟，每日1次，10天为1个疗程，连续2~3个疗程。

3. 艾滋病期

(1) 阴虚内热证

证候：两颧发红，形体消瘦，午后潮热，或夜间发热，失眠盗汗，五心烦热，咳嗽，久嗽，乏力，气短，口燥咽干，大便干结，小便黄赤。舌红少苔，脉细数。

治法：养阴清热。

方药：百合固金汤合六味地黄丸加减。百合9g，熟地黄12g，生地黄12g，麦冬9g，玄参9g，当归9g，白芍9g，桔梗9g，贝母9g，山茱萸9g，山药15g，泽泻9g，牡丹皮9g，茯苓9g，甘草3g。加减：症状较重者，酌加青蒿9g，鳖甲15g，石斛9g，银柴胡9g，白薇6g，地骨皮9g。

中成药：养阴清肺丸、麦味地黄丸、青蒿鳖甲片等。

（2）气阴两虚证

证候：少气，懒言，神疲，乏力，自汗，盗汗，动则加剧，易感冒，或伴口干舌燥，五心烦热，形体消瘦，体重减轻，或见干咳少痰。舌体瘦薄，舌质淡，苔少，脉虚细数无力。

治法：益气养阴。

方药：参芪地黄汤加减。人参9g，黄芪15g，生地黄12g，山药15g，山茱萸9g，茯苓9g，泽泻9g，牡丹皮9g，五味子9g，天花粉9g，沙参9g，麦冬9g，甘草3g。加减：口干舌燥、五心烦热加青蒿9g，鳖甲15g，知母9g；干咳少痰加贝母9g，紫菀9g，款冬花9g；腰膝酸软加牛膝9g，杜仲15g。

中成药：六味地黄丸、十全大补丸、百合固金丸等。

艾灸：取穴肺俞、膻中、太溪、命门、肾俞、足三里、涌泉，交替选用。点燃艾条，距离穴位0.5~1cm，灸至皮肤潮红为度；每次20~30分钟，每日1次，10天为1个疗程，连续2~3个疗程。

（3）脾肾阳虚证

证候：面色㿠白，畏寒肢冷，腰膝酸软，腹中冷痛，或腹胀肠鸣，腹泻剧烈或五更泄泻，下利清谷，或小便不利，或面浮肢肿，或见小便频数，余沥不尽。舌质淡胖有齿痕，苔白滑，脉沉迟细弱。

治法：温补脾肾。

方药：真武汤合附子理中汤加减。附子6g，茯苓9g，白芍9g，白术9g，干姜6g，人参9g，肉桂3g，淫羊藿9g，鹿角胶9g，阿胶9g。加减：五更泄加补骨脂9g，菟丝子9g，肉豆蔻9g；小便频数加益智仁9g，乌药9g。

中成药：附子理中丸、金匮肾气丸等。

艾灸：取穴关元、气海、足三里、三阴交、内关、百会、膈俞、脾俞、肾俞，交替选用。点燃艾条，距离穴位0.5~1cm，灸至皮肤潮红为度；每次20~30分钟，每日1次，20天为1个疗程，连续2~3个疗程。

（四）西医抗病毒治疗

治疗原则：长期抗反转录病毒治疗，避免频繁换药。

治疗方案：齐多夫定（AZT）+拉米夫定（3TC）+奈韦拉平（NVP），替诺福韦（TDF）+3TC+依非韦伦（EFV），AZT+3TC+EFV，AZT+3TC+洛匹那韦/利托那韦（LPV/r），TDF+3TC+LPV/r，一般应继续当前高效联合抗反转录病毒治疗（HAART）方案；如果治疗3年以上，CD_4^+T淋巴计数尚小于200个/μL，且服药依从性良好，可考虑更换非核苷类抑制剂为蛋白酶抑制剂，如利托那韦（LPV/r）。

五、中西医预防与调护

（一）预防

1. HIV感染的预防和早期诊断 为高危人群提供预防HIV感染的咨询服务，包括安全性性行为指导，暴露前预防和HIV暴露后预防的应用，为HIV感染者早期启动高效联合抗反转录病毒治疗等。推荐早期检测，提供包括核酸检测在内的检测咨询服务。

2. 切断传播途径

（1）切断 HIV 传染的性接触传播。正确使用安全套，进行安全性行为。

（2）拒绝毒品，阻截针具传播。

（3）避免医源性艾滋病传播。在医疗操作中避免不必要的注射与输血。

（4）阻断 HIV 的母婴传播途径。在产妇孕检中，发现 HIV 感染，不论其 CD_4^+T 淋巴细胞多少，均应在其生产前给予合适的抗病毒药物，进行治疗及胎儿预防性治疗，对 HIV 的传播可起到一定的阻断作用。

（5）暴露前预防可降低高危人群 HIV 感染的风险。

3. 保护易感人群

（1）艾滋病目前没有疫苗可以预防，掌握预防知识，做好自身防护，才是最有效的预防手段。坚持每次正确使用安全套，可有效预防艾滋病（性病）的感染与传播。

（2）艾滋病通过含有艾滋病病毒的血液和体液（精液/阴道分泌物等）传播，共用学习、共同进餐、共用卫生间、握手、拥抱等日常接触不会传播。

（3）注射毒品与吸毒会增加经血液感染艾滋病病毒的风险。使用新型合成毒品（醉酒）会增加经性途径感染艾滋病病毒风险。与艾滋病病毒感染者共用针具吸毒会使病毒通过污染的针具传播。使用新型合成毒品（冰毒、摇头丸、K 粉等）或者醉酒可刺激或抑制中枢神经活动，降低自己的风险意识，性伴侣数量和不安全性行为的频率会增加，那么也会间接地增大 HIV 和性病传播的风险。

（4）性病可增加感染艾滋病病毒的风险，必须及时到正规医疗机构诊治。性病患者感染艾滋病的危险更高。特别是像梅毒、生殖器疱疹和软下疳等以生殖器溃疡为特征的性病，溃疡使艾滋病病毒更容易入侵。

（5）72 小时内使用暴露后预防用药可减少艾滋病病毒感染的风险。发生暴露后，比如破损手指沾染艾滋病患者的血液，同 HIV 感染者发生了无保护的性行为，可以使用暴露后预防用药。暴露后预防用药可以有效降低感染艾滋病病毒的风险。用药方案：替诺福韦（TDF）/恩曲他滨（FTC）＋拉替拉韦（RAL）或多替拉韦（DTG）等整合酶抑制。服药周期：28 天。服药效果：与起始用药时间密切相关，原则上不超过暴露后 72 小时。时间越早，保护效果越好。

（二）调护

饮食宜少食多餐，食易消化食物。咳嗽痰多者，少食甜腻；皮肤疮疹者，忌食蟹虾；咽喉干燥者，忌食辣椒、大蒜等辛辣之品。

若咳嗽、气喘，宜苏子粳米粥（紫苏子、粳米、生姜、陈皮、白果、大枣），芡实山药粥（芡实、山药、薏苡仁、白萝卜、核桃仁）。若痰核、瘰疬，宜紫菜豆腐海蜇汤（紫菜、豆腐、海蜇、生姜）。若呕吐、胃痛，宜参苓橘姜粥（党参、橘皮、茯苓、生姜、粳米）。腹痛、腹泻：莲子马齿苋汤（莲子、马齿苋、瘦猪肉、大蒜）。口疮：洋参莲子羹（西洋参、莲子、绿豆、冰糖）。皮疹：当归赤豆羹（当归、赤小豆、薏苡仁、扁豆、马齿苋、防风)。自汗、盗汗：黄芪浮小麦羹（黄芪、浮小麦、薏苡仁、绿豆、黑豆)。

加强心理疏导。对待 HIV 感染者（艾滋病患者）要热情、耐心、细致、不歧视，帮助其解除焦虑、紧张、抑郁等情绪，减轻心理负担，增强战胜疾病的信心；要传授艾滋病防治相关知识，调动配合治疗的主观能动性，保证其依从性。

第十二章 鼠 疫 ▷▷▷▷

一、概述

鼠疫（plague）是由鼠疫耶尔森菌（Yersinia pestis）引起的烈性传染病。本病传染性强，病死率高，可引起世界范围大流行，属国际检疫传染病，我国法定的甲类传染病。主要流行于鼠类和其他啮齿动物中，属于自然疫源性疾病，并在一定条件下，主要通过带菌的鼠蚤叮咬，或呼吸道、消化道等途径引起人间鼠疫。临床主要表现为高热、严重毒血症症状、淋巴结肿痛、出血倾向、肺炎等，重者可导致死亡。由于呼吸困难、缺氧，导致患者口唇、颜面及四肢皮肤出现发绀，死亡的患者出现全身发绀，皮肤呈黑色，故又被称为"黑死病"。

鼠疫在中国古代文献中的确切记述较少，历史上的"阴阳毒""喉闭""时疫吃胳""瓜瓤瘟"都极似鼠疫或兼有鼠疫的疾病特征。直到清代乾隆年间，赵州师道南作《鼠死行》，开始认识到此种疫病的发生与死鼠有关。从 1840 年到 1949 年，在中国不同的地区，几乎每年都有鼠疫流行记载。尽管 1949 年中华人民共和国成立后，我国的公共卫生事业得到了非常大的发展，但在一些鼠疫的自然疫源地，每年都有人间鼠疫的报道。鼠疫属于中医学的"瘟疫"范畴。中医学认为，该病是感染疫毒疬气之邪所致，该病的疫毒疬气即是鼠疫杆菌。该疫毒疬气之邪伤人具有火毒之性，属火毒疫，易耗气伤阴，动风迫血。

目前世界范围鼠疫经过三次大流行。第一次，起源于 542 年，暴发于查士丁尼大帝统治下的东罗马拜占庭帝国，持续 200 多年，死亡约 1 亿人。第二次，起源于中世纪，延绵数百年，死亡至少 5000 万以上。第三次，1894 年香港地区暴发鼠疫，20 世纪 30 年代达到最高峰，波及全球 60 多个国家，死亡逾千万人。最近世界上较大的鼠疫流行，一是 1994 年发生在印度，称之为"苏拉特风暴"；二是 2017 年马达加斯加城市暴发肺鼠疫感染 597 例，死亡 55 例。

在我国，鼠疫自然疫源地广泛分布于黑龙江、吉林、辽宁、河北、内蒙古、宁夏、甘肃、新疆、青海、西藏、陕西、云南、广西、广东、福建、浙江、江西、四川、贵州等 19 省（区）273 个县（市、旗），疫源地面积近百万平方公里，目前主要为散发。

二、中西医病因病机及传变规律

（一）病因

本病病因是疫毒疬气之邪，其有别于六淫而具有强烈传染性的外感病邪，该病的疫毒疠气之邪即是鼠疫杆菌，疫毒疠气伤人具有火毒之性。清代我国鼠疫大流行时，中医学开始系统认识鼠疫的病因病原，如《鼠疫约编》中有"鼠疫者，鼠死而疫作，故以为名"的记载，提出："何为鼠疫：疫将作而鼠先毙，人触其气，遂以为疫。盖地气暴发，惟鼠得之最先。鼠当中毒之际，热渴即甚，以水为可就疗，尝于水缸，恣饮满腹，甚至案上茶杯，稍沾余滴，人之不察，误食其余，而受毒遂不浅。"认识到人间鼠疫与鼠间鼠疫传播感染的关系。

该疫毒疠气之邪伤人具有火毒之性，传染性强，致病迅速，无论老幼，皆相染易；素禀不足，或有内伤疾病者，更易感邪发病；发病则病势重，易出现危重变证。

鼠疫杆菌亦称鼠疫耶尔森菌，属肠杆菌科耶尔森菌属。外观为两端钝圆，两极浓染的椭圆形小杆菌，有荚膜，无鞭毛，无芽孢，革兰染色阴性。本菌对外界抵抗力较弱，对光、热、干燥及一般消毒剂均敏感。日光直射 4~5 小时，加热 55℃ 15 分钟或 100℃ 1 分钟，以及 5% 苯酚、5% 甲酚皂，0.1% 升汞、5%~10% 氯胺均可将病菌杀死。鼠疫杆菌在自然环境中生存力较强，寒冷、潮湿的条件下存活时间较长；痰和脓液中可存活 10~20 日，蚤粪中可存活 1 个月，尸体中可存活数周至数月。

（二）流行病学

鼠疫最主要的传染源是啮齿类动物和鼠疫患者，跳蚤叮咬传播、直接接触、飞沫都可以传播，人类对鼠疫普遍易感。

1. 传染源

（1）鼠疫染疫动物　自然感染鼠疫的动物都可以作为人间鼠疫的传染源（据统计，世界上有 300 多种），包括啮齿类动物（鼠类、旱獭等）、野生食肉类动物（狐狸、狼、猞猁、鼬等）、野生偶蹄类动物（黄羊、岩羊、马鹿等）、家养动物（犬、猫、藏系绵羊等）。其中，最主要的传染源是啮齿类动物，我国旱獭与黄鼠是主要储存宿主，褐家鼠与黄胸鼠是次要储存宿主。

（2）鼠疫患者　肺鼠疫患者，在疾病早期即具有传染性；败血型鼠疫早期的血液有传染性；腺鼠疫仅在脓破溃后火蚤叮咬时有传染作用；无症状感染者不具有传染性。

2. 传播途径

（1）跳蚤叮咬传播　动物和人间鼠疫的传播主要以鼠蚤为媒介。当鼠蚤吸取含病菌的鼠血后，细菌在蚤胃大量繁殖，形成菌栓堵塞前胃，当蚤再吸入血时，病菌可随着反吐之血注入动物或人体内。蚤粪也含有鼠疫杆菌，可因搔抓进入皮内。此种"鼠→蚤→人"的传播方式是鼠疫的主要传播方式。

（2）直接接触传播　少数患者可因接触患者的痰液、脓液或病兽的皮、血、肉等，致细菌经破损皮肤或黏膜进入体内，引起腺鼠疫或败血症型鼠疫。

（3）飞沫传播　肺鼠疫患者呼吸道分泌物中含有大量鼠疫菌，可通过飞沫造成人间肺鼠疫传播。

（4）实验室感染　鼠疫实验室工作人员由于防护不严、操作不当和实验室事故，可通过吸入、锐器刺伤等途径感染鼠疫。

3. 易感人群　人类对鼠疫普遍易感，没有天然免疫力，在流行病学上表现出的差异与接触传染源的机会和频次有关。如在旱獭鼠疫疫源地内，男性稍多于女性，外出者略多于留守者，成人多于幼儿，原因是他们多为狩猎者或野外务工人员，直接接触旱獭机会多；在黄鼠和家鼠鼠疫疫源地内，鼠疫病例男、女几乎各占50%，其原因为室内或居住区内跳蚤叮咬所致。

外感鼠疫疫毒是发病的主要因素，但是内因不可忽视，外因和内因共同作用才可发病。中医学认为："正气存内，邪不可干，邪之所凑，其气必虚。"如年龄偏大，有癌症、脏器功能衰竭等内伤基础者，平素免疫力越低下易病者，容易感染鼠疫疫毒，而且感染后病变程度重、死亡率高。

（三）发病机制与病机传变规律

1. 基本病机　鼠疫火热疫毒经皮肤口鼻而侵犯人体，迅速进入血络，耗夺气津。基本病机为火、毒、瘀、痰胶着，耗血动血化风，耗伤气阴。病位在肌肤、膜原淋巴、血络、肺、肠、脑等。本病卫分时间较短传变极速，早期即可见气血两燔，高热烦渴，大渴引饮，咳喘血痰，神昏谵语等症状，甚至高热骤降，迅速出现呼吸极度困难等亡阳之证。火毒易生痰致瘀，火毒炼液为痰，火毒耗血而致血行瘀滞，痰瘀互结成痰核（淋巴结肿大），肿胀热痛，进而热壅肉腐而破溃成脓，此最为常见。鼠疫火毒迫血妄行，极易动风；火毒热壅入血络，耗血动血，迫血妄行，则出现吐血、衄、便血、咯血、斑疹显露；火毒热壅，热极生风，上扰脑窍，则见神昏谵妄，抽搐痉厥等。

鼠疫火毒迅速耗气伤阴，劫夺津液。火毒之邪伐伤津液，导致阴虚，可致口干咽燥，烦渴引饮；精气耗损，则不管是疫病初期的极度乏力，还是恢复期的神疲乏力贯穿始终。

2. 病机演变　本病为外感鼠疫疫毒所致，其病性为火热疫毒之邪，传变迅速，病势凶险。火热疫毒随疫蚤叮咬进入人体，或由皮肤、口鼻入侵人体；病位多在肌肤、膜原淋巴、血络、肺、肠、脑等；极易动风，耗血迫血，逆传心包，心窍闭阻；治疗不及时，可迅速气脱亡阳。火毒可迅速耗气伤阴，生痰致瘀，致变证丛生。

鼠疫疫毒初犯皮肤血络，正邪相争，耗气伤津，可见发热恶寒，头身疼痛，烦渴欲饮，苔黄脉数等，但卫分证短暂。早期初期发病常见气血两燔，高热，头痛，淋巴肿大。火毒灼伤肌肤肌络，可见剧痛性丘疹水疱；火毒进入血络，肌肤血运障碍，火瘀互阻，肌肤失荣坏死，出现基地坚硬，灰黑创面，是为"皮肤型鼠疫"。火热疫毒循经窜扰，注入血脉，炼液为痰，血行瘀滞，痰瘀互结，流窜膜原三焦而成痰核（淋巴结肿大），肿胀热痛，进而热壅肉腐而破溃成脓，为"腺鼠疫"。火毒上攻头面目络，可见面红目赤，火毒热瘀壅滞于眼部，则眼睑浮肿，为"眼型鼠疫"。

疫毒之邪深入进展，邪正交争，鼠疫火毒炽盛，戕伤津液，但正气尚强，则可见高热烦渴，大渴引饮，面红目赤，舌红绛苔黄，脉滑数。鼠疫疫邪传变迅速，如其直中肺腑，可令肺气壅遏，咳嗽胸痛，咳喘气促，火毒灼伤肺络，动血耗血，则咯吐大量血痰，此即"肺型鼠疫"。如鼠疫火毒迫肠，火毒扰动，脾胃升降失常，则见呕吐、腹痛、腹泻；火毒伤及肠络，血热迫血妄行，可致便血或血性腹泻，即"肠型鼠疫"。若鼠疫火毒上窜头部颠顶，火毒化风，清窍不利，可见剧烈头痛，狂躁谵语，火毒热瘀，经脉阻滞而风动，则颈部强直，即为"脑膜炎型鼠疫"。

疫毒之邪深入，病情危重，火毒极盛，正气不足，无力抗邪，邪毒闭阻心包，出现神昏谵妄；热迫血行，兼气虚不能摄血，则可见吐衄便血，斑疹显露；甚至因疫毒炽盛或失治误治，使津液及元气急骤耗损，出现内闭外脱之凶险证候，则为"败血型鼠疫"。

恢复期火热疫毒渐去，气耗阴伤。气不足可见神疲乏力，面色无华；阴伤津亏，可见口干咽燥，大便干结；气虚脾失运化，则食少纳差；阴虚阳热稍盛，可有微热；气弱推动乏力，痰瘀未化，可见痰核不消；舌红少津，脉细弱而数，为气阴亏虚之候。

（四）病理

鼠疫的基本病理改变为淋巴管、血管内皮细胞受损和急性出血性坏死性炎症。携带鼠疫杆菌的跳蚤叮咬人后，通常病菌经皮肤、黏膜进入人体，经淋巴管进入局部淋巴结繁殖，引起以渗出、出血、坏死为特征的原发性淋巴结炎，即为"腺鼠疫"。细菌及毒素进入血液循环，形成败血症，全身各组织、器官都可见充血、水肿、出血和坏死性改变，致使全身皮肤呈黑紫色；感染病灶及渗出液中有大量鼠疫耶尔森菌。鼠疫杆菌可通过血液循环进入肺组织，引起"继发性肺鼠疫"。鼠疫杆菌从呼吸道排出，通过飞沫传入他人呼吸道，引起"原发性肺鼠疫"。

鼠疫杆菌可分泌 6 种毒力蛋白，可通过破坏细胞骨架、诱导细胞凋亡、抑制细胞因子分泌、抵抗细胞吞噬及破坏肌动蛋白微丝等多种途径，干扰宿主细胞的正常免疫功能，导致鼠疫杆菌不能被免疫系统清除，形成持续感染。

三、中西医诊断与鉴别诊断

（一）疾病诊断

及时准确的诊断，是防止鼠疫传播流行，降低死亡率的关键。在鼠疫流行时，对于有典型症状的患者诊断并不困难，但对于首例患者，尤其是对非典型患者往往容易误诊，贻误对患者的治疗及疫区处理，甚至会造成疫情扩大蔓延的严重后果。

人间鼠疫病例的诊断，应根据鼠疫流行病学、鼠疫临床特征、鼠疫细菌学检查、鼠疫血清学阳性诊断。疑似病例：具备流行病学史及临床表现中的任何一项，都可以诊断疑似病例。确诊病例：疑似病例细菌培养分离到鼠疫耶尔森杆菌，或被动血凝试验抗体检测呈 4 倍以上增长。隐性感染者：有鼠疫流行病学线索，没有明显的鼠疫临床表现，没有接种过鼠疫菌苗，有植物血凝素（PHA）检测其血清出现 1∶40 以上 F1 抗体滴度者。追溯诊断病例：在有过鼠疫流行病学线索的人群中，曾出现过鼠疫临床表现，没接种过鼠疫菌苗，其血清经植物血凝素检测出现 1∶40 以上 F1 抗体滴度者。

1. 流行病学资料

（1）患者发病前 10 天内到过动物鼠疫流行区。

（2）在 10 天内接触过来自鼠疫疫区的疫源动物、动物制品、进入过鼠疫实验室或者接触过鼠疫实验室用品。

（3）患者发病前 10 天内接触过具有临床表现①～④特征（具体见"症状与体征"

部分）的患者，并发生具有类似表现的疾病。

2. 症状与体征 突然发病，高热，白细胞剧增，在未用抗菌药物（青霉素无效）情况下，病情在24小时内迅速恶化，并具有下列症候群之一者：①急性淋巴结炎，淋巴结肿胀，剧烈疼痛并出现强迫体位。②出现重度毒血症、休克综合征而无明显淋巴结肿胀。③咳嗽、胸痛、咳痰带血或咯血。④重症结膜炎并有严重上下眼睑水肿。⑤血性腹泻并有重症腹痛、高热及休克综合征。⑥皮肤出现剧痛性红色丘疹，其后逐渐隆起，形成血性水疱，周边呈灰黑色，基底坚硬。水疱破溃后创面呈灰黑色。⑦剧烈头痛，昏睡，颈部强直，谵语妄动，颅内高压，脑脊液浑浊。

3. 实验室检查

（1）**血常规** 外周血白细胞总数大多升高，常达 $20\sim30\times10^9/L$ 以上，以中性粒细胞为主，还可见红细胞、血红蛋白和血小板减少。

（2）**凝血功能** 肺鼠疫和败血型鼠疫患者在短期即可出现弥散性血管内凝血，表现为纤维蛋白原浓度减少（小于200mg/dL），凝血酶原时间和部分凝血激酶时间明显延长，D-二聚体和纤维蛋白原降解产物明显增加。

4. 影像学检查 肺鼠疫患者的X线表现可因病程不同而各异。早期可见肺内单一或多发的高密度阴影，分布在多个叶段；随着病情进展，可迅速发展为双肺大片实变，甚至是"白肺"。

5. 病原学及血清学检测 ①淋巴结穿刺液、血液、痰液，咽部或眼分泌物，或尸体脏器、管状骨骨髓标本中分离到鼠疫菌。②上述样本中针对鼠疫菌 cafl 及 pla 基因的PCR扩增阳性，同时各项对照成立。③上述标本中使用胶体金抗原检测、酶联免疫吸附试验或反相血凝试验中任何一种方法，检出鼠疫F1抗原。④急性期与恢复期血清使用酶联免疫吸附试验或被动血凝实验检测，针对鼠疫F1抗原的抗体滴度呈4倍以上增长。

6. 临床分型 ①腺型鼠疫：急性淋巴结炎，淋巴结肿胀，剧烈疼痛并出现强迫体位。②败血型鼠疫：出现重度毒血症、休克综合征而无明显淋巴结肿胀。③肺型鼠疫：咳嗽、胸痛、咳痰带血或咯血。④眼型鼠疫：重症结膜炎并有严重上下眼睑水肿。⑤肠型鼠疫：重症腹痛、便血、高热及休克综合征。⑥皮肤型鼠疫：皮肤出现剧痛性红色丘疹，其后逐渐隆起，形成血性水疱，周边呈灰黑色，基底坚硬。水疱破溃后创面呈灰黑色。⑦脑膜炎型鼠疫：剧烈头痛，昏睡，颈部强直，谵语妄动，颅内高压，脑脊液浑浊。

（二）中医证候诊断

中医按鼠疫感染病变的部位，发展过程可分为初期、进展期、危重期、恢复期四期，常见五个证型。

1. 初期 多在感染发病后2~5天出现，初起多见腺型鼠疫、眼型鼠疫、皮肤型鼠疫，常见于疫毒染络、卫气同病证。

疫毒染络、卫气同病证 主要表现为发热恶寒，头身疼痛，烦渴欲饮，苔黄脉数；腺鼠疫可见身起痰核，红肿热痛，甚则溃烂；眼型鼠疫则见面红目赤，眼睑红肿；皮肤型鼠疫可出现全身或局部丘疹疱疹，红肿剧痛，迅速坏死，肤色灰黑。

2. 进展期　原发性肺鼠疫多在感染后数小时至 3 天发病；肠鼠疫与脑膜炎鼠疫少见，大多在感染后 3 天发病。疫病进展期常见于肺型鼠疫、肠型鼠疫、脑膜炎型鼠疫，多为疫毒犯肺、气血两燔证。败血型鼠疫多为毒陷营血、热闭心包证。

（1）疫毒犯肺、气血两燔证　肺型鼠疫、肠型鼠疫、脑膜炎型鼠疫多为此期。表现为高热烦渴，大渴引饮，面红目赤，舌红绛苔黄，脉滑数。肺型鼠疫可见咳嗽胸痛，咯吐大量血痰；肠型鼠疫则见剧烈腹痛，血性腹泻；脑膜炎型鼠疫可见剧烈头痛，颈部强直，狂躁谵语。

（2）毒陷营血、热闭心包证　常见各种类型鼠疫进展与败血型鼠疫。主要表现为高热不已，神昏谵妄，斑疹显露，鼻衄呕血或有便血、尿血，舌质红绛，脉细数。

3. 极期危重　极期病情进展异常迅猛危重，常在 1～3 天死亡。败血型鼠疫继续进展，全身严重炎性反应，休克、多脏器衰竭。常见为内闭外脱证。

内闭外脱证　高热骤降，神昏烦躁，迅速出现呼吸极度困难，全身青紫，冷汗淋漓，四肢厥冷，少尿等，舌质紫暗，苔厚腻或燥，脉沉微细或浮大无根。

4. 恢复期　疫毒减除，如果治疗及时诸症悉减，表现为气阴耗损，余毒未尽。

气阴耗损、余毒未尽证　气短神疲乏力，面色无华，口干咽燥，大便干结，食少纳差，或有微热，或核未消尽，舌淡红，苔薄黄，脉细弱而数。

（三）鉴别诊断

1. 腺鼠疫　应与下列疾病进行鉴别。

（1）急性淋巴结炎　常继发于其他感染病灶，受累区域的淋巴结肿大、压痛，较重者，局部有红、肿、热、痛，并可伴恶寒、发热、头痛等全身症状。与腺鼠疫相比，全身症状较轻。

（2）丝虫病淋巴结肿　本病急性期，淋巴结炎与淋巴管炎常同时发生，数天后可自行消退，全身症状轻微，夜间血液涂片检查可找到微丝蚴。

（3）土拉菌病腺型　本病临床主要表现为高热，剧烈头痛，全身肌肉痛，夜间盗汗，肝脾肿大。腺型土拉菌病除上述全身症状外，主要表现为局部淋巴结疼痛，3～5 天出现淋巴结肿大，其境界明显，可移动，皮色正常，无痛，无强迫体态。

2. 肺鼠疫　应当与大叶性肺炎、吸入性炭疽等鉴别。主要依据临床表现及痰液的病原学检查鉴别。

（1）大叶性肺炎　本病无病死动物及家畜接触史，临床特点为咳铁锈色痰；肺部可有肺实变体征，肺部 X 线检查有大片状阴影，痰内可有肺炎球菌。而肺鼠疫临床特点为咯血为主的出血性肺炎表现，痰及咽部分泌物可查到鼠疫杆菌。

（2）吸入性炭疽　本病发病后多出现低热、疲劳和心前区压迫等，持续 2～3 天后，突然加重。轻者表现为胸闷、胸痛、发热、咳嗽、咳带血黏液痰；重者寒战、高热，由于纵隔淋巴结肿大、出血，并压迫支气管，造成呼吸窘迫、气急喘鸣、咳嗽、发绀、血样痰等。而肺鼠疫病例临床表现重，多在发病 24～36 小时内出现剧烈胸痛，咳嗽，咳大量泡沫血痰或鲜红色痰；呼吸急促，并迅速呈现呼吸困难和发绀。

3. 皮肤鼠疫　应当与皮肤炭疽相鉴别。皮肤炭疽最初为皮肤破损部位（皮肤破损轻微时，可无明显伤口）出现斑疹或丘疹，第 2 天在皮疹顶部出现小水疱而成疱疹，周围组织硬而肿胀。第 3~4 天中心呈现出血性坏死稍下陷，四周有成群小水疱，水肿区继续扩大。第 5~7 天坏死区溃破成浅溃疡，血样渗出物结成硬而黑似炭块状焦痂，痂下有肉芽组织生成（即炭疽痈）。由于局部末梢神经受压而无明显痛感和压痛，有轻微痒感，无脓肿形成，为其特点。有无疼痛及皮损进展时间可助鉴别。

4. **败血型鼠疫**　需与其他原因所致败血症、钩端螺旋体病、流行性出血热、流行性脑脊髓膜炎相鉴别。应当根据流行病学、症状体征进行鉴别，并及时检测相应疾病的病原或抗体，以明确诊断。

四、中西医治疗

鼠疫是烈性传染病，第一时间辨识，明确诊断至关重要。在此基础上，及时选用敏感抗生素，结合中医辨证分期治疗，有很好的临床效果。

（一）辨证要点

火毒之性的鼠疫疫毒是本病的病因。其基本特点是火毒、痰瘀，动风、迫血、致虚。火毒之疫致病急速走窜，易动风动血，鼠疫变证丛生，变证快，病势急，病情重为本病特点。鼠疫火毒炽盛，正邪交争剧烈，发热的特点为体温上升急快，热度极高，持续不降；伴随烦渴引饮，头痛如劈，淋巴结肿胀剧痛，胸痛咳血，血性腹泻，谵语神昏为辨证要点。火毒之邪易耗气伤阴，壅卫气血，易生痰致瘀；导致正气虚衰，痰瘀互结；虚实夹杂为其辨证关键。

（二）治疗原则

鼠疫的治疗原则是重祛邪、护正气、防传变。因此，泻火解毒、凉血化瘀需贯穿治疗始终，同时要益气养阴，固护正气。

（1）**重祛邪**　需及早、足量使用鼠疫杆菌敏感的抗生素，在此基础上加用泻火解毒、凉血化瘀方药。早期当加辛凉发散之品，可使邪气疏散从表而出；进展期当加重清气凉血药，使入营血之邪，透热转气，从气分而走；危重期当重用凉血开窍药，以清营凉血，开窍醒神；痰瘀互结为本病的病机关键，在泻火解毒的基础上，需活血化瘀，祛除火毒所致痰瘀之病理产物，也是祛邪外出的重要方法。

（2）**护正气**　鼠疫为火毒乖戾之气，毒力强大；从始至终，耗气伤阴，可造成精气急剧损伤。因此，益气养阴、固护正气之药也应当及时使用。早期可少用泻火兼有养阴生津之品；进展期当选用养阴润燥之品；危重期当加用益气养阴之药，必要时加用回阳救逆之品；恢复期更得健脾益气，养阴生津。如此正气得护，则抗邪有力。

（3）**防传变**　鼠疫火热疫毒传变迅速，病机初见端倪即可采取措施，用药先于病机病势，正所谓"先证而治"，以阻止传变，减少轻症转为危重症，防范其他脏器的损伤。如鼠疫疫毒袭肺，在宣肺泻肺时，也需注意早用益气养阴之剂，以防喘脱发生。

注意水、电解质和酸碱平衡，合理使用糖皮质激素，加强营养支持和器官功能保护，预防和治疗继发感染，及时处理并发症。

（三）分期分证治疗

1. 早期

疫毒染络、卫气同病证

证候：发热恶寒，头身疼痛，烦渴欲饮；身起痰核，红肿热痛，甚则溃烂（腺鼠疫）；面红目赤，眼睑红肿（眼鼠疫）；皮肤局部丘疹血性水疱，红肿剧痛，迅速坏死，肤色灰黑（皮肤鼠疫）；苔黄脉数。

治法：辛凉散火，活血解毒。

方药：活血解毒汤加减。柴胡10g，葛根10g，连翘15g，生石膏45g，金银花10g，赤芍10g，生地黄15g，桃仁6g，红花10g，当归10g，川厚朴10g。加减：如痰核红肿较著，可加夏枯草、浙贝母消肿散结；如已溃成脓，可加蒲公英、败酱草、大青叶解毒排脓；目赤睑肿可加菊花、蝉衣清肝透热；皮肤溃疡坏死，剧烈疼痛，可加乳香、没药活血止痛。

中成药及中药注射剂：内服可选用连翘败毒丸清热解毒，消肿止痛；可选如意金黄散（膏）外涂消肿散结治疗皮肤溃疡、肿大淋巴结；注射类中成药可选用热毒宁注射液、喜炎平注射液。0.9%氯化钠注射液250mL，加喜炎平注射液100mg，静脉滴注，每日1~2次。或0.9%氯化钠注射液250mL，加热毒宁注射液20mL，静脉滴注，每日1次。

针刺：大椎、曲池、合谷、鱼际、外关，宣散热邪；血海、三阴交、膈俞，活血止痛。

对症处理：发热>38.5℃，或全身酸痛明显者，可使用解热镇痛药。高热者给予冰敷、酒精擦浴等物理降温措施。

腺鼠疫肿大的淋巴结切忌挤压，皮肤病灶可予0.5%~1%的链霉素软膏涂抹，必要时可在肿大淋巴结周围注射链霉素并施以湿敷，病灶化脓软化后可切开引流。眼鼠疫可用金霉素、四环素、氯霉素眼药水点眼，并用生理盐水冲洗。

抗生素：链霉素成人首次1g，以后0.5~0.75g，每4小时或6小时肌内注射一次（2~4g/d）。治疗过程中可根据体温下降至37.5℃以下，全身症状和局部症状好转逐渐减量。患者体温恢复正常，全身症状和局部症状消失，按常规用量继续用药3~5天。疗程一般为10~20天，链霉素使用总量一般不超过60g。

2. 进展期

（1）*疫毒犯肺、气血两燔证*

证候：高热烦渴，大渴引饮，面红目赤；咳嗽胸痛，咯吐大量血痰（肺型鼠疫）；剧烈腹痛，血性腹泻（肠型鼠疫）；剧烈头痛，颈部强直，狂躁谵语（脑膜炎型鼠疫）；舌红绛苔黄，脉滑数。

治法：清热泻火，凉血解毒。

方药：清瘟败毒饮加减。生石膏40g（先煎），水牛角30g（先煎），黄连10g，连翘10g，栀子10g，黄芩15g，知母10g，桔梗6g，赤芍10g，玄参15g，牡丹皮10g，鲜竹叶6g。加减：如有便秘或热结旁流，加大黄通腑泄热，釜底抽薪。咳嗽胸痛加栝楼实、半夏、葶苈子泻肺祛痰，咯吐大量血痰加花蕊石、三七粉化瘀止血。如有腹痛、血便，加用大黄炭、地榆炭。

中成药及中药注射剂：中成药可口服安宫牛黄丸或紫雪丹。中药注射剂可选用痰热清注射液清热泻火解毒，减轻全身炎症反应；醒脑静注射液醒脑开窍，改善微循环。5%葡萄糖注射液或0.9%氯化钠注射液250~500mL，加痰热清注射液20~40mL，静脉滴注，每日1次。5%葡萄糖或0.9%氯化钠注射液250mL，加醒脑静注射液20mL，静脉滴注，每日1次。

针刺：尺泽、丰隆、鱼际、少商，清泄肺热；合谷、曲池、内庭、天枢、大肠俞，泄热通腑；大椎、曲池、合谷、太冲、人中、阳陵泉、十宣，清热镇惊。

缺氧：有低氧血症者，通常需要较高的吸入氧流量，使血氧饱和度维持在93%或以上，必要时可选用面罩吸氧。

呼吸衰竭：若经充分氧疗后，仍严重缺氧或呼吸衰竭不能纠正，应当及时采用无创或有创人工通气。在气管插管通气的过程中，对呼吸不协调及焦虑的患者，应当予充分镇静，必要时予肌松药，以防止氧合功能下降。

（2）毒陷营血、热闭心包证

证候：高热不已，神昏谵妄，斑疹显露，鼻衄呕血或有便血尿血；舌质红绛，脉细数。

治法：凉血解毒，清心开窍。

方药：犀角地黄汤加减，化服安宫牛黄丸。生地黄15g，牡丹皮10g，水牛角30g（先煎），赤芍10g，金银花15g，连翘15g，竹叶心6g，人参6g，黄芪15g，麦冬15g。

加减：出血较甚，加白茅根、侧柏叶凉血止血；斑疹稠密，加紫草、红花活血化斑；烦渴加生石膏、知母泄热生津；痰核未消，加夏枯草解毒散结。

中成药及中药注射剂：中成药可口服安宫牛黄丸或紫雪丹。中药注射剂可继续使用清开灵注射液、血必净注射液泻火解毒，减轻全身炎症反应。0.9%氯化钠注射液500mL加清开灵注射液40mL，静脉滴注，每日1次。0.9%氯化钠注射液100mL加血必净注射液50~100mL，静脉滴注，每日1~2次。

针刺：大椎、曲池、人中、曲泽、委中、劳宫、哑门、涌泉、百会、丰隆、十二井或十宣，清热凉血，涤痰开窍。

抗生素：治疗肺鼠疫，链霉素成人首次2g，以后每次1g，每4小时或6小时肌内注射一次（4~6g/d）。直到体温下降至37.5℃以下，全身症状和呼吸道症状显著好转后逐渐减量。疗程一般为10~20天，链霉素使用总量一般不超过90g。要特别注意不要大幅度减量，防止病情反复。儿童参考剂量为30mg/kg/d，每12小时一次，并根据具体病情确定给药剂量。有脑膜炎症状的患者，在特效治疗的同时，辅以氯霉素治疗，成人50mg/kg/d，儿童（>1岁）50mg/kg/d，静脉滴注，每6小时一次，疗程10天，但应当注意氯霉素的骨髓毒性等副作用。

3. 危重期

内闭外脱证

证候：高热骤降，神昏烦躁，迅速出现呼吸极度困难，冷汗淋漓，全身青紫，斑疹隐隐，四肢厥冷，少尿；舌质紫暗，苔厚腻或燥，脉沉微细或浮大无根。

治法：益气养阴，回阳固脱。

方药：生脉散合参附汤加减。人参30g，制附子10g，麦冬15g，五味子6g，西洋参15g，山茱萸15g。加减：肢冷加桂枝6g，干姜6g；冷汗淋漓加龙骨30g，牡蛎30g。

中药注射剂：益气固脱可以选用生脉注射液、参麦注射液、参附注射液静脉滴注。5%葡萄糖注射液250~500mL，加参麦注射液20~100mL，静脉滴注，每日1~2次。5%葡萄糖注射液250~500mL，加生脉注射液或参附注射液20~60mL，静脉滴注，每日1~2次。

抗弥散性血管内凝血治疗：有弥散性血管内凝血表现、凝血功能下降者，在给予血小板、新鲜冰冻血浆和纤维蛋白原等进行替代治疗的同时，给予肝素抗凝，5~10U/kg/h静脉注射维持，密切监测出凝血功能，调整治疗方案。

糖皮质激素：毒血症状重者，或出现低血压，可用肾上腺皮质激素，如氢化可的松3~5mg/kg/d，或甲基泼尼松龙1~2mg/kg/d，病情稳定后，尽早减量或停用，一般不超过5~7天。

抗休克治疗：快速补充血容量，在血容量补足的情况下，若血压仍然不升，可应用血管活性药物，可用多巴胺2~20mg/kg/min，或去甲基肾上腺素0.1~1.0mg/kg/min。

4. 恢复期

气阴耗损，余毒未尽证

证候表现：气短，神疲乏力，面色无华，口干咽燥，大便干结，食少纳差，或有微热，或痰核淋巴结未消尽；舌淡红，苔薄黄，脉细弱而数。

治法：益气养阴，兼清余毒。

方药：竹叶石膏汤加减。竹叶6g，人参6g，麦冬15g，半夏9g，石膏30g（先煎），甘草10g，粳米10g。加减：气虚偏重，加黄芪、黄精益气生津；便秘加玄参润肠通便；血虚加当归、熟地黄补血；痰核未消，加连翘、浙贝母清热散结。

中成药：辨证选用生脉饮、百令胶囊、金水宝胶囊、六味地黄丸、补中益气丸等。可选择1~2种中成药口服。

针刺：膈俞、胆俞、膏肓俞，益气健脾；气海、三阴交、足三里，养阴清热。

五、中西医预防与调护

（一）预防

1. 控制传染源 患者应予以单间隔离，条件不允许的，可对同类型鼠疫病例进行同室隔离。患者须经消毒、淋浴后，方可收入病区。患者需隔离到症状消失，每3天进行一次血液或局部分泌物培养，3次阴性方可出院。

2. 切断传播途径 病区内应做到无鼠、无蚤；患者分泌物与排泄物彻底消毒或焚烧，死亡者尸体应焚烧。加强国际检疫与交通检疫，可疑者应隔离检疫。

3. 保护易感人群

（1）加强个人防护 预防性服药，对鼠疫患者的直接接触者，被疫区跳蚤叮咬的人、接触了染疫动物分泌物及血液者，以及鼠疫实验室工作人员操作鼠疫杆菌时发生意外事故的，均应当进行鼠疫预防性治疗。对于易感人群，可用选中药预防，可扶助正气，调节免疫力，调整内环境。对环境进行中药熏香疗法，如艾叶熏香，佩戴香囊，芳香化湿，辟秽杀虫。可用如意油拭鼻孔，千金雄黄散涂五心，或千金太乙流金散挂心前等外用药物作为预防方法。也可选用四环素、多西环素、磺胺类药物、环丙沙星等，必要时可肌内注射进行预防性治疗，疗程均为 7 天。有呼吸道症状或发热者，应接受医疗观察。

（2）预防接种疫苗　鼠疫疫苗用于鼠疫的免疫预防，曾经得到广泛使用，但效果未被证实，在暴发时不推荐接种，但对于极高危人群，如疫区及其周围的人群和参加防疫工作的人员，以及进入疫区的医务人员，可予以接种。目前世界范围致力于研究新型疫苗，首先受到重视的是 F1 抗原及 V 抗原，但尚无成功的疫苗出现。

（二）调护

1. 合理膳食　病症早期和进展期，要加强营养支持，要有足够的热量支持。对于恢复期热退而痰核未消散者，饮食应清淡而富有营养；食物要煮熟煮透，营养要搭配均衡，可食用一些药食同源的食物，如白萝卜、芦笋、山药、蒲公英、荸荠、莲藕等。鼠疫患者患病全程需忌烟酒，少食煎炸、黏腻、甜食、冰凉饮品和辛热刺激之品。

2. 卧床休息　居室保持空气流通；顺应气候变化，及时调整衣被和室内温度，注意防寒保暖；若出汗较多，则及时更衣。

第十三章 常见疫病重症处理 ▷▷▷▷

疫病重症符合感染性疾病重症阶段的特点，是由感染导致脏器功能障碍，属于脓毒症的范畴。

一、处理原则

（一）管理原则

1. 同类传染病建议集中管理 ①集中确诊患者在定点医疗区域治疗。②集中重症患者在 ICU 病房治疗，若为呼吸道传染病，建议负压病房管理。③集中区域先进技术与人员。④集中相关先进设备。

2. 早期筛查 建议由重症医学专业团队进行高危患者筛查会诊。

（1）**预警** 及时发现可能向危重型转化的迹象，并给予及时干预，密切监测患者病情变化。

常用评估方法：

1）全身炎症反应综合征（systemic inflammatory response syndrome，SIRS）具备以下两项或两项以上体征：①体温 >38℃ 或 <36℃。②心率 >90 次/分。③呼吸 >20 次/分或二氧化碳分压（$PaCO_2$）<32mmHg。④白细胞 $>12 \times 10^9/L$ 或 $<4 \times 10^9/L$，或未成熟粒细胞 >10%。

2）国家早期预警评分（NEWS）

国家早期预警评分见表 13 −1。

表 13 −1　国家早期预警评分（NEWS）

参数	3 分	2 分	1 分	0 分	1 分	2 分	3 分
收缩压（mmHg）	≤90	91 ~ 100	101 ~ 110	111 ~ 219	—	—	≥220
心率（次/分钟）	≤40	—	41 ~ 50	51 ~ 90	91 ~ 110	111 ~ 130	≥131
呼吸频率（次/分钟）	≤8	—	9 ~ 11	12 ~ 20	—	21—24	≥25
体温（℃）	≤35	—	35.1 ~ 36.0	36.1 ~ 38.0	38.1 ~ 39	≥39.1	—
SpO_2（%）	≤91	92 ~ 93	94 ~ 95	≥96	—	—	—
吸氧	—	是	—	否	—	—	—
意识状态	—	—	—	清楚	V	P	U

注：SpO_2 为静脉血氧饱和度；V 为对声音有反应；P 为对疼痛有反应；U 为无反应。

3）快速序贯器官衰竭评分（qSOFA）：用于院前患者。

快速序贯器官衰竭评分见表 13 - 2。

表 13 - 2 快速序贯器官衰竭评分（qSOFA）

表现	1	0
意识改变	是	否
收缩压≤100mmHg	是	否
呼吸频率≥22 次/分	是	否

4）序贯器官衰竭评分（SOFA）：用于住院患者。

序贯器官衰竭评分见表 13 - 3。

表 13 - 3 序贯器官衰竭评分（SOFA）

系统	变量	0 分	1 分	2 分	3 分	4 分
呼吸	PaO_2/FiO_2（mmHg）	> 400	≤400	≤300	≤200	≤100
	呼吸机支持				是	是
血液	血小板（$\times 10^9$/L）	> 150	≤150	≤100	≤50	≤20
肝脏	胆红素（μmol/L）	< 20	20 ~ 32	33 ~ 101	102 ~ 204	> 204
循环	平均动脉压（mmHg）	≥70	< 70			
	多巴胺（μg/kg·min）			≤5	> 5	> 15
	多巴酚丁胺（μg/kg·min）			任何剂量		
	肾上腺素（μg/kg·min）				≤0.1	> 0.1
	去甲肾上腺素（μg/kg·min）				≤0.1	> 0.1
神经	格拉斯哥昏迷评分（GCS 评分）	15	13 ~ 14	10 ~ 12	6 ~ 9	< 6
肾脏	肌酐（μmol/L）	< 110	110 ~ 70	171 ~ 299	300 ~ 440	> 440
	尿量（mL/d）				≤500	≤200

预警标准：①感染或疑似感染患者。②序贯器官衰竭评分≥2 分。③序贯器官衰竭评分 =1 分。④国家早期预警评分 4 ~ 6 分。符合①项 + ② ~ ④项中任意一项，即为疑似脓毒症，需高度警惕并密切监测。或用序贯器官衰竭评分与全身炎症反应综合征、国家早期预警评分联合评估：①感染或疑似感染患者。②序贯器官衰竭评分≥2 分。③全身炎症反应综合征≥2 项。④国家早期预警评分 4 ~ 6 分。

（2）筛查 将重型患者及时转移到具备有效隔离防护条件的 ICU，重症救治团队应由重症医生与护士、呼吸治疗师、临床药师、感染、营养、影像及中医等专业专家共同组成。

（二）一般治疗原则

1. 常规检测 需查血尿便常规、血生化、血气分析、血乳酸、凝血功能、心电图、腹部及心脏超声、影像学检查、病原学检查等，评估各脏器状态。

2. 生命体征监测 包括体温、血压、心率（律）、呼吸频率、血氧饱和度、中心静脉压、每小时尿量等。

3. 病因治疗 抗病原微生物治疗。

4. 脏器支持治疗 包括循环支持、呼吸支持、肾功能支持、人工肝支持、人工肺等。

二、传染病重症处理常用方法

（一）积极抗感染治疗

针对病因治疗：一旦确诊，尽快应用针对性抗病原微生物治疗。有效的抗病原微生物药物应用是根本性治疗措施。合理应用抗病原微生物药物，是降低病死率的主要因素之一。

抗病原微生物药物使用具有以下几个原则：①用药时机：强调"及早发现、及时使用"。②药物选择：强调"强力有效"。

（二）呼吸支持

1. 氧疗 低氧患者应当接受鼻导管或面罩吸氧，并及时评估低氧血症是否缓解。

2. 高流量鼻导管氧疗（high-flow nasal cannula，HFNC） 经鼻高流量氧疗适应证：急性 I 型呼吸衰竭。①重症肺炎：重症肺炎合并急性 I 型呼吸衰竭（100mmHg $\leqslant$ PaO_2/FiO_2 <300mmHg）可考虑应用高流量鼻导管氧疗。②急性呼吸窘迫综合征：高流量鼻导管氧疗可作为轻度急性呼吸窘迫综合征患者（PaO_2/FiO_2 为 200~300mmHg）的一线治疗手段（证据等级 II）；对于中度急性呼吸窘迫综合征患者（PaO_2/FiO_2 为 150~200mmHg），在无明确的气管插管指征下，可先使用高流量鼻导管氧疗 1 小时后再次进行评估，如症状无改善，则需改为无创机械通气或有创机械通气；PaO_2/FiO_2 <150mmHg 的急性呼吸窘迫综合征患者，不建议常规应用高流量鼻导管氧疗治疗。③其他 I 型呼吸衰竭疾病：高流量鼻导管氧疗对急性心源性呼吸衰竭、免疫抑制继发急性 I 型呼吸衰竭和间质性肺疾病急性加重，能在一定程度上改善氧合（证据等级 III），但不能改变预后。

经鼻高流量氧疗参数设置：① I 型呼吸衰竭：气体流量初始设置 30~40L/min；滴定 FiO_2 维持脉氧饱和度（SpO_2）在 92%~96%，结合血气分析动态调整；若没有达到氧合目标，可以逐渐增加吸气流量和提高 FiO_2 最高至 100%；温度设置范围 31~37℃，依据患者舒适性和耐受度，以及痰液黏稠度适当调节。② II 型呼吸衰竭：气体流量初始设置 20~30L/min，根据患者耐受性和依从性调节；如果患者二氧化碳潴留明显，流量可设置在 45~55L/min，甚至更高，达到患者能耐受的最大流量；滴定 FiO_2 维持脉氧饱和度在 88%~92%，结合血气分析动态调整；温度设置范围 31~37℃，依据患者舒适性和耐受度，以及痰液黏稠度适当调节。

经鼻高流量氧疗撤离标准：原发病控制后逐渐降低高流量鼻导管氧疗参数，如果达到以下标准，即可考虑撤离高流量鼻导管氧疗：吸气流量 <20L/min，且 FiO_2 <30%。

3. 无创机械通气（non-invasive ventilation，NPPV） 无创通气是指无须建立人工气道（如气管插管等）的机械通气方法，主要适合于轻中度呼吸衰竭的患者。①指征：在急性呼吸衰竭中，其参考的应用指征如下：a. 疾病的诊断和病情的可逆性评价适合使用无创机械通气；b. 有需要辅助通气的指标：中至重度的呼吸困难；动用辅助呼吸肌或胸腹矛盾运动；血气异常：pH 值 <7.35，$PaCO_2$ >45mmHg，或氧合指数 <200mmHg。②设置条件：吸气道正压（IPAP）8~12cmH_2O（1cmH_2O≈0.098kPa），呼气道正压（expiratory positive airway pressure，EPAP）6cmH_2O，FiO_2 为 0.60。③终止：观察两小时，若氧合无改善，呼吸窘迫仍然存在，甚至恶化，或意识变差，气道自洁能力下降，或循环不稳定，应及时行气管插管，改为有创机械通气，避免延误救治时机。

4. 有创机械通气 通过人工气道与患者连接的通气装置。①临床应用指征：经一般处理，给氧、药物治疗等效果不佳，病情继续恶化。生理学指标：潮气量 <3mL/kg；呼吸频率 >30~35 次/分，或 <5~10 次/分；鼻导管或面罩给氧下血气分析：PaO_2 <60mmHg，或 $PaCO_2$ >50mmHg。②设置条件：需经过气管插管或气管切开管与患者连接。

5. 体外膜肺氧合（ECMO） 对重症心肺功能衰竭患者进行心肺支持。体外膜肺氧合主要包括：血管内插管、连接管、动力泵（人工心脏）、氧合器（人工肺）、供氧管、监测系统等部分。体外膜肺氧合运转时，血液从静脉引出，通过膜肺氧合，排出二氧化碳，氧合血可回输静脉（V-V 转流），也可回输动脉（V-A 转流）。

使用指征：①在 FiO_2 >90% 时，氧合指数小于 80mmHg，持续 3~4 小时以上。②气道平台压 ≥35cmH_2O。单纯呼吸衰竭患者，首选 VV-ECMO 模式；若需要循环支持，则选用 VA-ECMO 模式。在基础疾病得以控制，心肺功能有恢复迹象时，可逐渐撤机试验。

（三）循环支持

1. 容量复苏 有效循环血量减少是传染病严重感染和感染性休克突出的病理生理改变，尽早恢复有效循环血量是治疗的关键。液体复苏的初期目标是保证足够的组织灌注。一旦临床诊断严重感染或感染性休克，应尽快积极液体复苏。

液体复苏可选用晶体液或天然胶体液。对怀疑有低血容量（怀疑脏器灌注不足）的患者，可进行补液试验，即在 30 分钟内，给予 500~1000mL 晶体液或 300~500mL 胶体液，观察有无反应和对补液的耐受性。复苏目标：在前 3 小时内输注至少 30mL/kg 晶体液。应在 6 小时内达到：①中心静脉压（CVP）8~12mmHg。②平均动脉压（MAP）≥65mmHg。③尿量 ≥0.5ml/kg/h。④中心静脉（上腔静脉）或混合静脉血氧饱和度（SvO_2）≥70%。在复苏最初 6 小时内，如中心静脉压（central venous pressure，CVP）已达 8~12mmHg 后，但混合静脉血氧饱和度（oxygen saturation in mixed venous blood，SvO_2）仍未达到 70%，则需输注红细胞悬液使血细胞比容（HCT）>30%；如平均动脉压（mean artery pressure，MAP）未达 ≥65mmHg，应用多巴胺或多巴酚丁胺

（最大剂量20μg/kg·min）。

2. 血管活性药 当经过晶体液复苏仍不能恢复血压和改善组织灌注，应使用血管活性药物，维持平均动脉压在60~65mmHg。在感染性休克时去甲肾上腺素为首选，速度从0.01μg/kg·min开始。难治性休克患者可使用抗利尿激素（0.01~0.03U/min）。不推荐使用小剂量多巴胺用于肾脏保护。

3. 小剂量短疗程糖皮质激素 对充足的液体复苏及血管活性药物不能维持血压的患者，可以考虑静脉给予糖皮质激素，氢化可地松200mg/d，分3~4次给予，持续7天，亦可采用甲基强的松龙40~80mg/d。

（四）肾功能不全和肾替代治疗

急性传染病有较高的合并急性肾损伤（acute kidney injury，AKI）的风险，或危重型时出现多器官功能不全综合征（multiple organ dysfunction syndrome，MODS），累及肾脏，从而出现急性肾功能不全，对于肾功能衰竭患者的治疗，应注重体液平衡、酸碱平衡和电解质平衡，在营养支持治疗方面应注意氮平衡、热量和微量元素等补充。重症患者可选择连续性肾替代治疗（continuous renal replacement therapy，CRRT）。其指征包括：①高钾血症。②酸中毒。③肺水肿或水负荷过重。④多器官功能不全时的液体管理。

（五）控制血糖

高血糖是严重感染患者死亡的独立危险因素。胰岛素治疗，使血糖稳定在正常水平，可使感染患者的生存率有所提高；造成感染患者血糖升高的直接原因是分解代谢活跃。高血糖增加患者感染、急性肾功能衰竭等并发症的风险。胰岛素不仅具有抗细胞凋亡作用，而且具有潜在的抑制炎性细胞因子产生炎症介质的作用。

（六）血红蛋白水平

血红蛋白（HB）<70g/L时需输注红细胞，使血红蛋白维持在70~90g/L；如果有冠心病等心脏基础疾病患者，血红蛋白<80g/L时输注红细胞。

三、疫病重症的中医治疗及用药

疫病重症涉及脱证、血证、暴喘、关格等病证，应尽可能创造条件进行四诊合参，辨证遣方用药。

（一）生脉注射液

【成分】红参、麦冬、五味子。

【功能主治】益气养阴，复脉固脱。用于气阴两虚，脉虚欲脱的心悸、气短、四肢厥冷、汗出、脉欲绝及心肌梗死、心源性休克、感染性休克等具有上述证候者。

【用法用量】静脉滴注。一次20~60mL，微量泵泵入或用5%葡萄糖注射液250~500mL稀释后使用，或遵医嘱。

（二）参附注射液

【成分】红参、附片。

【性状】本品为淡黄色或淡黄棕色的澄明液体。

【功能主治】回阳救逆，益气固脱。主要用于阳气暴脱的厥脱证（感染性、失血性、失液性休克等）。

【用法用量】静脉滴注：一次 50～100mL（用 5%～10% 葡萄糖注射液 250～500mL 稀释后使用）。静脉推注：一次 5～20mL（用 5%～10% 葡萄糖注射液 20mL 稀释后使用）。或遵医嘱。

（三）清开灵注射液

【成分】胆酸、珍珠母（粉）、猪去氧胆酸、栀子、水牛角（粉）、板蓝根、黄芩苷、金银花。

【功能主治】清热解毒，化痰通络，醒神开窍。用于热病神昏，中风偏瘫，神志不清，亦可用于急、慢性肝炎，乙型肝炎，上呼吸道感染，肺炎，高热，以及脑血栓形成、脑出血见上述证候者。

【用法用量】重症患者静脉滴注，每日 20～40mL，以 10% 葡萄糖注射液 200mL 或氯化钠注射液 100mL 稀释后使用。

（四）血必净注射液

【成分】红花、赤芍、川芎、丹参、当归。

【功能主治】化瘀解毒。用于温热类疾病，症见发热、喘促、心悸、烦躁等瘀毒互结证；适用于因感染诱发的全身炎症反应综合征；也可配合治疗多器官功能失常综合征的脏器功能受损期。

【用法用量】50～100mL 加 0.9% 氯化钠注射液 100mL 静脉滴注，在 30～40 分钟滴毕，每天 2 次。病情重者，每天 3～4 次。

第十四章 疫病的流行病学与循证医学研究方法 ▷▷▷▷

第一节 疫病的流行病学研究方法

一、研究现状

流行病学是研究人群当中疾病发生、发展、防治及健康状态的一门方法学科。流行病学认识疾病从"三间"分布开始，即人群、时间和空间，与中医"天人合一"具有异曲同工之处。流行病学研究疾病是如何发生的，其中涉及疾病的病因和危险因素；研究疾病的分布规律，涉及发病率、患病率和病死率；研究疾病的发展演变，涉及疾病的预后和转归；研究疾病的干预措施，涉及疾病的预防、治疗和康复；研究疾病与健康的区别，涉及疾病的筛查与诊断。对传染病而言，流行病学还研究综合性的防控计划和措施，为卫生和医疗政策的制定提供参考依据。流行病学在过去200多年的发展过程中，延伸出多个分支学科，如临床流行病学、遗传流行病学、药物流行病学、伤害流行病学、分子流行病学等。流行病学是医学的基础学科，也是循证医学的基础学科，其研究成果将作为循证医学的重要证据来源。

二、研究方法

流行病学作为一门方法学科，提供了人类认识疾病、研究疾病的手段和思路，应用这些方法研究形成的证据为医疗卫生决策提供重要参考依据。流行病学的研究方法大体分为三大类，即描述性研究、分析性研究和干预性研究的方法。根据研究的时间方向，又可分为回顾性研究、现况研究和前瞻性研究。下面分别介绍这些方法当中常用的研究方法和设计。

（一）横断面研究

横断面研究是基于群体对当前的现状进行信息的采集和分析，得到疾病相关因素与分布的信息。如患病率、中医证候分布、临床基线特征等。这类型的设计要点包括明确调查目的、范围、对象的选取（如随机抽样或整群抽样）、时间及内容，通常需要事先设计好调查表，对所需信息进行采集。一般的调查样本量为 300～600 例。

研究示例：某研究采用横断面调查方法，探讨 2013 年与 2014 年北京地区冬季流感样病例的流行病学、中医证候分布的特点。其研究对象为首都医科大学附属北京中医医院、首都医科大学附属北京朝阳医院发热门诊就诊，并符合流感样病例西医及中医诊断标准的患者。调查时间为 2013～2014 年两次流感暴发高峰季，即 2014 年 1 月 13～24 日（2013 年冬季）、2014 年 11 月 23～30 日（2014 年冬季）。共计采集 740 例流感样病例，其中包括 2013 年冬季就诊的 448 例和 2014 年冬季就诊的 256 例。调查表内容包括患者一般资料、首发症状、就诊时症状和体征（体温及舌苔、脉象等），以及实验室检查结果。该调查发现北京地区 2013、2014 年冬季流感样病例的中医证候大体相似，均以外寒内热证为主。但中医证候兼夹征象不同，2013 年寒象突出，兼夹燥象，2014 年寒象不著，兼夹湿象。分析发现，2013 年以甲型 H1N1 流感为主，2014 年冬季流感季较 2013 年冬季提前 4 周，以甲型 H3N2 亚型流感为主。因此，考虑冬令气候、湿度等气候因素及流感流行病毒株的病原学差异是导致该两年流感中医证候分布差异的可能因素。

一项研究在新型冠状病毒感染定点收治医院开展调查，对该院 2020 年 3 月 20 日之前收治的 444 例重型新型冠状病毒感染患者的中药处方进行分析，探讨中药防治新型冠状病毒感染处方的用药规律及药效特征。该研究收集的信息包括处方用药，提取中药的药味、药性和归经信息，并运用软件对中药进行关联分析，探索药物组方规律。结果显示，使用频次最高的中药分别为茯苓、黄芪、广藿香、苦杏仁、白术、半夏、甘草、厚朴、麻黄和桂枝，药味多为甘味、苦味和辛味，药性主要为寒性和温性，中药归经多归为肺经、胃经和脾经。结合药物特点，该研究指出中药治疗重型新型冠状病毒感染的治疗原则为固守正气，祛除湿邪，健脾养胃，补中升陷，平喘固本。另外，该研究还基于"中药抗新型冠状病毒感染药效预测分析平台"对核心中药进行药效分析，发现核心中药可通过调节新型冠状病毒感染中特异表达的细胞因子起到抗炎、抗病毒及调节免疫的作用，也因此提出中药可从多靶点、多层次治疗重型新型冠状病毒感染。

（二）病例对照研究

选择一组病例作为病例组，选择一组未患该病的人群作为对照组，进而回顾每个调查对象既往是否暴露于某因素，分析该因素与结果之间的关系，因此，称之为由"果"及"因"的回顾性研究。常用于调查疾病发生的病因或危险因素，也用于防治措施的效果评价。例如，新型冠状病毒感染的患者当中病情加重转为重型的患者作为病例组，而没有发生转重的患者作为对照组，探讨两组患者的基本特征和治疗经历，从而推断疾病加重相关因素（包括治疗的因素）之间的关系，如果发现某一（某些）因素促成了疾病转重，则这些因素可以视为危险因素或不良的预后因素，如患者年龄偏大，或患有其他基础性疾病，如 2 型糖尿病；如果发现某一（某些）因素的存在减少了转重的病例数，则这些因素成为保护性因素，如服用过中药清肺排毒汤。病例对照研究的设计要点包括建立假说、确定病例与对照的选择方法、估算样本量、确定资料分析的方法和效应指标。

研究示例：一项基于重型新型冠状病毒感染患者的病例对照研究，旨在探索重型新型冠状病毒感染住院患者发生死亡事件的危险因素。研究将 2020 年 1 月 27 日至 3 月 19 日期间入院的患者按照治疗结果分为出院组（$n=35$）和死亡事件组（$n=89$）。研究者通过电子病历数据库获得患者的临床资料，包括首发症状、既往病史、住院日期、治疗情况，以及两组在病程中的影像学和实验室参数的动态变化和结果。该研究使用双变量逻辑回归发现，性别、经皮血氧饱和度（oxygen saturation，SpO_2）、呼吸频率、舒张压、中性粒细胞、淋巴细胞、C 反应蛋白（C-reactive protein，CRP）、降钙素原（procalcitonin，PCT）、乳酸脱氢酶（lactic dehydrogenase，LDH）和 D-二聚体与死亡事件显著相关；而多变量逻辑回归显示，入院时 $SpO_2 \leq 89\%$、淋巴细胞 $\leq 0.64 \times 10^9 /L$、C 反应蛋白 $>77.35 mg/L$、降钙素原 $>0.20 \mu g/L$ 和乳酸脱氢酶 $>481 U/L$ 是死亡事件的独立危险因素；除急性呼吸窘迫综合征外，严重的系统性炎症和诱发的心功能障碍可能是重型新型冠状病毒感染患者发生死亡事件的主要危险因素。

（三）队列研究

队列研究分为前瞻性和回顾性队列研究，以前瞻性队列研究最为经典。这类研究是首先选择一个自然人群（如健康人或患病人群），然后根据有无暴露因素的存在而分为暴露组和非暴露组，随访足够的时间，观察发生的结局，比较两组结局事件发生的差异，进而推断暴露因素与结局发生之间的关系，因此，是一种由"因"及"果"的研究。队列研究的设计要点包括建立假说、选取对象、确定暴露因素、估算样本量、随访观察指标、数据分析、推断结论。需要注意的是回顾性队列研究与病例对照研究的区别。前者在研究起始时还没有发生结局，是先有暴露后出现结果；而后者是先有结局，再去寻求可能的暴露因素，从而推断暴露与结局之间的关系。比如，想要知道中药能否预防新冠病毒感染，就可以设计一项队列研究，选择一个易感人群（比如疫区的医务工作者），部分人群服用中药（暴露组），另一部分人群不服用中药（非暴露组），经过一段时间的观察，了解两组人群感染新冠病毒的感染率，进行比较分析，从而判断中药是否具有预防病毒感染的效果。队列研究根据所选择的观察对象是否来自同一个总体，分为同群组队列和不同群组队列，前者当中无论是暴露组还是非暴露组的观察对象都来自同一个机构（如某医院），后者则是暴露组来自某个医疗机构（如中医医院），而非暴露组来自另外一家医疗机构（如西医医院），不同群组的队列相对容易操作，但可能存在基线可比性不完全一致的问题。队列研究通常是以发生率、发病率或死亡率作为随访指标进行观察和分析。

研究示例：一项研究采用回顾性队列研究设计，在新型冠状病毒感染确诊患者中观察早期开始接受中医治疗的时间与核酸转阴时间的关系，分析与白细胞数、淋巴细胞数及百分比等炎症指标的相关性。该研究共纳入符合拟定标准的患者 300 例，患者均于 2020 年 1 月 26 日～4 月 15 日期间在上海市公共卫生临床中心就诊，并接受中西医结合治疗。其中，西医治疗参照《新型冠状病毒感染的肺炎诊疗方案（试行第五版）》中的相关标准；中医治疗参照《上海市新型冠状病毒肺炎中医诊疗方案（试行第二版）》，包括根据不同的中医证型给予特定的汤剂，使用的中成药包括丹参胶囊、六神丸、连花清瘟胶囊（颗粒剂）和疏风解毒胶囊。根据接受中医治疗的起始时间不同将患者分为三组，分别在住院后 7 天、8～14 天或 15 天以上开始接受中医治疗。该研究分析了咽拭子核酸转阴时间、粪便核酸转阴时间、住院时间、炎症标志物（白细胞数、淋巴细胞数及百分比）等不同的结局指标。研究指出，咽拭子和粪便核酸的转阴时间缩短、患者住院时间短与中医干预时间早相关，因此，在中西医结合治疗中，早期进行中医干预有助于新型冠状病毒感染患者更快康复。

（四）临床试验

临床试验是对所选择的人群进行人为干预，所提供的干预措施包括预防（如接种疫苗）、筛查、治疗、康复。临床试验设计的基本原则有对比、均衡、盲法、重复和伦理。对比的意思就是要设立同期的对照组，与干预组互为对比；均衡的原则是要确保两组（或多组）之间在基线特征上尽量达到可比性，如患者的性别、年龄、分期、严重程度等，具体措施是随机分组；盲法的原则强调在观察随访期间为了避免测量误差，需要对参与研究的人员和受试对象设定盲法，即双盲法，如此，观察的结果不会因为知道患者接受了何种治疗措施而发生测量偏差；重复的原则就是事先要估算好试验的样本数量，即每一组需要观察的病例数，使得到的结果的统计学把握度达到可信的标准；伦理的原则就是研究本身需要通过伦理委员会审查，确认试验方案能够保证参与试验患者的利益不受损害，一旦发生不良反应，应当得到及时的救治，确保受试者充分的知情同意。临床试验的设计要点包括确定试验的目的、对象招募的场所、纳入与排除标准、干预方案与对照措施、观察的主要和次要结局指标。此外，样本量估算、是否设盲、资料的采集方式、统计分析计划、试验实施过程的质量控制等需要认真规划。国际上目前要求所有临床试验的方案需要在国际公认的平台上注册，强调试验方案的公开，鼓励研究结果的报告与发表。

在上述各种类型的设计当中，评价医疗保健干预措施的金标准是随机对照临床试验，这类型的证据级别最高，可以成为指南推荐的可靠证据。

研究示例：一项多中心、随机、对照临床试验于 2009 年在中国 4 个省的 11 家医院开展，比较中药汤剂麻杏石甘汤合银翘散、奥司他韦和不治疗对于甲型 H1N1 流感病毒感染的成人和青少年患者的疗效和安全性。该研究纳入了年龄在 15 至 69 岁，在甲型 H1N1 流感症状出现后 72 小时内就诊的患者。患者被随机分为四组：麻杏石甘汤合银翘散组、奥司他韦组、麻杏石甘汤合银翘散联合奥司他韦组，以及空白对照组。通过样本量估算，每组样本量至少为 100 例，而最终该研究共纳入患者 420 例。具体的干预措施：麻杏石甘汤合银翘散煎剂（由 12 种中药组成），剂量 200mL，每日 4 次；奥司他韦，剂量 75mg，每日两次；麻杏石甘汤合银翘散联合奥司他韦；或不干预（空白对照组）。干预和对照的时间为 5 天。主要结局指标为退热时间（体温≤37℃持续 24 小时以上）。次要结局指标包括症状评分和退热人数（体温≤37℃持续 24 小时以上）。安全性结局指标为不良反应和流感并发症的发生率，如中耳炎、支气管炎、鼻窦炎和肺炎。结果表示，奥司他韦和麻杏石甘汤合银翘散，无论是单独使用还是联合使用，都缩短了甲型 H1N1 流感感染患者的退热时间。因此，麻杏石甘汤合银翘散可作为治疗甲型 H1N1 流感的替代疗法。

另有一项研究多中心、随机对照临床试验，评价了中成药连花清瘟胶囊治疗对新型冠状病毒感染患者的疗效和安全性。该研究在中国 9 个省的 23 家医院开展，并将患者随机分为两组，即连花清瘟胶囊联合西医常规治疗组（治疗组）和西医常规治疗组（对照组）。其中，连花清瘟胶囊由 12 种中药组成，治疗组按照每次 4 粒、每日 3 次进行服用；西医常规治疗按照《新型冠状病毒感染的肺炎诊疗方案（试行第七版）》进行。研究最初通过样本量计算计划纳入 240 例患者（两组各 120 例），最终纳入患者 284 例（治疗组和对照组各 142 例）。该研究的主要结局指标为症状（发热、疲劳和咳嗽）的消失率；次要结局指标包括症状消失的时间、单个症状的消失率和时间、胸部计算机断层扫描（computed tomography，CT）表现的恢复率、临床治愈率、新冠病毒 RNA 检测的阴转率和时间。最终研究发现，连花清瘟胶囊可以有效提高症状消失率、缩短症状消失时间及提高 CT 表现的恢复率。

第二节　疫病的循证医学研究方法

一、研究现状

循证医学的核心理念是基于当前最佳证据，充分考虑医生经验技能、医疗条件，以及患者的选择性偏好等条件，以此为患者提供最佳的医疗决策。因此，在循证医学的学科领域内，证据、医生经验、患者价值观是三个重要元素。其中，证据是医生和患者决策的重要依据。

中医治疗疫病完整的循证临床实践过程一般分为五个步骤。其中，第一步，也是至关重要的一步，就是把疫情发展现阶段医生所面临的临床困惑凝练出来，转化成一个精确的临床问题。此后，再通过国内外数据库进行系统的文献检索。可供临床决策使用的证据更直接的是来自临床研究，包括原始临床研究、系统评价、循证指南等相关文献。在循证临床实践的过程中，医生需要对检索到的证据进行严格评价，判断证据的真实性、有效性及适用性，并需要综合考虑评价的结果、患者的具体情况和临床实际经验，最后认真评价前面四步过程的效果和效力，并不断完善细化。

在新发传染病暴发初期，科研证据的产出会相对滞后。此时，数据库中可能不能找到直接相关的证据，此时百度等公众搜索引擎及重要政府或机构官方网站、世界卫生组织（World Health Organization，WHO）、中国疾病预防控制中心（Chinese Center for Disease Prevention and Control，CDC）、各省市卫生健康委员会及其疾病预防控制中心等将会成为检索的重要信息来源。除此之外，网络民众舆情也是反应迅速的信息来源，但鉴别真伪的工作量较大。

中医疫病学可以用到的循证医学研究方法多种多样。2009 年，国家中医药管理局在中医药行业科研专项课题中开展了多项基于循证医学方法的临床研究，其规模及规范程度较好。在新型冠状病毒感染疫情暴发初期，国家卫生健康委员会和国家中医药管理局组织专家根据当时疫情防控的诊断、治疗、预防等工作情况，形成了《新型冠状病毒肺炎诊疗方案》。在国家方案的基础上，各地的省市政府也随即出台了基于循证的地方性中医诊疗方案。学术机构和团体也相继发布了新型冠状病毒肺炎诊疗方案，随后发布了相关专家共识或临床实践指南，并且根据疫情防控形势的发展、证据的不断积累等条件，实时更新为循证医学指导下的临床实践指南。

二、研究方法

循证医学强调各种医疗活动和医疗决策要遵循目前最佳的证据，目的在于通过严谨的证据来减少医疗活动的主观性和随意性，从而提高决策的科学性和客观性。循证医学的核心理念是最佳的证据、临床经验和患者价值观的结合。Cochrane 协作网是具有广泛影响力的国际性的循证医学学术团体，其传染病小组制作的研究证据广泛运用于指南制订当中。目前循证医学对于疫病的研究方法主要有证据综合和指南的制定。主要的证据综合方式有系统综述、临床实践指南、临床路径等。

（一）系统综述

系统综述（systematic review），又叫系统评价，是针对某一临床问题，系统、全面地收集现有的临床研究，筛选出符合质量标准的文献，逐个进行严格评价，定性或定量合成（meta-analyses，Meta 分析），得出综合的结论。

严格制作和报告的系统综述需要较长的制作时间，不能对防控疫病迫切的临床需求做出较快的反应，所以快速的系统评价是应对疫情防治急需证据时的一种更加高效可行的方式。快速系统评价的制作流程与一般系统评价基本符合，主要的步骤包括：选定及构建临床问题，对于选定的研究问题范围越小就越具有针对性；制订检索策略；排除灰色文献；提取文献数据；按照预定标准综合证据，使用 GRADE 方法进行评估证据质量并进行分级等。

限于目前中医发展的特点和疫病发生的特殊性，经常存在证据不足的情况，此时间接证据也同样可以为疫病防治提供相应的参考。例如，对于在新型冠状病毒感染刚刚出现的时候，没有直接的临床研究可以支持临床决策，那时就可以借鉴非典型性肺炎等呼吸道传染病的相关文献作为间接证据，为临床实践提供指导。但是，临床实际应用的时候，一定要充分考虑到间接证据的局限性。此外，没有正式发表的灰色文献也要纳入证据体。由于疫情的突发情况和文献发表的迟滞，很多临床一手证据资料并未被及时发表或未能被准确地检索到（如新发传染病早期名词术语尚未形成规范），需要更加重视灰色文献并对正在开展的临床研究进行跟踪。

中医疫病学的循证医学研究有其特殊性，除了对于研究证据的充分整合以外，特有的专家经验、古代临床验案也是非常重要的证据来源。古往今来，中医药在疫病的防治过程中不断地深入探索和研究，积累了相当数量的验案，形成了内容丰富的理论体系。将中医古籍中的证据资料及名老中医专家的意见等内容进行综合、分析、评价后，可以作为专家经验或专家证据提供给临床参考。尤其在疫情防控的早期阶段，现代研究匮乏，加之临床需求迫切，既往的中医古籍资料具有重要的参考价值。

（二）临床实践指南

循证临床实践指南（evidence – based clinical practice guideline）是指针对特定的临床情况，在广泛收集临床证据的基础上，按照循证医学的方法，系统地制订出推荐意见，具有规范临床行为的重要指导意义。

疫病不同于一般的疾病，其具有传染性、突发性、变化迅速等特点。因此，疫病的循证临床实践指南需要在平时没有疫情的时候积极准备，及时根据证据进行更新。一旦出现疫情暴发，医务人员就可以基于现有最新指南开展防治工作。面对新发疫情，我们需要参考世界卫生组织的快速指南制订方法，以最为高效的方式制订指南。其中，应急指南包括紧急指南（emergency guidelines）和快速建议指南（rapid advice guidelines），前者是要在几小时或者几天内完成，后者随着疫情时间的延长，可以在前者的基础上逐渐形成。快速建议指南能够在较为有限的时间内提供目前最佳的应对措施和推荐意见，为疫情下的临床实践提供指导。

世界卫生组织发布的快速建议指南的制订流程可以概括为：咨询指南秘书处、确定指南范围、确定关键临床问题、成立指南制订小组并明确分工、构建临床问题、检索文献及证据综合、形成指南草稿、举行专家共识会议、确定指南终稿、评审及发布。与标准指南相比，快速建议指南的不同之处在于指南所面向的范围往往更小，但是更具有针对性。为了节省时间快速地做出相应的指导，在证据综合评价时可以参考快速系统评价的方式，所以快速建议指南的制作时间更短，对疫情的应对有更快的反应。除了世界卫生组织之外，其他权威机构也发布了相应的快速建议指南制订的指导手册。具有中医特色的快速指南有直接证据与间接证据相结合、临床研究与经验证据并存等多种证据来源及证据综合方式的优势，是应对疫病的重要且有效的手段。发挥好中医药循证临床实践指南应对疫病的基础作用，有助于助力世界打赢疫情阻击战，提升中医药的国际影响力。

例如，《新型冠状病毒感染医院内防控的华西紧急推荐》是基于循证医学的方法，在短时间内参考国内外与疫情相关的所有证据，结合临床实际情况，对新型冠状病毒感染的防控工作提出建议，从而帮助医疗机构安全高效地接诊及诊治本次疫情相关病例。需要优先解决的临床问题由方法学专家、临床专家等组成的研究组共同确定，然后根据确定的问题进行相应的证据检索，对于证据级别高且高度关联的证据考虑优先纳入。关联优先级依次为：新型冠状病毒感染、严重急性呼吸综合征（SARS）、中东呼吸综合征（middle east respiratory syndrome，MERS）、流感、其他呼吸道传染性疾病。证据优先级依次为：基于随机对照试验的系统评价、随机对照试验、观察性研究的系统评价、队列研究、横断面研究/病例对照研究、无对照观察性研究、专家意见性文本。当两名专家均认为检索到的文献已满足推荐需求时，不再进一步检索。该推荐适用于综合性医院的相关管理及一线医务工作者，用于控制新型冠状病毒感染疫情防控期间感染防控的举措指导。

同时，快速建议指南具有一定的局限性。首先，由于疫情的特殊性，快速建议指南对于证据的及时产出有更高要求；其次，检索遗漏现象难以杜绝；再者，方法学的研究并未成熟，各个快速建议指南之间质量上存在较大差异；最后，对于指南制订推荐意见形成阶段的各个维度考虑并不全面，尤其是患者价值观、意愿和卫生经济学方面的考虑。

（三）临床路径

临床路径（clinical path way）是指针对某一疾病及其发展变化的各个阶段建立一套标准化治疗模式与治疗程序，以循证医学证据为指导，达到规范医疗行为，减少变异，促进治疗组织和疾病管理的方法。

在疫情发生之后，为了加强对病例的救治，降低死亡率，提高治愈率，增加治疗的规范性和客观性，相关医疗机构会发布临床路径，将疫病的入院流程、重要医嘱，以及诊疗方案等进行标准化处理，供相关医疗机构在诊疗时参考使用。

对于有诊疗经验的疫病，临床路径的建立在充分符合医疗机构临床诊疗实际条件和政策法规、管理规范的前提下，基于最新、最权威的指南或诊疗规范来制作。对于新发传染病，疫情发生早期，关于疫病的证据及诊疗经验匮乏，并不能形成基于循证医学证据的临床路径，此时需要借助于间接证据，以及专家的意见和专家共识等，形成经验性的临床路径，作为过渡性的诊疗规范和指导。后期随着临床研究证据的不断增多、质量逐渐增高等证据强度的变化，可以在此基础上进一步构建循证临床路径，进一步为临床医生高效、准确地提供指导意见。

截至目前，国家卫生健康委办公厅和国家中医药管理局办公室发布的《新型冠状病毒肺炎诊疗方案》已经更新到第九版。随着疫情防控形势的发展，诊疗方案也在不断地更新和细化。推荐的中医诊疗方案也在根据现有证据的数量和质量、疫情变化情况和临床经验等进行实时更新。其中，从第三版开始，加入了中医药治疗的具体意见，并根据辨证分型推荐中药的使用。第四版增加了疾病全过程的分期，并根据疫情和证据的变化对原有的处方进行了相应的调整，同时也增加了药物剂量的详细描述，对于中药注射剂也有更具体的指导。在接下来的几个版本中，确诊病例不同临床分型也根据其中医辨证进行对应的干预指导，并将清肺排毒汤作为所有中医证型的通用方剂，对于之前诊疗方案中已经有的指导进行了更进一步的详细说明。

（四）循证临床实践

循证临床实践（evidence-based clinical practice）是有意识地、明确地、审慎地利用现有最佳的证据制订临床和保健决策，其内容主要是鼓励医生检索、评估和利用研究证据，进行临床实践，减少甚至消除无效的、不恰当的、昂贵的和可能有害的任何实践活动。完整的循证临床实践包括五个步骤（5A步骤）：把所需的信息转化为一个可以回答的问题（Ask）；查找可回答这一问题的最佳证据（Appraise）；严格评价证据的真实性、有效性及适用性（Appraise）；把严格评价的结果、患者的实际情况和临床经验结合（Apply）；认真评价前四步过程的效果和效率，并尽力去改善（Assess）。

疫病的循证医学研究方法与其他疾病有类似之处：在有证可循的时候，利用现有证据，如临床研究、系统综述、临床实践指南和临床路径等，开展循证临床实践，或者基于明确针对临床问题开展的上述研究，这适用于人类已知的疫病。对于人类未知的新发传染病，无法获得直接证据，此时循证医学需要采取基于人群的"大循证临床实践模式"，快速广泛收集一线临床问题，组织专业团队获取间接证据、经验和不断产生的直接证据，迅速通过5A模式，评价和总结证据，及时反馈给需求者，当条件允许时，可以完成系统综述，并促进应急性经验性诊疗方案向循证临床实践指南过渡。这是对循证医学经典医生个人实施的循证实践"5A"模式的拓展，是"医－患－研"群体参与的大循证临床实践的"大5A"循环（图14－1）。

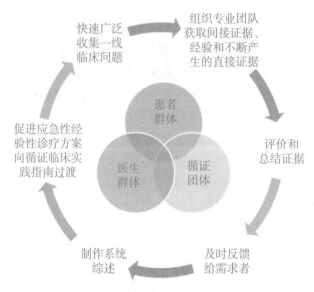

图 14 － 1　新发传染病在暴发初期可以用于帮助临床诊疗的"大循证临床实践模式"

例如，2020年2月，新型冠状病毒感染肆虐期间，北京中医药大学循证医学中心团队发起的"循证抗疫互助行动"，邀请全国13个省、直辖市、特别行政区的24支循证医学团队和3支其他相关团队共同参与，其目的是快速收集来自临床一线的医学证据需求，针对重要问题，专业循证医学团队快速收集并总结证据，第一时间通过微信平台对公众公布，以助抗疫。

中医疫病学的发展离不开循证医学的支持和帮助，开展具有中医药特色的循证中医疫病研究和探索，能够为未来中医参与突发公共卫生决策提供方法学等方面的支持，促进中医疫病学的学科建设。

第十五章 疫病的药物研究方法 ▷▷▷

第一节 疫病的药物研发研究方法

一、研究现状

为适应中西医对话交流的需求，可以把"疫病"等同于西医对传染病的认识。病毒感染是目前世界上最主要的传染病，占传染性疾病病种的 3/4 以上，如艾滋病病毒、重急性呼吸综合征病毒、埃博拉病毒、新冠病毒等。病毒感染的传染病由于危害程度高、波及范围广、治疗难度大，其给社会经济和政治稳定带来了巨大影响。

目前对门类众多的病毒性疾病尚缺乏有效的治疗药物，预防疫苗的接种和阻断病毒传播的消毒，仍然是控制病毒性疾病传播的最有效手段。抗病毒药物研发的研究重点在于艾滋病、呼吸系统疾病、肝病等抗病毒药物的研发，具体研究涉及抗逆转录病毒药物的研发、冠状病毒科病毒感染的药物开发和含 RNA 聚合酶抑制剂的治疗病毒感染的组合物研究等，药物涉及核苷类似物、嘧啶类、toll 样受体等。虽然已经成功开发出针对某些病原体，如 HIV 和内型肝炎病毒（hepatitis C virus，HCV）的有效抗病毒治疗方法，但是对大多数病毒而言，现在仍缺乏相应的抗病毒药物或疫苗，凸显了研发抗病毒新药的迫切性。与此同时，耐药株的快速出现也是迫切研发新一代抗病毒药物的另一个重要原因。

新靶点与新策略的不断发现将是研发新型抗病毒药物的有效途径。目前随着药物化学、分子生物学等学科的发展，抗病毒药物研发的靶标和策略也发生了一些变化，徐淑静等人对抗病毒药物领域出现的新靶标和新策略进行了总结，主要包括靶向多种病毒的复制共性环节、靶向宿主细胞、靶向核酸及合成致死策略，以开发广谱抗病毒药物来应对新发病毒疫情的暴发，以及靶向蛋白复合物和多功能蛋白等新靶点和利用共价结合、蛋白降解、核酸降解和杀灭细胞等新策略解决现有药物耐药性的难题。

此外，中药及其复方也是抗病毒药物发现的一个重要途径，例如，国家中医药管理局筛选出的"三方三药"（清肺排毒汤、化湿败毒方、宣肺败毒方、金花清感颗粒、连花清瘟颗粒/胶囊和血必净注射液）均表现出良好临床疗效。血必净注射液可提高重症新型冠状病毒感染患者 28 天治愈出院率 44.5%，降低病亡率 9.8%，且不增加药物安全风险。连花清瘟对常见冠状病毒（human coronavirus 229E，HCoV－229E）和新型冠状病毒（corona virus disease 2019，COVID－19）感染引起细胞病变具有良好的抑制作用。应用连花清瘟治疗 14 天后，主要临床症状（发热、乏力、咳嗽）治愈率较对照组显著提高，在治疗第 7 天达 57.7%，治疗第 10 天达 80.3%，治疗第 14 天更是达到了91.5%。研究表明，在常规治疗基础上，联合应用连花清瘟胶囊口服 14 天，可显著提高新型冠状病毒感染患者发热、乏力、咳嗽等临床症状的改善率，遏制患者病情恶化。因此，中药及复方也成为抗病毒药物研究的热点。

二、研究方法

抗病毒药物研究的方法主要包括开发广谱抗病毒药物，利用已有的分子库、数据库，采用传统药物筛选或高通量药物筛选的方法筛选出抗病毒药物。除此之外，还可根据不同病毒的基因组信息和病理特点，寻找新的抗病毒作用靶点与机制，有的放矢地开发新药。此外，依据中医药理论及疾病情况辨证论治，对中药复方的优化及二次开发，也是中药抗病毒药物开发的重要方法。

（一）开发广谱抗病毒药物

特异性的疫苗和小分子化学药物仍然是对抗病毒感染最强大的"武器"。与此同时，病毒通过快速变异，针对现有药物出现耐药性，极大地削弱疫苗和抗病毒药物的作用。广谱抗病毒药物可以作用于多种病毒或同一种病毒的多种基因型，相较于特异性抗病毒药物具有明显的优势，不仅对于多种不同类型病毒均有不错的抑制效果，而且已有成熟的开发经验。开发广谱抗病毒药物的策略主要有两种，分别是干预病毒感染性和通过靶向病毒复制所必需的宿主因子来调节宿主细胞防御系统。

1. 作用于病毒复制过程中特定病毒靶点　病毒复制过程中特定的病毒靶点包含许多病毒感染必需步骤，包括干预病毒吸附、融合、内吞、复制、装配、出芽等过程，以及靶向病毒包膜的药物，目前主要通过干预病毒感染的必需步骤来控制病毒感染。

2. 作用于宿主蛋白的广谱抗病毒药物　病毒复制依赖于宿主细胞，需要宿主细胞提供必要的酶和底物。抑制病毒复制过程中必要的宿主蛋白（如酶类和受体）的功能，可以达到抑制病毒复制的目的。溶酶体、人腺苷三磷酸酶（RNA helicase X - linked DEAD - box polypeptide 3，DDX3X）、宿主激酶、亲环素 A、Toll 样受体、二氢乳清酸脱氢酶（dihydroorotate dehydrogenase，DHODH）等均是有效的广谱抗病毒药物宿主蛋白靶标。

3. 基于优势结构的广谱抗病毒药物　苯并咪唑衍生物、硝唑尼特、绕丹宁和硫代巴比妥类，以及一些天然产物，均是对于广谱抗病毒药物开发的一些优势结构，这些药化优势结构具有某些特定的优异的药学性质，可以之为基础，进一步开发更加高效低毒的光谱抗肿瘤药物。三萜类化合物通常被认为是植物防御病原体感染的主要成分，其结构特征为疏水性五元环，是天然来源的广谱抗病毒药物的重要组成部分。亦有研究证实，证实三萜天然产物齐墩果酸（oleanolic acid，OA）和白桦脂酸（betulinic acid，BA）具有抗 HIV 作用。此外，还发现齐墩果酸和另一种三萜天然产物合欢酸（echino-cystic acid，EA）的类似物或衍生物对 HIV 和 HCV 复制具有抑制活性，且活性与其化学结构密切相关。

（二）利用已有的分子库、数据库，采用高通量药物筛选的方法筛选出抗病毒药物

药物发现与筛选技术的应用密切相关，药物筛选技术在药物研发过程中起着至关重要的作用。随着科学技术的发展，各种先进的生物学技术不断涌现，并朝着更快速、灵敏、特异的方向发展。随着科学技术的迅猛发展，对药物筛选的规模、速度等也提出了更高的要求，传统的药物筛选方式已满足不了现有的需求，高通量筛选技术（high throughput screening，HTS）应运而生。有学者采用高通量筛选技术从 2000 个合成的化合物中进行了抗流感病毒活性筛选，最终发现沙利霉素具有较好的抗流感病毒活性（平滑指数 SI > 40）。也有研究从美国食品药品监督管理局（Food and Drug Administration，FDA）批准的 1018 个药物中利用拉沙热假病毒对拉沙热进入抑制剂进行高通量筛选，发现了两个具有较好抗病毒活性的药物：拉西地平和苯醚菊酯。

（三）根据不同病毒的基因组信息和病理特点，有的放矢地从头开发新药

1. 依据靶点蛋白结晶结构进行药物设计 该策略主要包含底物或配体结构类似物模拟和基于蛋白结合位点的空间构象设计两种。其中，核苷类抗病毒药物的研发也是底物或配体结构类似物模拟方法中最典型和最成功的例子。流感病毒神经氨酸酶抑制剂扎那米韦以及前药设计药物拉尼米韦是模拟了神经氨酸酶天然底物的结构进行设计的药物。第一个上市的 HIV 融合抑制剂类药物恩夫韦地，即是根据 HIV 病毒膜蛋白 gp41 的结构设计的药物，能阻断病毒进入正常细胞的通道，干预病毒与正常细胞的融合，保护正常细胞不被感染。对 HIV 蛋白酶进行抑制，能导致产生非成熟的且不具感染力的病毒粒子，达到抑制病毒复制的目的。基于 HIV 蛋白酶的功能进行药物设计，是在该酶底物结构的基础上，设计模拟底物的肽序列，竞争性地与酶结合，从而抑制酶的活性。HIV 非核苷类逆转录酶抑制剂是在基于蛋白结合位点的空间构象的基础上，借助计算机辅助药物设计的方法研发的新药。此类药物包括奈韦拉平、依法韦仑、地拉韦啶和依曲韦林等。依据 HIV 蛋白酶的结构进行药物设计时，设计了能够结合单体或破坏二聚体界面的物质，从而阻止非活性单体组装成活性的酶，其代表药物有替拉那韦、达芦那韦等。

2. 寻找新型靶点、建立新的模型和新型先导化合物的发现 寻找新型靶点，建立新的模型和新型先导化合物的发现等，是现代抗病毒药物研发的制高点。丙型肝炎患者过去的治疗方法只有干扰素和利巴韦林联合治疗的标准化方案，存在许多疗效与治疗周期上的问题。得益于丙肝病毒蛋白酶靶点的确认和筛选模型的建立，近年来诞生了多个直接作用于病毒的抗丙肝药物，如 NS5B 抑制剂索非布，NS3/4A 抑制剂西米匹韦、替拉瑞韦、阿那匹为、伐尼瑞韦，NS3 抑制剂波普瑞韦和 NS5A 复制复合物抑制剂达卡他韦、雷迪帕韦等。抗 HCV 药物的研发成为近期新药创制最成功的典例。由此可见，新型靶点与作用机制的发现必将大大推进新型抗病毒药物的研发。

（四）抗病毒中药复方的优化与二次开发

中药复方具有多种成分综合作用、配伍加减变化灵活、临床应用广泛、疗效肯定等优点。若能以确有疗效的抗疫中药复方为源头，经过二次开发，研制成中医药特色明

显、安全有效、质量可控的复方中药，有望在抗击疫情中发挥重要作用。

中医药理论强调辨证论治，中国工程院院士、中央文史研究馆馆员王永炎指出，300年来，传染病一直是以温病为主，而新型冠状病毒感染是"寒湿疫"。在武汉一线，中国科学院院士、中国中医科学院首席研究员仝小林通过接诊患者，同样认为新型冠状病毒感染为"寒湿疫"。国医大师、中国中医科学院广安门医院主任医师薛伯寿建议将"湿疫"改为"寒湿疫"。在此情况下，葛又文依据有关资料，综合分析本次疫情特点，统筹考虑汉代张仲景《伤寒杂病论》这一治疗寒湿疫的经典医籍中的处方，最终决定将麻杏石甘汤、射干麻黄汤、小柴胡汤、五苓散四个方剂21味药有机组合在一起，化裁为一个新的方剂。中国中医科学院院长黄璐琦院士团队在武汉市金银潭医院和方舱医院抗疫前线，遵循"理论－实践－再理论－再实践"的原则，边救治、边总结、边优化，在古代经典名方的基础上，遵循临床救治科学规律与有效方案探索，通过与前后方院士、国医大师等专家共同研讨，最终筛选得出化湿败毒方。曹春林教授以古方"安宫牛黄丸"为基础，优化处方，以胆酸、猪去氧胆酸代替牛黄，保留栀子和黄芩，分别以栀子水提物与黄芩苷入药，增加了板蓝根、金银花，创造性地将剂型改进为注射剂，开发出清开灵注射液，提高了生物利用度，扩大了适应证范围。

三、研究示例

(一) 基于数据库筛选的抗病毒药物

由严重急性呼吸综合征冠状病毒2型 (severe acute respiratory syndrome coronavirus, SARS－CoV－2) 引起的新型冠状病毒感染导致全球发病率和死亡率大幅上升。尽管目前已有足够的疫苗，而且正在开发新的疫苗以预防严重的新型冠状病毒感染，但目前仍缺乏有效的抗病毒药物来抗击这种疾病。虽然一些药物获得了新型冠状病毒感染的紧急使用授权 (emergency use administration, EUA)，但所有这些药物制剂都必须在医院环境中使用。因此，从这次大流行开始，开发一种简单的口服抗病毒药物成为亟待解决的问题。

新药研发没有捷径，开发一种全新的药物到最终获批上市，一般至少需要10年的研发周期和大量的资金投入。面对突发疫情，时间是关键，采用"老药新用"的研发策略，可缩短药物研发的时间成本，是针对突发性疾病、迅速缓解当前疫情最有效的药物研发手段。

莫纳匹拉韦 (molnupiravir) 便是"老药新用"的一个典型案例，其为美国默沙东 (MRK. US) 公司研发的RdRp抑制剂抗病毒口服前药。其在血浆中被宿主酯酶裂解成活性核苷类似物EIDD－1931发挥药效。其可针对RdRp，从而抑制冠状病毒RNA基因组的转录和复制。在治疗轻度至中度新型冠状病毒感染患者的三期临床中期数据中，获得了积极的期中分析结果。

千金藤素是源于中药千金藤的异喹啉类生物碱，最初中成药千金藤素片被批准用于治疗化疗引起的白细胞减少症。基于同源性92.5%的穿山甲冠状病毒XCoV构建的新型冠状病毒药物筛选平台，童贻刚等发现千金藤素 ($EC_{50} = 0.98\mu mol/L$, $CC_{50} =$

39.3μmol/L）在2406种临床药物中表现出极强的抗新冠病毒活性。Nir Drayman 等进一步证实千金藤素体外抑制人肺细胞中新型冠状病毒严重急性呼吸综合征冠状病毒2型与人类冠状病毒 OC43（$EC_{50}=0.77$μmol/L，$EC_{50}=0.1$μmol/L）的活性显著优于上市药物瑞德西韦（$EC_{50}=0.96$μmol/L，$EC_{50}=0.72$μmol/L），具有进一步开发的潜力。目前，加拿大药企 Pharmadrug 与 FDA 就千金藤素用于治疗轻度至中度新冠病毒感染的临床试验正在进行。

（二）抗病毒中药复方的优化与二次开发

中医抗疫历史悠久，从《史记》记载的"天下疫"开始，中医药都参与其中，为守护人民健康作出了重要贡献。自新型冠状病毒感染疫情发生以来，中医药全程深度介入预防、治疗、康复各阶段。所谓"大疫出良药"，由国家中医药管理局组织遴选出的"三方三药"在抗击疫情中发挥了重要作用。

1. 金花清感颗粒 金花清感颗粒源自张仲景的经典中医古籍《伤寒杂病论》中的麻杏石甘汤和吴鞠通的《温病条辨》中的银翘散，是北京市中医管理局专家研制的中药方剂，具有疏风宣肺、清热解毒的功效，主要用于外感时邪引起的发热，恶寒轻或不恶寒，咽红咽痛，鼻塞流涕，口渴，咳嗽或咳而有痰等。金花清感颗粒被推荐用于对抗A型禽流感（H1N1）病毒，并且对 H1N1 非常有效。此外，金花清感颗粒还可以提高流感患者的免疫功能。段璨等临床研究发现，金花清感颗粒可以明显缓解新型冠状病毒感染患者的发热、咳嗽、乏力、咳痰临床症状。一项研究对80名新型冠状病毒感染患者进行了给药，发现金花清感颗粒治疗能够缩短核酸检测转阴时间。此外，与对照相比，它可以缓解肺部炎症，并可显著增加白细胞和粒细胞的数量。

2. 连花清瘟胶囊（颗粒） 连花清瘟胶囊（颗粒）是吴以岭院士依据叶天士《外感温热篇》卫气营血传变规律及其本人临床经验研制的治疗流感的现代中药复方制剂，具有清瘟解毒、宣肺泄热的功效，主要用于治疗流行性感冒属热毒袭肺证。研究表明，连花清瘟胶囊（颗粒）具有抗病毒、抗菌、退热、镇痛、抗炎、止咳、化痰和调节免疫功能和调动机体抗病康复能力。连花清瘟胶囊（颗粒）在体外对严重急性呼吸综合征冠状病毒2型、中东呼吸道综合征病毒（middle east respiratory syndrome coronavirus，MERS‑CoV）、甲型流感病毒 H1N1、H3N2 和禽流感病毒 H7N9 等均有明显抑制作用。连花清瘟胶囊（颗粒）在中国抗击传染性非典型肺炎中发挥了重要作用。此外，2004年国家卫生委员会推荐将连花清瘟用于流感和其他呼吸道感染。程德忠等评估了51例患者服用连花清瘟的效果，发现连花清瘟可以明显改善新型冠状病毒感染普通型患者的发热、乏力、咳嗽、咳痰、气促、胸闷、食欲减退临床症状。在另一项研究中，连花清瘟对142名新型冠状病毒感染患者给药14天，结果显示连花清瘟可以提高患者的恢复率和肺部 CT 改善显著提高，用连花清瘟、藿香正气和西药联合治疗的新型冠状病毒感染患者，可以通过改善抗感染药物的疗效和预后来恢复临床症状。连花清瘟用于51名中度新型冠状病毒感染患者加常规治疗，结果显示其发热改善率高，病情恶化率低。此外，连花清瘟还改进了肺部 CT 图像。

3. 血必净注射液 血必净注射液是基于古方血府逐瘀汤，并结合炎、毒、菌等理论而研制的一种水溶性溶液，是 2003 年传染性非典型肺炎期间研发上市的中成药，适用于瘀毒互结证所致的发热、喘促、心悸、烦躁等临床症状。血必净注射液最初用于治疗流感、中东呼吸综合征、登革热和埃博拉病毒。血必净注射液对于全身炎性反应综合征、吸入性肺炎、脓毒血症、急性肝衰竭、急性胰腺炎和肾损伤，具有理想的疗效。刁云峰等将 100 例重症患者服药的状况与 10 例健康人进行对照，探讨了血必净注射液对重症肺炎患者 IL−6 和 TNF−α 炎症因子的影响，结果表明血必净注射液可降低重症肺炎患者血浆中 IL−6 和 TNF−α 炎症因子水平，可以用于重症肺炎患者的辅助治疗。有报道指出，血必净注射液治疗新型冠状病毒感染，能够抑制 TNF−α 炎症因子的释放，改善冠状病毒肺炎患者的呼吸不畅，扩张血管，增强人体非特异性免疫。临床试验已完结的是广州医科大学附属第一医院评价血必净对肺炎严重指数（pneumonia severity index，PSI）的改善作用，以及 28 天预后的影响。

4. 清肺排毒汤　清肺排毒汤是葛又文积极响应国家中医药管理局以临床"急用、实用、效用"为导向，紧急启动"防治新型冠状病毒感染的肺炎中医药有效方剂筛选研究"专项而得到的组合方。通过查阅大量资料古籍，最终由《伤寒杂病论》中麻杏石甘汤、射干麻黄汤、小柴胡汤、五苓散四个方剂组成，此外，还融合了大青龙汤、茯苓杏仁甘草汤等，将 21 味药有机组合在一起，化裁为一个新的方剂，在山西、河北、黑龙江、陕西四省试点开展清肺排毒汤救治新型冠状病毒感染的肺炎患者临床疗效观察，重点观察确诊患者乏力、发烧、咳嗽、咽痛、纳差等症状及影像学表现变化情况，旨在迅速找到针对本次疫病有良好疗效乃至特效的核心方药。研究显示，其总有效率达 90% 以上，其中 60% 以上患者症状和影像学表现改善明显，30% 患者症状平稳且无加重。在此基础上，国家卫生健康委办公厅、国家中医药管理局办公室于 2020 年 2 月 6 日正式发布了国中医药办医政函〔2020〕22 号文件：《关于推荐在中西医结合救治新型冠状病毒感染的肺炎中使用"清肺排毒汤"的通知》，同时将该方录入《新型冠状病毒肺炎诊疗方案（试行第六版）》，成为治疗专方之一。该方在试行第六版和之后发布的诊疗方案中都有提及，主要用于轻型、普通型、重型患者，并可在危重型患者救治中结合患者实际情况合理使用。清肺排毒汤作为抗击新型冠状病毒感染疫情特别推出的汤剂，对内毒素具有良好的抑制效果，还可以避免或者延缓炎症风暴的发生，预后良好。该方由麻杏石甘汤、射干麻黄汤（去大枣、五味子）、小柴胡汤（去人参、大枣）、五苓散，加陈皮、枳实、山药、藿香组合而成，是一个组合方，以方剂为单元，注重方和方之间的配伍，清肺排毒汤辛温亦辛凉，甘淡兼芳香，多法齐下，可以祛寒、湿、热、毒诸邪，共同发挥清热化湿、宣肺止咳、解毒祛邪诸效。网络药理学研究表明，清肺排毒汤中有 16 味药归肺经，该方剂对于新型冠状病毒感染具有很好的疗效，同时该方剂还可以作用于脾、胃、心、肾，除湿的同时还可以保护内脏器官。张平等回顾性分析了 24 例危重型患者的临床资料，结果表明清肺排毒汤可以显著降低新型冠状病毒感染危、重型患者炎症因子水平，减轻机体的损伤，为预防危、重型患者早中期细胞因子风暴及改善临床症状等方面提供数据支持。徐天馥等人通过网络药理学等方法筛选得到五种显著有效的化合物，即槲皮素、木犀草素、山奈酚、柚皮苷和异鼠李素。GO 和 KEGG 通路富集分析表明，关键靶点主要集中在白介素 17（IL－17）、k 基因结合核因（nuclear factor－k－gene binding，NF－kB）、TNF、有丝分裂原活化蛋白激酶（mitogen－activated protein kinase，MAPK）、辅助性 T 细胞 17（Th17）等 30 条相关信号通路，涉及炎症、免疫调节、神经保护、减少肺损伤和其他生理过程。清肺排毒汤联合西药对轻中度新型冠状病毒感染患者的抗炎作用较单纯西药显著，此外，联合治疗倾向于减轻多器官损伤的程度。研究表明，清肺排毒汤有效改善了博来霉素诱导的小鼠炎症和胶原沉积，显著改善了小鼠肺纤维化的上皮－间质转化。基于网络药理学和分子模拟对清肺排毒汤治疗肺纤维化作用机制的深入研究表明，SRC 基因是清肺排毒汤和谷甾醇（清肺排毒汤中的关键化合物）的主要靶点。清肺排毒汤和谷甾醇通过抑制 SRC 的激活来调节巨噬细胞的上皮－间叶细胞转化（EPITHELIAL－MESENCHYMAL TRANSITION，EMT）过程和 M2 极化，从而减轻小鼠肺纤维化。新型冠状病毒感染可能会产生严重的纤维化，新型冠状病毒感染可导致严重的肝纤维化，清肺活血化瘀方抗纤维化治疗对预防严重的新型冠状病毒感染有重要意义，这可能是清肺活血化瘀方治疗新型冠状病毒感染的关键因素。临床试验已完结的是中国中医科学院中医临床基础医学研究所评价清肺排毒汤在不同时间点介入新型冠状病毒感染患者治疗的疗效及安全性。

5. 化湿败毒方　化湿败毒方是抗疫中第一个获批临床试验的中药，也是首个具有完全知识产权的治疗新型冠状病毒感染的中药创新药物，是首批国家中医医疗队在武汉的临床研究成果，也是武汉市金银潭医院治疗新型冠状病毒感染的基础用方。它由麻杏石甘汤、葶苈大枣泻肺汤、宣白承气汤、藿朴夏苓汤合方化裁而成，具有清肺平喘、泄热开闭、燥湿健脾、活血祛瘀、扶正祛邪的功效。化湿败毒方通过直接消灭病毒，或增强自身免疫力来治疗新型冠状病毒感染。宋红新等在基于网络药理学和分子对接技术的化湿败毒方抗新型冠状病毒感染的潜在机制研究一文中，提到化湿败毒方可能通过作用于雄激素受体（AR）、雌激素受体 1（ESR1）、前列腺素内过氧化物合成酶 2（prosta-glandin－endoperoxide synthase 2，PTGS2）、过氧化物酶体增生激活受体 γ（peroxisome proliferative activated receptor gamma，PPARG）、一氧化氮合成酶 2（nitric oxide synthase 2，NOS2）等靶点调控机体的免疫、炎症反应来治疗新型冠状病毒感染。廖垚等研究了化湿败毒汤的方剂组成和药物的药理学研究，发现该方治疗新型冠状病毒感染重型疫毒闭肺证的作用机制可能与阻断细胞因子炎症风暴、免疫调节、解痉平喘、改善血流动力学等有关。化湿败毒方对 75 名重症新型冠状病毒感染患者进行了给药，发现化湿败毒方显著治愈了新型冠状病毒感染患者，核酸转阴。一项研究表明，与西药治疗相比，化湿败毒方联合其他三种中药注射剂（喜炎平、血必净、参麦）在不同的随访时间具有更高的抗病毒活性，并且还可以缓解肺部炎症。据报道，化湿败毒方能够减轻严重感染新型冠状病毒感染患者的症状，降低疾病严重程度，并将重症感染患者的死亡率降至最低。

6. 宣肺败毒方　宣肺败毒方是由张伯礼院士和刘清泉教授在抗疫一线拟定使用的中药方剂，具有宣肺化湿、清热透邪、泻肺解毒的功效。该方用于临床，可以明显改善新型冠状病毒感染轻型、普通型患者的症状，如咳嗽、发热、乏力等，并阻止轻、中度疾病向重度的进展。药理学研究表明，宣肺败毒方能够调节免疫炎症反应，增强人体抵抗力，对抗病毒感染，对于改善胸闷、咳嗽、呼吸不畅大有裨益。张伯礼院士称宣肺败毒方是古代的验方和现代科学技术的结晶，为此获天津市科学技术奖抗击新冠肺炎疫情特别奖一等奖。临床试验已完结的是武汉市中医医院评价宣肺败毒方对于新型冠状病毒感染的临床疗效临床症状的改善和炎性指标的影响。结果表明，宣肺败毒方除了提高新型冠状病毒感染患者的淋巴细胞计数外，还具有显著的抗炎作用。

在各方的不断努力下，2021 年 3 月 2 日，基于清肺败毒汤、化湿败毒方、宣肺败毒方的复方颗粒清肺排毒颗粒、化湿败毒颗粒、宣肺败毒颗粒被国家药品监督管理局批准上市，实现了中医药科技原创优势的成果转化。

第二节　疫病的药物经济学研究方法

一、研究现状

药物经济学（pharmacoeconomics）是 20 世纪 70 年代兴起的以微观经济学为基础，结合流行病学、统计学等多学科研究方法的新兴交叉学科。药物经济学属于卫生经济学的微观范畴，它又与循证医学同为卫生技术评估的重要组成部分，二者相辅相成。该学科主要研究如何通过评价、比较不同卫生技术的"经济性"，为医药卫生领域的政策制定提供科学依据，从而帮助卫生系统实现对有限卫生资源的合理和高效地配置和利用。药物经济学在决策制定中的应用主要体现在新药研发、药品定价、医保目录遴选、医保报销支付和临床合理用药等几个方面。

药物经济学的概念在 2000 年左右开始逐渐被国内的卫生系统决策者和相关学者所熟悉。药物政策问题是现阶段我国医药卫生体制改革的重点主题。国家有关决策部门对此高度重视，并越来越明确药物经济学评价在基本卫生制度、全民医保制度、国家基本药物政策中的重要作用。2009 年，《国家基本药物目录管理办法（暂行）》出台，其中明确提出"根据循证医学、药物经济学对纳入遴选范围的药品进行技术评价"。2017 年，药物经济学首次正式被应用于国家医保谈判中，评估参与谈判药品的临床应用价值、国际市场价格和参比药品价格，根据相关药品既往使用情况预测其增长趋势，并判断相关药品进入医保目录后可能带来的人群健康收益和预算影响等。

本教材分别介绍药物经济学评价的要素、类型和研究角度，以及研究方法与步骤，并对疫病相关的药物经济学评价进行简单介绍。

二、研究方法

（一）药物经济学评价的要素、类型及研究角度

药物经济学主要研究的是某一药品或其他干预措施与其竞品（对照）之间的增量"投入产出比"。其中，"投入"，指使用某一干预措施治疗、管理或预防某类健康问题所需投入的资源，在药物经济学中，以货币进行衡量，并称其为"成本"。药物经济学

评价中的成本包括直接成本、间接成本和隐性成本，其中直接成本中又包括直接医疗成本和直接非医疗成本。直接医疗成本是指与就医过程联系在一起的卫生资源耗费，除药物治疗相关的成本外，还包括诊断、检验、治疗和护理等成本；直接非医疗成本是指与就医过程联系在一起的其他非卫生资源耗费，如交通费、伙食费、营养费等；直接医疗成本和直接非医疗成本需根据评价目的和特定治疗方案来具体确定。间接成本指治疗药物、干预措施或因治疗所致不良反应引起患者生产力的下降和劳动时间的损失，同时也包括患者家人因看护患者耗费时间而产生的生产力/收入的损失。隐性成本，指药物或干预措施所致的不良反应等给患者及其家人带来的身心痛苦和生活不便。在进行间接成本和隐性成本的测算前，需要明确以上所述损失是由于患者所接受的药物治疗或干预措施引起的，这样才能纳入成本范畴。

"产出"，指的是使用该药物或干预措施所能给目标人群带来的健康产出。药物经济学评价中使用的产出类型有三种：疗效/效果、效用和效益。完整的药物经济学评价需要同时考察不同干预措施的成本和产出两方面，二者缺一不可；仅对成本或费用进行比较的研究不能算作药物经济学评价。

根据衡量健康产出所用的指标不同，药物经济学主要可以分为以下四种类型：成本效用分析（cost – utility analysis，CUA）、成本效果分析（cost – effectiveness analysis，CEA）、成本效益分析（cost – benefit analysis，CBA）、最小成本分析（cost minimization analysis，CMA）。

（二）药物经济学的研究方法与步骤

药物经济学主要有两种研究方法，即基于模型的评价方法和基于临床试验的评价方法。随着大数据和真实世界研究的不断发展，药物经济学的研究方法也在逐渐丰富起来。本节仅主要介绍模型法和临床试验法。

模型法是通过构建决策模型（如决策树模型、马尔科夫模型等），模拟疾病的自然转归过程及不同干预措施对疾病转归所产生的影响，并利用已有的成本数据和产出证据（如已发表的随机对照试验、系统综述结果等），比较不同干预方案的经济性。在这类分析中，成本与产出的参数来源很难进行统一，因此，分析结果的不确定性较大。模型中关于决策问题的描述应当清晰全面，模型构建必须反映当前医疗实践，以确保模型具有较好的外部效度。模型结构的构建主要以疾病转归特点和干预措施对疾病转归过程的影响为依据。对于模型法中的效果指标，应首选各干预措施之间头对头比较的临床试验结果作为参数来源；当没有头对头比较的临床试验时，优先选择各干预措施有相同对照的网状荟萃分析作为参数来源。《中国药物经济学评价指南（2020中英双语版）》（下称《指南》）中推荐优先从循证医学临床证据等级较高的随机对照试验系统评价或荟萃分析中获取临床疗效数据。当模型参数有多个不同来源时，应当综合考虑参数的质量等级、数据来源的人群特征、数据收集的国家或地区、数据收集的医疗环境、数据收集时间等因素进行综合权衡，数据来源特征尽量与模型模拟环境一致。必要时应咨询临床专家，并进行敏感性分析或差异性分析。

基于临床试验的药物经济学评价，需要在临床试验设计之初就将经济学评价所需的评价要素考虑在内，完全根据临床试验所能提供的参数完成分析。该方法可以保证成本和产出的参数来源相同。但在临床试验中收集药物经济学所需参数的试验成本比较大，设计难度也更高，因此，目前该方法在实践中使用的相对较少。在这类研究方法中，应当识别并排除为了进行临床试验而发生但在实际临床治疗中不会发生的"试验引致成本"项目。如某些成本项目难以确定在实际临床实践中是否会发生，可以参考同类非基于临床试验的药物经济学评价中的成本构成进行敏感性分析。

无论采用模型方法还是搭载临床试验的方法，药物经济学评价的步骤都可以归纳为研究设计、数据收集和数据分析三个阶段。

研究设计阶段需要确定药物经济学评价所要解答的决策或研究问题、干预措施所涉及的目标人群、合理公正地选择竞品（对照方案），并据此选择相应的评价类型、研究角度、研究时间范围和研究方法。对于药物经济学评价待证明的问题，研究者应当以可回答、可检验的方式提出问题。对照的选择应尽可能采用适应证相同的标准治疗方案。如果没有标准治疗方案，则可以选用临床上的常规治疗方案。如果所评价的新干预措施属于非辅助治疗的中药或中成药，《指南》建议在选择对照时纳入与其适应证相同或相近的西药进行对比，同时也可考虑选用功能主治相同的中药品种。而研究时间范围需要合理地反映疾病的自然进程，应足够长以获得干预方案对患者成本和健康产出的全部影响；并且为了保证分析的一致性，成本和效果数据的收集应该采用相同的研究时限。数据收集阶段需要收集评价所需的成本相关数据和产出相关数据。数据分析阶段需要根据所选的研究方法，遵循增量分析原则，进行模型分析或一般统计分析，对成本和健康产出考虑是否需要进行贴现，并进行不确定性分析。当研究时限为1年以上时，研究应该对发生在未来的成本和健康产出进行贴现，将其折算成同一时点的价值当量。《指南》中建议对成本与健康产出采用相同的贴现率，并建议采用每年5%的贴现率进行分析，同时在0%~8%之间对贴现率进行敏感性分析。此外，研究者还应当对药物经济学评价过程中各种来源的不确定性进行全面分析，包括方法学不确定性、参数不确定性及模型不确定性等。理论上来说，药物经济学评价中的所有参数和假设都应当列入敏感性分析变量的备选名单。

（三）疫病的药物经济学评价特点

针对疫病的药物经济学评价需要，根据疫病的特点进行调整。由于疫病的传染性和可预防性，在疫病相关的药物经济学评价中，会涉及"外部性"、群体免疫、疫苗保护效力衰减、后遗症等一系列问题，这些会导致成本与产出的范围界定和测量更加复杂，应选取的研究时间范围也更长。疫病的防治是全社会的问题，因此，研究角度也主要应考虑全社会角度、卫生系统和医保支付方角度。

目前，在全球新型冠状病毒感染疫情大流行的背景下，对使用中医药抗击新型冠状病毒感染进行药物经济学研究尚存在证据不足的问题。除可回溯的治疗阶段的临床数据（含死亡数据）之外，还需对使用中医药、中西医结合、西医药治愈患者的预后情况进行长期观察，如是否再次感染，是否有后遗症和后遗症的严重程度、发生时间、是否需要干预、对生命质量的影响等，这些不同的情况会对药物经济学评价中成本和产出的测算产生不同影响。此外，在我国此次抗击疫情的过程中，由于中医药的应用范围十分广泛，单纯使用西医西药治疗的患者比例较小，因此，在比较单纯使用中医药和单纯使用西医药治疗新型冠状病毒感染患者的经济性时，在对照的选取上会由于样本量的差异悬殊而产生困难，这一点也将是药物经济学的学者们需要进一步关注的问题。

三、研究示例

一项研究站在公共卫生系统的角度，比较了美国流感季对儿童急诊科患儿采用四种不同疫苗接种方案的经济性。四种方案分别为：①对所有急诊科就诊的患儿均接种疫苗。②对所有五岁以下的患儿及五岁以上的高危患儿接种疫苗。③对所有五岁以下的患儿接种疫苗。④均不接种疫苗。接种疫苗看似需要支出费用，消耗卫生资源，但接种疫苗可以避免后续更多病例的感染，进而避免因流感而造成的死亡、后遗症、住院费用，以及家长陪护等所造成的一系列损失。因此，该研究所得出的结论为：与其他三种疫苗接种方案相比，为所有急诊科就诊的患儿均接种流感疫苗是最具经济性的措施。

第十六章 疫病的社会心理人文研究方法 ▷▷▷▷

第一节 研究现状

    社会心理是指在特定时期某一民族、职业阶层、广大民众间普遍流行的某种精神状态，是人们的感觉、情感、情绪、需求、理想、风俗习惯、社会潮流等群体性的心理要素的总和。社会心理一方面指社会中人们所具有的一般心理，也即群众心理；另一方面，也指个体受社会影响、制约而产生的个体心理。社会心理是由社会环境诱因引发并对社会行为具有支配与导向作用的心理活动。

    在疫病暴发和流行期间，因疫病的传染性强，波及面广，人们在平常环境下心理状态的稳定、平衡与舒适感会遭到破坏，从而表现出安全感缺失，产生焦虑、紧张等一系列社会心理变化。具体表现为由于疫情的发生、发展和变化而出现的对疾病本身的恐慌感、担忧感和无助感，也包括人们对未来生活不确定性的忧虑感。这些变化会以不同程度和表现形式发生在疫病患者、疫病患者的家属、防治疫病的医护人员、未患病的普通民众，以及社会和政府部门落实和开展疫情防控工作的管理者和工作人员身上。主要表现为焦虑、恐慌、害怕、愤怒、沮丧、无助、怀疑、自责、内疚、敌对、抑郁、绝望等心理问题发生，以及过往原有的心理问题的加剧。不同的人员其心理表现会有差异。患者及其家属还会出现巨大的恐慌、担忧和绝望感；医护人员会出现压力、担心、懊恼，其耐受力、抗逆力会遇到极大挑战，也会因此而受挫；社区管理工作者会出现无助、焦虑、委屈等心理。普通民众会出现担忧、焦虑、紧张、怀疑等心理变化。

    对于这些心理变化，如果不加以关注和疏导，则会进一步恶化并引发一些偏激行为。一些民众虽未被感染，却因过度恐惧而盲目抢购、囤积食物，过度储备药品，反复检查自己的躯体状况，对身体状况怀疑不定。有的疫病患者则悲观消极，严重抑郁甚至轻生。这种不良情绪和行为，还可能感染给家人和朋友。疫情一线的医务工作者，由于身处隔离的工作环境，超负荷的救护工作，面对疫病患者绝望、愤怒的情绪，面对身边同事感染发病甚至去世，也会感到害怕、心烦意乱，情绪失控，如果不加以疏导，心态会逐渐恶化，从而忍受巨大的身心痛苦。

    疫病流行过程中人们的过度紧张和害怕，也会导致产生一系列非理性行为，对自身和社会造成危害。在普通民众中还会出现传播谣言、相信谣言等影响社会稳定的群体心理，以及面对这些心理现象出现的无效应对方式等。在疫病严重流行期间，人们轻信谣言，忽视居家隔离是非常重要的事情，纷纷去抢购药品，再次造成药店人员聚集感染的后果。也有一些患者因害怕隔离，瞒报病情，甚至辗转多地，不仅延误了自己的治疗，还导致大量人员被感染的风险，给疾病防控工作带来巨大困难，造成严重后果。

上述心理现象和社会问题，在疫病扩散传播流行过程中会在短时间和较大范围内出现，从而产生严重危害。一方面会影响个体的免疫系统和身体健康，如引发头痛、恶心、失眠等症状，导致神经功能紊乱，机体免疫力下降，增加感染疾病的风险。另一方面，这些紧张、焦虑和恐惧的心理，聚集到一定程度便会形成社会张力，最终以社会冲突或其他方式释放出来。这些具有张力的个体和部分社会成员的情绪和心理，便会转化为整个社会群体心理，从而形成社会问题，影响到整个社会心态，甚至于社会的稳定。

运用科学有效的人文研究方法，研究疫病流行过程中的心理变化，对治疗和防控疫病、维护医护人员心身健康，尽快控制疫情具有重要意义。它有助于及时向民众传播疫情的最新研究成果和疫情状况，全面准确认识疾病和疫情，缓解民众情绪和心理问题，控制和防止谣言传播，有助于切实帮助了解各个群体的心理状况。认识到不同民众面对的不同心理压力和对疫情风险认知水平的差异，从而重视心理援助工作，建立社会支持和心理援助系统，实施心理干预方案，增强公众的危机应对能力。有助于建立公共事件应急系统，有效防止公众的非理性行为。总而言之，运用科学有效的人文研究方法研究疫病的社会心理，当民众面对疫病等公共卫生事件时，能够帮助其营造健康心态，坚固心理防线，帮助社会各界采取相应措施应对心理危机。

第二节　研究方法

研究疫病的社会心理，常用的人文科学研究方法有荟萃分析、访谈法、问卷调查法、典型病例分析法、统计建模分析法等。这些方法的特点、功能、实施的步骤各有不同。

一、荟萃分析

荟萃分析即文献荟萃分析，也叫 Meta 分析，是指将具备特定条件的、同一疫病主题的诸多研究结果进行综合分析的一种研究方法。运用 Meta 分析方法和技术，可以获得疫病最佳证据的重要来源，为疫病流行心理的临床防治提供更科学、更真实、更可靠的证据。

除了系统综述时常规使用的 Meta 分析，Meta 分析还可区分为多种类型，如个体资料的 Meta 分析（individual patient data meta - analysis）、累积 Meta 分析（cumulative meta - analysis）和网络 Meta 分析等。

Meta 分析方法的优点在于对同一主题的多项研究结果能够做出系统性评价和总结，并提出一些新的研究问题，为进一步研究指明方向。这是一种高效的研究方法，可以用比较少的人力、经费和时间，获得比其他研究方法更多的信息。同时，该方法主要是一种间接的、非介入性的对已有研究的研究，相比口头调查或直接调查，能够获得更准确可靠的信息。它减少了记录误差和反应性误差。此外，对小样本的临床试验研究，Meta

分析也可以确保统计效应值估计的精确度。

这种方法也存在着一些局限。比如在研究资料取样上缺乏普遍性，存在取样偏差，且会造成一定的信息缺失。另外，Meta 分析纳入的各项独立研究具有不同的变量和样本，虽然有些研究已将这些不同之处作为调节变量进行处理，但是各项独立研究间的异质性，必定会使其在某种程度上缺乏可比性。

研究示例：Kisely 等研究者为了探讨新型病毒对临床医护人员可能产生的心理影响，以及应对这些影响带来的心理压力与心理困扰的有效措施，他们使用快速综述和 Meta 分析方法，研究了疫情对临床医护工作的心理影响，以及成功应对这些影响的措施。

首先，系统检索相关文献。根据快速综述实施指南，研究者搜索了 Cochrane 临床对照试验资料库、PubMed/Medline、PsycInfo、Scopus、Web of Science、Embase 等数据库，Google 学术搜索，使用冠状病毒病 – 2019（COVID – 19）、埃博拉病毒病（Ebola）、禽流感病毒亚型（H7N9）、甲型流感病毒亚型（H1N1）、中东呼吸系统综合征（MERS）和严重急性呼吸综合征（SARS）、精神健康、工作人员、抑郁、焦虑、创伤后应激障碍等关键词，检索了从疫情开始一直到 2020 年 3 月，研究所有发生的疫情对临床医护工作者的心理影响，以及他们成功应对这些影响的措施的英文研究文献。

其次，筛选文献。研究者选择了描述临床环境中任何新型病毒暴发时，与患者在一起工作的医护人员心理反应的研究。涉及的疫情包括 SARS、MERS、H1N1、H7N9、Ebola 和 COVID – 19。排除评估感染病毒性疾病的患者或医护人员心理反应的研究文献，依据这个筛选标准最终入选的论文有 59 篇。

再次，分析文献。所有纳入的研究被分为定性研究、队列研究、横断面研究三种类型。使用乔安娜·布里格斯研究工具对非随机研究的质量进行评估，使用 Cochrane Musculoskeletal Group（CMSG）修订后的框架对定量研究证据的水平进行评估。

在 Meta 分析中，对在三个或多个研究中出现的可用数据，采用 RevMan 和 Win – Pepi 程序对数据进行合并。采用随机效应模型，用 I2 估值来表示研究大于或等于 50% 的异质性指标。当任何结果如果出现在 10 项或以上的研究中时，采用漏斗图不对称方法检验发表的偏倚性。对乔安娜·布里格斯研究工具得分大于或等于 7 分的研究，或没有经过同行评审的预印本研究，进行敏感性分析。

研究结果发现，造成心理困扰的风险因素包括年龄太小、年轻、父母有子女需要抚养，或有受感染的家庭成员。更长时间的隔离、缺乏实际支持、污名也有一定的影响作用。明确的沟通、个人能够获得足够的保护、充足的休息，以及实际和心理支持，都有可能降低发病率。在新的疾病暴发时，有效的干预措施有助于减轻照顾患者的医护工作者经历的心理痛苦。虽然，Meta 分析中多个研究涉及的环境和疫情类型很广泛，但这些干预措施是相类似的，也可适用于当前的新型冠状病毒感染疫情。

二、访谈法

访谈法指采用结构化，或非结构化的问题，进行面对面的一对一个别谈话或多人集体谈话,对疫病期间人的心理或行为进行了解调查的研究方法。访谈法也可通过电话、网络等方式异地实施。

访谈法应用非常广泛,它能够简单而迅速地收集多方面的信息,能对受访者的工作态度与工作动机等较深层次的内容有比较详细的了解,且口述的内容更加具体和准确。同时,也有助于访谈者发现问题,促进双方的沟通。不足之处是访谈法会受访谈者个人特征和受访者社会赞许性的影响,从而造成访谈结果的偏差。而且,受访者如果不同意现场录音,对访谈者记录访谈内容的速度要求就很高。因此,访谈者需要经过专门培训。此外,这种方法费时费力,成本较高,难以大规模进行,所以一般情况访谈样本较小。另外,访谈资料的处理和分析比较复杂,有一定难度,也难以做定量分析。

研究示例:新型冠状病毒感染的大流行,给在校的"Z 世代"(网络流行语,指伴随互联网成长的一代)大学生带来了封校、隔离措施等许多突然变化,对其心理韧性带来很大影响。Ang 等人(2021)采用半结构化访谈方法,通过 Skype 在线访谈了新加坡国立大学 27 名本科生,研究了他们在新型冠状病毒感染大流行期间如何定义和培养心理韧性,并征询了学生对接受心理韧性培养的看法和偏好。

制订访谈提纲。访谈之前,研究者参考韧性理论,编制了一份半结构化访谈提纲。鉴于学生具有不同的学习偏好,研究采用了 Fleming 提出的 VARK 模型(即视觉、听觉、读写、动觉)来制订访谈提纲。访谈提纲描述了各种过程如何影响个体的心理韧性。将最初制订的访谈提纲分发给研究团队的所有成员进行审核。随后,为了确保访谈目的清晰和过程流畅,用这个提纲对两名本科生进行了预测试,并根据访谈对象的反馈修改了访谈流程,对访谈问题进行了重新表述。最终的访谈提纲由挫折经历、心理韧性含义、心理韧性培养策略、接受心理韧性培训的需求偏好四个部分组成。

参与者招募及抽样。在获得大学伦理审查委员会的伦理审核后,通过电子邮件招募和确定合格的参与者。为了确保获得各种各样经历的参与者,采用最大变异系数法有目的地对受试者进行抽样。在访谈前,研究者获得了参与者的书面知情同意。然后,要求参与者填写一份社会人口统计表,提供他们的年龄、性别、种族、宗教、课程和学习年份的信息。

正式访谈。从 2020 年 3 月至 2020 年 6 月,共进行了 27 次访谈。访谈时间从 55 ~ 87 分钟不等。为确保访谈的一致性,所有访谈均由一名受过培训、之前有定性研究经验的研究者完成。在访谈第 25 名参与者时,数据已经达到饱和。随后又实施了两次访谈,以确保没有新信息出现。为了防止由于线上即时通讯这种交流方式可能产生的误解,提高研究的可信度,要求参与者在接受访谈时要查看他们的成绩单。

分析访谈结果。以建构主义方法为指导,两位研究者以数据驱动方法独立进行主题分析。第一步,研究人员反复阅读所有包含文本和表情符号的访谈记录,确保熟悉内容。第二步,进行语义编码。第三步,对数据结果进行分类和比较,如有分歧则由第三位研究者参与解决。最后,研究团队为每个主题和子主题进行概括性命名。

研究结果揭示了"Z 世代"大学生在新型冠状病毒感染大流行期间如何感知和培养心理韧性,为进一步研究和教育实践奠定了基础。

三、问卷调查法

问卷调查法指采用自编或选择现成的纸制问卷或在线电子问卷，对疫病发生过程中人的心理行为进行单次或多次调查，对其行为心理特征、现状、相互之间的差异、影响因素、变化规律和趋势进行研究的方法。疫情期间采用线上调查，可以快速了解人们的心理行为，及时响应人们的需求。

问卷调查法效率高，客观性和结构化强，可以大规模应用，相对而言，使用简单，对调查者要求较低，调查成本低，调查结果适用于计算机数据处理，可以有效节约人力、物力与财力。同时，问卷调查匿名性较高，更有利于被试客观表达自己的真实想法。由于所有接受调查的对象都用同样的调查问卷，有利于分析比较同一情况下被调查者的数据，也能够满足并适用于大规模、群体性的调研。

问卷调查法也有局限。问卷调查法灵活性不足，大部分问卷调查都是封闭式问题，由研究者预先设计了作答范围，被试作答比较受限，会遗漏一些更细致、更深层的信息。对比较复杂的问题，简单的问卷作答并不能够让研究者获得所需要的丰富信息。在问卷调查中，受多种因素影响，问卷回收率、有效率这些指标较低会对调查样本产生很大影响，从而影响调查资料的代表性和价值。

研究示例：Yue 等研究者（2020）采用问卷调查方法，在线收集了因疫情原因在家隔离的中国儿童及其父母的自评数据，从家庭角度，探究了新型冠状病毒感染对家庭成员心理状况的影响及其相关风险因素。

调查问卷包含五个方面的信息：人口统计学信息，包括性别、年龄、受教育程度和收入情况；焦虑自我评定量表（self - rating anxiety scale，SAS），儿童和成人版的抑郁量表；DSM - 5 分类中的创伤后应激障碍（posttraumatic stress disorder，PTSD）；核检表（PCL - 5）；媒体曝光情况。最后一个信息主要是指对新型冠状病毒感染相关信息关注程度，以及阅读和观看新型冠状病毒感染新闻的时间。整个问卷调研得到了伦理委员会的批准，也给参与调查的儿童及父母提供了知情同意书，获得了他们的知情同意。

问卷调查采用整体抽样法，调查时间和地点为 2020 年 2 月 13 ~ 2 月 29 日中国某省。调查开始时，告知参与者本研究的目的。接受调查的儿童和父母通过"问卷星"APP 在 15 分钟内分别填写在线调查问卷。共有 1891 名儿童和 2741 名家长完成。对儿童与父母填写的问卷进行筛选和匹配，那些儿童或其父母有一方没有填写就会被删除，最终有效配对并用于分析的家庭数据为 1360 个。儿童和家长的问卷回收率分别为 71.9% 和 49.6%。

通过对儿童与父母的焦虑、抑郁和创伤后应激障碍数据的描述性统计分析和独立样本的 t 检验，人口统计学变量、媒体暴露与儿童及其父母的焦虑、抑郁和创伤后应激障碍的相关分析及一元线性回归分析，结果显示，因疫情在家隔离，会对儿童及其父母造成一定的心理压力。其中，儿童中度焦虑的占 1.84%，抑郁 2.22%，符合创伤后应激障碍标准的占 3.16%；父母中度焦虑占 1.18%，重度抑郁 0.01%，中度抑郁 3.60%，符合创伤后应激障碍标准的占 3.53%。儿童与父母之间的心理压力水平存在明显差异，儿童的焦虑水平明显高于父母，但抑郁和创伤后应激障碍的水平明显较低。不同性别儿童的抑郁、焦虑差异不大，但母亲的抑郁风险和焦虑水平高于父亲。

研究还发现，家庭月收入较高或受教育程度较高的家庭的父母焦虑、抑郁和创伤后应激障碍水平较低。媒体曝光对家庭心理也会产生一定影响，过度接触媒体对儿童和父母的心理影响是相反的。媒体曝光是儿童焦虑和创伤后应激障碍的风险因素，但却是父母对抗焦虑和抑郁的积极因素。

四、典型病例分析法

典型病例分析法指针对疫病发生人员，或相关人员和群体，对其疫病感染途径、环境、染病中和病愈后的心理行为采用访谈、问卷、观察、调研、资料查询等多方法相结合的方式，对其进行全面深入的解剖分析，以提出针对性措施的方法。

典型病例分析法有助于充分挖掘病例的全部信息，通过对信息的详细分析，可以涵盖尽可能多的变量，能够揭示部分被忽视的潜在变量，更可能发现引起结果变化的变量，有利于为研究提供前提假设。典型病例研究更有利于发现"典型的例外"，通过发现某个病例的例外情况，提供否定、反向的证据。这有利于对原有研究进行反思，进一步考虑引起变化的潜在变量，有助于理论的进一步深化。

但是，典型病例研究往往只能描述被试的特征、行为与反应，无法具体阐释背后的机制，对被试行为的前因后果缺乏解释。其次，典型病例研究对象的选取容易产生误差，研究者选取的往往是带有突出特征的病例，病例筛选方法本身容易带入研究者的主观印象或偏见。最后，典型病例研究仅仅是个案，受限于特定的条件和情境，得到的结论要推广到一般情境和条件中时会有困难。

研究范例：2003 年的传染性非典型肺炎，给人们的心理带来了极大的压力，引起了部分人员的恐惧和恐慌，其中孕妇群体受到的影响极大。为了研究流行疾病暴发过程中孕妇受到的具体心理影响，Lee 等学者（2006）采用典型病例分析法和对照研究设计，通过定性与定量相结合的方式，调查了香港孕妇群体在 2003 年传染性非典型肺炎暴发期间的经历，分析了她们的心理行为反应、焦虑和抑郁水平。

研究方案得到了伦理审查委员会的批准。首先，研究者查阅了当地报纸、杂志、电视和广播节目中有关传染性非典型肺炎暴发的报道，与怀孕、分娩有关的材料，开展定性的民族志调查。经过一般意义的民族志研究后，由一名接受过医学人类学培训的研究者，在威尔斯亲王医院、东区尤德夫人那打素医院的产前预约诊所，招募了 15 名孕妇，最终有 12 名（80%）同意接受 1 小时左右有目的的民族志访谈，深度了解她们的生活经历和社会情绪、心理和行为反应。采用主题分析方法，分析了访谈的民族志数据，确定了 50 个主题，并根据这些主题构建了 41 个题目的问卷，用于后面的定量调查。

自 2003 年 4 月，在为期两个月内，研究者从产前诊所连续招募了 235 名女性作为研究病例。使用相同抽样框架、选择标准和研究方案，从 2001 年 10 月至 2002 年 9 月期间就诊的女性中，抽取了 939 名病例作为历史队列，组成传染性非典型肺炎暴发前的对照组。

由两名研究护士对所有这些参与者，进行社会人口统计学、医学和精神病学数据的半结构化访谈。之后，参与者接受定量调查。定量调查使用贝克抑郁量表（back depression inventory，BDI）、斯皮尔伯格状态－特质焦虑量表（state－trait anxiety inventory，STAI）、医疗结果研究社会支持调查表（social support rating scale，SSS）这三种量表分别测量抑郁、焦虑和社会支持水平。同时，在问卷中加入对传染性非典型肺炎暴发的担忧、感知风险和行为反应，用于测量和确定这些心理行为反应的流行程度，以及通过病例控制设计方式，测定其焦虑和抑郁水平。

通过一系列数据统计分析和对比分析，研究表明虽然接受调查的孕妇中没有任何一个人感染传染性非典型肺炎，但孕妇依然会采取一定的行为策略，如穿着防护服等措施来降低感染风险，预期的担忧很常见，并且表现出害怕去医院等行为。孕妇往往高估了感染传染性非典型肺炎的风险，事实上近1/3的孕妇是在家的。研究也发现传染性非典型肺炎队列的孕妇和传染性非典型肺炎前队列对照组中的孕妇，抑郁水平无统计学差异，可能是由于孕妇在传染性非典型肺炎期间获得的社会支持的改善，对疾病暴发的压力起到了缓冲作用。然而，传染性非典型肺炎队列的孕妇焦虑水平略高于传染性非典型肺炎前队列对照组的孕妇。临床医生应注意监测对孕妇感染风险的过高估计。

五、统计建模分析法

统计建模分析法指对影响疫病的心理因素、社会因素、政策因素、管理因素、医学因素等多因素数据进行分析的基础上，基于其相互关系建构数学模型，从而对人的心理变化进行预测和调控。

统计建模分析法可以对各变量之间的作用关系及其可靠性，提供严密的量化数据论证和说明。它突破了传统统计分析方法只能对变量间的关系进行简单描述，最大的优势是能够提供变量间的动态联系，对时间序列的行为变化有极强的预测作用。

由于统计模型中的变量复杂多变，任何一个模型都难以穷尽所有的变量。模型构建过程中，会受到较多随机因素的干扰，模型的稳定性会随之受到挑战。另外，模型的推广应用也受限于模型适用的范围和条件。同时，建模分析需要大量高质量的数据信息，需要耗费较多的算力资源，编程及建模过程也较为复杂，构建一个稳定可靠的模型，其工作难度与复杂程度极高，对于一般研究者，要完全掌握该项研究技术具有一定的挑战性。

在实际研究过程中，根据研究问题的需求，以及研究者对相应方法的掌握情况，采用的研究方法往往不会只局限于某一种，而是根据研究的实际情况，可以灵活地、有选择地使用最适合研究问题的一种或多种方法。将多种方法综合应用，形成混合方法研究设计，从而通过多种手段收集数据资料，用每个方法完成的研究作为总体研究中证据链的一环，用不同角度的证据为研究结论提供丰富的佐证，相互补充和丰富，扬长避短，实现交叉验证，从而对研究问题进行更加深入全面的探索。当然，多种方法的综合运用也存在局限，如研究周期过长，时间成本过高，不易实施等。另外，有些方法对于研究者要求很高，需要研究者有较强的方法驾驭能力。

研究示例：在 2020 年年初，出现新型冠状病毒感染疫情正式登记的首个病例后，随后几个月，巴西迅速成为新型冠状病毒感染疫情暴发的中心。为了深入研究巴西新型冠状病毒感染疫情流行的影响，de Souza 等研究者（2021）基于巴西卫生部数据库（SIVEP Gripe）中 2020 年 2 月 26 日至 8 月 10 日因新型冠状病毒感染住院的患者报告数据，综合运用统计建模等数据驱动方法，分析了患者的人口统计学数据、临床症状、并发症和其他信息等对患者病情的影响。

抽取数据。选用巴西严重急性呼吸系统综合征数据库 2020 年 2 月至 8 月住院患者数据，建立本研究中新型冠状病毒感染患者数据集。该数据库中包含符合严重急性呼吸综合征住院标准最终诊断的 208969 名患者的个人信息。根据该数据，截至 2020 年 8 月 10 日，新型冠状病毒感染患者的住院率为 6.84%。

创建数据集。研究使用了 162045 名治愈或死亡患者的数据，为了分析死亡率的风险因素，其中 44128 名患者有完整症状和共病的队列信息。数据集包含性别、年龄、居住地、种族、肤色、受教育程度等人口信息。还记录了发热、咳嗽、喉咙痛、呼吸困难、呼吸窘迫、血氧饱和度、腹泻、呕吐等症状。共病包括冠心病、血液病、唐氏综合征、肝病、哮喘、糖尿病、神经病、肺病、免疫抑郁、肾病和肥胖等并发症信息。此外，还包括流感疫苗接种状态、抗流感病毒药物使用情况、进入 ICU 和使用有创机械通气的情况。时间信息包括住院和治愈或死亡日期。

变量分类和统计模型分析。将人口学变量归为名义变量；年龄、教育程度归为顺序变量；将症状、并发症、流感疫苗接种、流感药物使用、ICU 和有创通气归为二分变量；将患者住院和最终治愈、正在治疗中或死亡归为连续变量统计。

描述统计名义变量的具体值、百分比；按照性别、年龄、居住地、种族、教育程度等人口学变量，对连续变量进行分类，报告中位数和四分位数。使用 Python 和统计软件包进行 Cox 比例风险模型分析，将症状、治疗手段等变量与死亡率进行 Coc 回归分析，构建模型，建立变量间的关系，测量风险比（hazard ratio，HR），估计确定风险因素对利益的影响结果。模型建构时按照 Collett 提出的模型选择纳入变量的策略，按照一系列步骤从单个变量到多个变量，不断添加或删除，调整纳入模型的变量，逐步迭代优化算法，对模型进行优化改进，使模型更加拟合，最终形成一个简洁、无噪音和更易解释的模型。

模型分析结果发现，男性性别更易患病且死亡率较高；冠心病和糖尿病是严重急性呼吸综合征主要并发症，调查也证实了冠心病、糖尿病确实在确诊患者中比较常见。同时，年龄和有创器械通气使用率是造成死亡的重要风险因素。除了疫苗和药物治疗，合理的预防是最有效地降低死亡率与患病率的方式。

第十七章　疫病的大数据研究方法 ▷▷▷▷

第一节　研究现状

一、疫病数据和其他医疗数据的关系和异同

疫病大数据的来源范围包括但不限于一般医疗数据。一般医疗数据主要在医疗机构的医疗过程中产生，包括患者的就诊信息、病情信息、检查检验结果、治疗措施等。在疫病暴发后，患者在医疗机构集中就诊阶段，可大量产生此类数据。由于早期识别和预警的需要，疫病大数据应当延伸至个人健康信息采集系统，通过常态化的健康监测和健康管理平台及时发现特定异常症状的群体波动。除医疗数据外，疫病大数据还包括个人行为数据，基于出行、消费等大数据构建个人时空轨迹，在流行病学调查、风险人群识别和精准防控等方面中具有重要作用。由于疫病产生和传播与气候、禽畜和野生动物活动、人口流动、城市卫生管理等诸多因素相关，因此，上述领域中产生的数据也属于疫病大数据范畴。

疫病大数据对整合度要求更高。疫病的早期预警、溯源、防控、治疗等方面均需要整合不同领域数据进行综合分析，方能保证时效性、准确性、全面性，因此，疫病大数据必须将各领域数据有机整合，从而实现协同分析和可视化呈现。

一般医疗数据属于个人隐私，主要用于个体医疗和健康管理，以及相关机构的行政管理、科学研究等工作。而疫病大数据事关全民健康和社会稳定运行，在安全管理方面提出了更高要求，在充分保护隐私的同时，必须充分挖掘利用，将个人权益与社会利益协调好。

二、国内现状

（一）基于真实世界大数据的疫病研究

1. 大数据支持病毒溯源　病毒溯源对于调查病毒来源及其进化规律、扑灭疫情源头、防止疫情扩散具有重要意义。流行病早期常存在隐蔽传播阶段，除流行病学大数据之外，还需要综合物流、气候、潜在宿主和传播载体等各类潜在危险因素的时空大数据，利用时空大数据进一步回溯病毒早期传播过程，识别高危群体，及时控制疫病传播范围。在取得病原体样本之后，可将之与已有病原体基因库进行比对，绘制进化图谱。

2. 大数据支撑精准流行病学调查　重大流行性疾病防控的关键是发现病毒感染者

和密切接触者，通过收治和物理隔离手段切断传染链。通过科学、准确的流行病学调查，掌握流行病病例发病情况、暴露史、接触史等流行病学相关信息，是及时发现病毒感染者和密切接触者等高危人群的最有效手段。现代社会频繁的人流物流和极高的人口密度使得相应流行病学调查工作量呈几何级数增长，基于个人通讯终端和智慧城市大数据能够极快地检索出传播链条、定位关键节点，从人群中有效发现、筛选和甄别出高危人群，实现精准防控。

3. 基于大数据的疫病精准监测和态势感知　科学、精确地把握疫情演化趋势是流行病疫情科学防控的关键，基于大数据的疫情监测和研判能够有效统合医联网、流行病学、人员流动、交通、通信等多方面数据，并实时可视化呈现，从而实现疫病的传播态势感知，实现差异化的精准风险识别和预测，进而为精准防控提供依据，把疫病防控对医疗资源的消耗和社会经济运行的影响降到最低。

4. 基于大数据的疫病早期预警　疫情暴发前及演化过程中，防控关键是预警。大数据在疫情预测和警示方面可以发挥至关重要的作用。在疫病暴发前，人群中存在少量早期轻微症状，不足以引起患病人员的注意，更难以为医疗系统所捕捉。基于个人移动终端的健康管理系统能实时反馈个体健康异常状况，从较大的时空范围内筛选出异常波动，如某些相似症状，发出相应等级的预警信号，以供疾控部门进行针对性早期排查，防患于未然。医联网大数据能将医疗场所接诊患者的病历信息汇总分析，与往年病历大数据库对比，筛选出异常波动，提示医疗机构进行重点监测，防范潜在疫病风险。

5. 大数据辅助制订疫病流行早期诊治方案　对患者进行及时有效的诊治是重大流行性疾病防控关键，在完全解析其病理并针对性地制订治疗手段之前，必须基于既有诊疗经验，采用循证医学方法，快速制订诊疗方案并不断优化。

统一的大数据平台，可以整合大范围内病例的感染和发病情况、临床症状、检查检验指标、对症治疗措施及结果等信息，在疫病流行初期快速整合临床案例，提升临床认知，提取流行病学特征，并从多种治疗方案的比对中筛选出最优治疗方案。

（二）基于真实世界大数据的疫病研究与实践

目前大部分真实世界的医疗数据是不带有研究目的的流程性数据。这些数据往往缺乏必要的完整性、准确度、规范性和结构性，且多是医院管理和诊疗过程信息化的副产品，未经过专门整合、统一存储和系统开发利用，同时受到伦理、安全等诸多限制，使得医疗大数据无法发挥其巨大价值，其维护费用反而给各级各类医疗机构造成不小的负担。

在消费领域，真实世界大数据引发了以网购、电商为代表的消费革命。在城市治理领域，智慧城市建设提高了大城市运转效率，使得规模巨大的超级城市得到高效运转。在交通领域，各类导航软件极大减轻了驾驶员的工作量，通过精准规划提高各类交通方式的运转效率。在安全领域，以"天网"系统、"雪亮工程"等为代表的安全管理系统能快速锁定各类破坏社会秩序的行为，极大降低了治安维护成本。真实世界大数据在各行各业均取得了巨大成功，在疫病防控领域也必将引发颠覆式的创新。

在新型冠状病毒感染流行期间，真实世界大数据在疫情防控中已经取得了成效，各单位、小区、医院的相关数据的整合与处理同样面临相同或类似的问题。目前，国内外已经在进行初步的大数据应用探索，如"疫情地图"和"健康宝"二维码等大批同质产品的出现，未能深入到个体层面真正的防疫风险，并且很难为疫病和流行病学的研究提供完整规范的数据。

例如，一个春节身处武汉地区但是高水平防护且无患者接触史的甲，和一个身处北京但是不戴口罩经常在发热门诊停留的乙，前者是红码，后者因为从未离开北京是绿码，这里面所使用的简化的逻辑很显然是不完备的，我们应当意识到，单纯根据旅行史加体温标志完全无法真实呈现个体的感染风险，这种情况在疫情尚未得到完全控制的国家和地区更是如此。

（三）基于五运六气大数据的中医疫病学研究

五运六气理论是我国古代医家研究气候变化与人体生命规律的一门重要科学，指出了异常气候与瘟疫发生的密切关系。随着近年来传染性非典型肺炎、新型冠状病毒感染等重大公共卫生事件的接连发生，对五运六气的研究随之升温。

大数据技术的发展使得对于长时间、大范围内大样本进行精确的定量分析成为可能，为五运六气的研究提供了强有力的工具。基于大数据的中医疫病学研究主要利用气象、流行病等时间跨度较大的数据资料进行统计分析，进而解读和验证五运六气理论的含义，为流行病的预测、预防和治疗提供依据。

五运六气理论是古代医学家在观测和记录手段极为原始的情况下，通过长期观察气候等大量复杂因素与疫病现象之间关系总结而成，其研究方法与现代大数据科学方法具有一定的相通之处。在技术条件更为发达的现代，更加专业、精准的大数据分析应当成为疫病研究的主要手段。

三、国外现状

（一）医学/健康信息学

运用大数据及机器学习的信息技术研究医学及健康领域的问题，在国际上也属于比较前沿的交叉学科。这一类型的研究处理的是医学及人类健康方面的问题及对策，在方法上区别于传统学中的"事后统计"的逻辑，而是通过使用电子健康记录（electronic health record，EHR）和电子医疗记录（electronic medical record，EMR）健康信息交换标准、系统化临床医学术语（systematized nomenclature of medicine – clinical term，SNOMEDCT）和便携式数据采集医疗设备等方式，"实时记录"并"信息共享"，在第一时间甄别和发现问题。

大数据技术在病原分析领域获得了广泛的应用。基因组学、蛋白组学、转录组学、代谢组学、表观遗传组学、微生物组学、暴露组学等组学分析方法的建立和成熟，以及全自动高通量技术等微观检测技术的灵敏度和可重复性不断提升，为流行病学更细致地定义疾病分类、更深入地阐释发病原因和更准确地预测疾病风险或治疗效果提供了可能，也催生出"系统流行病学"（systems epidemiology）这一流行病学新分支的产生。系统流行病学是以系统生物学（systems biology）为基础，以数学和计算机技术为手段整合各生物组学数据，并将通路分析和观察性研究设计相融合，从而加深对人类疾病的生物学机制的认知。传统遗传流行病学研究中单一地将单核苷酸多态性等生物标志与疾病结局进行关联研究，忽略了基因环境的交互作用，并且难以体现该生物标记在暴露疾病链中发挥的作用。系统流行病学研究利用生物学大数据整合基因组、转录组、蛋白组、代谢组、表观遗传组和 MicroRNA 等多层次信息，并利用微阵列技术动态观察与分析队列中每个成员从基线到结局整个过程中基因表达谱的变化情况，层次更加丰富，信息更加复杂，有助于更加精准地解释暴露疾病链中的分子机制。经过几十年的发展，现在的队列研究主要表现为样本量大、随访时间长、随访率高、生物样本易获得，以及生活方式和环境暴露因素可重复测量等特点，初步发现了大量潜在的疾病相关生物标记。未来流行病学研究将以现有的大规模高质量队列为基础，在系统流行病学的设计指导下，对数据、样本的获取和统计分析过程进行严格的质量控制，进一步论证生物标记的病因学作用。

（二）基于网络大数据的疫情预测与预警应用

随着互联网技术的发展，网络大数据越来越受到关注。目前，国外已经有大量基于互联网数据进行疾病监测的研究。Polgreen 和 Hulth 分别通过雅虎搜索引擎及医学网站进行流感发生率的预测，其结果与流感样病例数和实验室确诊病例数有很好的相关性。在新型冠状病毒感染疫情中，谷歌搜索引擎搜索关键字频次、社交媒体推特数据、发热病例监测网络均可预测疫情流行水平的变化趋势。

基于互联网数据的预警系统已在国外也得到广泛应用。世界卫生组织研发的 Health Mapper 系统和德国 EDEWS 预警系统通过利用关键词搜索和互联网移动设备相结合预测传染病，同时将数据报告同步提供给其他的公共医疗机构；澳大利亚的预警监测系统 ProMED – mail 通过网络搜索关键词频率预测百日咳；加拿大 BuleDot 通过搜索新闻报道等官方信息预测新型冠状病毒感染疫情。

（三）基于社会环境和自然环境数据的疫情预测与预警应用

社会因素和自然环境因素在传染病发生发展中的作用正逐渐被人们所关注，尤其是一些自然疫源性疾病、呼吸道传染病等更是成为研究的热点。加拿大 Bio. Diaspora 公司运用地理资讯系统（graphic information system，GIS），分析全球航班起降、人口移动、气候因素、家禽家畜密度、城市卫生管理系统等资讯，建立模型，发布动态全球病毒地图，成功预测了下一个可能引爆埃博拉病毒的地区。有学者基于地理资讯系统建立 H7N9 疫情流行与多环境因素的相关模型，对不同区域不同时段的 H7N9 疫情等级和空间分布进行预测；有学者分析了乙型肝炎和高致病性禽流感在中国的地理分布，建立疾病与环境因素关系的回归分析模型，从新的角度发现 H7N9 的时空规律。

（四）基于病原监测大数据疫情预测与预警应用

传染病暴发流行是病原体通过传播途径在易感人群中引发的，病原监测对于明确疾病的传播过程、追溯传染来源等方面能够起到关键作用。通过整合病原检测技术、网络实验室、现场调查和数据分析，实现病原分析与预警工作，国内外已经有不少研究。如美国建立的细菌传染病监测系统（Pulse Net）和食源性疾病主动监测网（Food Net）

等。邹远强等利用疾病基因组大数据结合计算机模型为传染病防控提供了新的思路。基因组大数据分析正好弥补了互联网大数据不能提供有关新发病原体基因组、免疫性、耐药性等方面信息的不足。

第二节 研究方法

一、疫病大数据研究面临的挑战

数据体量与数据质量之间的矛盾，是目前医学大数据所面临的核心挑战之一。电子化的医疗数据方便了存储和传输，但是并未达到进行大数据分析的要求，因为大约80%的医疗数据是自由文本构成的非结构化数据。离开高质量的数据采集，数据挖掘将变成"空中楼阁"。

高质量疫病信息的采集与记录需要极高的成本，最重要的是，目前并没有设计完善且统一的信息搜集体系来满足疫病大数据相对应的研究。比如，某些变量的样本统计信息容易把控，但是很多其他相关重要变量的信息缺失严重，给中医学个性化治疗的研究带来很大的阻碍。

如何将中医疫病研究理论中各种学说（如"五运六气"），通过大数据技术予以科学化的探究和解读，以获得更广泛的共识，则是中医疫病大数据研究的另一个挑战。同时，古籍中的记载应对疫病的"经方"，在某种程度上也可以认为是古代通过人脑进行的大数据研究，它们同样需要使用现代的数据的方法，被更加完善和清晰地呈现在世人面前。

如何运用大数据挖掘技术探索疫病的关联风险因素，并尽可能地排除研究者主观因素的干扰，是大数据研究中的另一个挑战。

如果考虑到全球疫情的蔓延与可能的失控，海内外医疗信息的交互也会成为疫病大数据的一个重要方向。如何在健康防疫大数据研究中找到个人隐私权与积极健康干预的合理平衡点，也是未来研究需要关注的一个问题。在政府及研究方充分保障用户数据安全的前提下，出于公众总体健康保护的需求，用户个人的隐私信息也需在必要时做出适当让渡。

目前大数据监控主要集中在收集确诊患者或疑似患者的旅行史、接触史和医疗史等，以及追踪密切接触者，这些信息均是建立在感染已经发生的基础上的。尽管这些数据可以用来生成一个传染病模型，但是我们依然希望能够通过某个日常健康采集系统，记录健康人均的基线模型，从而在监测到异常值的第一时间对特定群体予以关注。

仍然以新型冠状病毒感染为例，国内早期主要采取了依据体温甄别的方式。然而，目前在欧美，许多患者在感染初期表现是味觉或嗅觉失灵。这些症状都不是中国感染患者的主要表现，却可能与新冠病毒相关。及时关注此类患者，避免他们在不自知的情况下从轻症发展为重症，是救治此类患者的关键。

需要通过建立广泛覆盖和常态化的健康检测系统，进一步扩大目前的数据覆盖范围，针对个人生活健康状态及出行轨迹提前预判患病风险，若出现疫情二次波峰，可以起到快速预分级，减少医疗资源的挤兑现象。此外，我们需要及时了解患者心理状态，为患者提供相应的心理辅导，减少恐惧等因素带来的痛苦。

二、真实世界中疫病数据的采集标准和采集方法

（一）挖掘重大传染病防控、资源调配和协同救治的文本信息

通过关键词检索国内外文献数据库，整理关于重大传染病防控、资源调配和协同救治的文献研究，利用网络爬虫技术获取相关政府官网文件信息及新闻报道信息，根据所获取的内容筛选有效文本信息，作为研究样本。然后，我们将利用自然语言处理技术，对研究样本进行计量学分析，挖掘文本主题与内容关系，提取传染病防控、资源调配和协同救治的结构组成和管理模式中的现状、问题及改进方案，构建传染病防控的知识体系，为疫病大数据研究优化防控机制提供理论依据。

（二）常态化监测方法

依托一套全生命周期的健康信息采集系统，从整体到局部，以部位为单位进行扫描，收集的信息包括体质特征、健康状况、心理特点、生活习惯、社会功能、家族史、疾病史等，系统具有定时更新、实时上报、远程问诊等功能（图17-1）。例如，有学者已开发的全生命周期健康信息采集系统，可融入疫情相关的模块，采集个体社会经济水平、信息接收途径、防护意识、防护行为、出现状况、接触史、旅行史、家庭结构等全方位信息，为评估其感染风险与预警疫情做好信息基础。

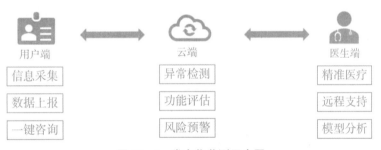

图 17-1　常态化监测示意图

在抗击新型冠状病毒感染疫情中，中医药发挥了很大作用，但其具体的作用机制和疗效仍需要大量科学数据支撑。中医药在疫病防控中体现在"未病先防""既病防变""瘥后防复"三个方面，我们的信息采集系统中包括大量中医体质、舌象、面象、脉象等中医特色化信息，通过这些信息，可以探索不同体质类型与不同传染病之间的关联性，为中医疫病学的科学研究提供数据支撑。另外，在疫情防控中，有些人不能做到自觉监测与上报自身健康状况，在此背景下，这些中医特色化信息不易引起用户的警觉，能够真实客观地反映真实情况。同时，作为一款具有自我健康管理功能的应用，我们将在日常情境下收集到用户的健康信息，可增加信息收集效率。对于新发疫情预警系统，本研究纳入的中医信息丰富了传染病预测的信息来源，通过算法优化，可以提高系统的预警精确度。

依托全生命周期健康监测系统，在此基础上融合了重大传染病专项信息采集系统，通过网络平台、医院推荐、中医药管理领导机构等多种形式，向全国范围所有知情同意的用户进行推广；并将该健康信息采集系统数据与医疗数据打通，从而基于全面的健康信息、医疗信息及行动轨迹，及早预警疫情，对高风险个体进行行为干预。

三、真实世界中疫病数据的分析方法

（一）文本计量学挖掘技术方法

使用 Meta 分析技术对有关传染病防控、资源调配和协同救治的中英文数据库进行系统分析，对文献进行质量进行评价，为在医联网环境下搭建智能化防控体系提供理论依据。

知识图谱为一个由实体和实体间语义关系构成的有向异构网络图，可以将现实中的事物实体和事物间的关系抽象为节点与连线，从而构成"图谱"的表现形式，直观表达抽象对象的关联信息。本研究将通过知识图谱融合数据库、信息检索、数据挖掘、自然语言处理与图计算分析等技术，将疫情防控信息可视化展示，实时动态更新，保证信息有效性，挖掘每一个实体之间的关键联系，发现当前疫情预警系统、资源调配及协同救治中未暴露出来的问题，为疫情预警提供依据，具体实施流程图如下（图 17 - 2）。

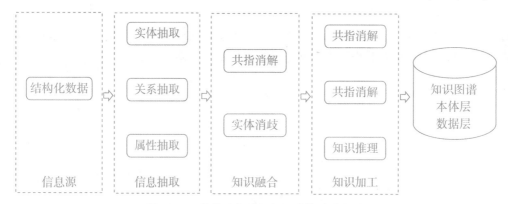

图 17 - 2 传染病领域知识图谱构建流程图

（二）基于贝叶斯网络算法时空预警模式

贝叶斯网络（bayesian Network）是一种研究不确定性问题的重要方法。它是一个代表变量间概率分布关系的有向无环图（directed acyclic graph，DAG），是基于概率推理的图形化网络，接近于概率和统计，是概率统计和图形理论的有机结合。

贝叶斯网络既能用图形模式来直观揭示问题变量间概率依赖关系，又能按照概率论的原则对变量间的关系加以利用，降低推理的计算复杂度。与其他形式相比有很多优点：它可以通过图形化的模型来表达变量间的概率依赖关系，又可以通过直观的推理探索变量间的深层关系，还可以用于进行模式的识别和分类。

基于贝叶斯网络算法建立多层有向无环图。在该图中，每个节点代表一个随机变量，除了以新型冠状病毒感染为未知变量，其余变量都是已知变量。我们假设直接影响

传染病概率的因素包括个体健康状况、防护行为、行动轨迹、旅行史和接触史，而上述直接影响因素又会受到一系列个体层面和地区层面的因素影响，因素之间存在着层级影响关系（图17-3），我们的目的就是通过已知变量（包含各类风险因素及个体的症状），通过贝叶斯网络算法，得到个体感染传染病病毒的概率，根据概率结果，为有症状的个人推荐是否要去进行相关检测或者注射疫苗。

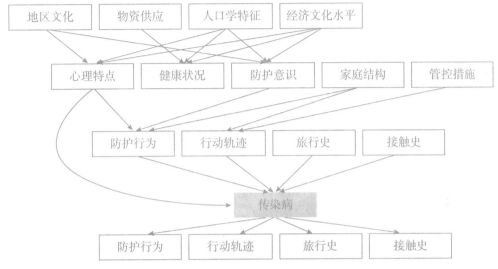

图17-3 贝叶斯网格算法计算个体感染新型冠状病毒感染概率

对于具有高感染概率个体的心理数据进行建模分析，计算他们瞒报病情的贝叶斯概率，并及时推送相关讯息，协助患者克服心理障碍，并统计上报，人工审核后联系相关部门进行核实。

对于确诊患者进行后一步跟进，继续收集治疗过程中的中西医用药情况、患者预后和满意度，以及后期的健康数据，进行后续的长期随访跟踪，将为疾病的长期影响研究收集证据，并为中医药在后续疫情防控中的作用起到帮助。

（三）隐马尔可夫模型

隐马尔可夫模型（hidden markov model，HMM）是基于时间序列或者状态序列的，数据类型可以分为两类：一类是序列数据是可以观测到的，即观测序列；另一类数据是不能观察到的，即隐藏状态序列，简称状态序列。隐马尔可夫模型就是通过可观测的序列推测出隐藏序列的内容。对于隐马尔可夫模型，首先，我们假设大规模传染病是所有可能的隐藏状态的集合，日常监测信息是所有可能的观测状态的集合，通过隐藏状态数和可能的观察状态数，实现传染病预测。

本研究中日常监测的数据是观测序列，是否为大规模传染病为隐藏序列，通过建立隐马尔可夫模预测模型，根据健康类APP日常监测的用户输入信息状态，使用向前向后算法求取隐马尔可夫模型观测序列的概率（图17-4），实现大规模传染病的预测。

（四）真实世界中疫情的异常监测与响应措施

以各个县市疫情高发期的基本感染数R0为结果变量，地方文化、管控措施、宣传

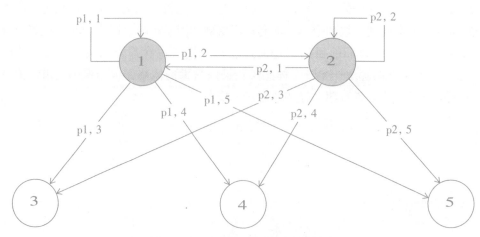

图 17 − 4   隐马尔可夫模型预测概率

措施、物资供应的总体状况、市民的平均心理特点、健康状况、社会经济水平、信息接收途径、防护意识、防护行为、出行状况、接触史、旅行史、家庭结构等多种因素为预测变量（数据可通过网络公开数据、疾控中心、地方政府公示等多个渠道获取），进行回归分析（regression）；以个体的感染状况（密切接触者未感染、感染、既未感染也未接触）为结果变量，以个体的心理特点、健康状况、社会经济水平、信息接收途径、防护意识、防护行为、出现状况、接触史、旅行史、家庭结构为个体层面的预测变量，以地方文化、管控措施、宣传措施、物资供应为地区层面的预测变量，进行多层逻辑回归分析（multilevel logistic regression），综合得出地区层面和个人层面各风险因素的权重，通过进一步分析防疫措施与多个风险因素的相互作用，得出防疫措施对权重变化的贡献比率，以及防疫措施对个体造成的社会成本归一化指数，从而计算防疫措施费效比，与防疫措施和地方特点的费效比关系，建立防疫措施费效比预测模型，根据地方特点和地方人群特点预测防疫措施效果，协助地方政府因城施策，选择费效比最高的防疫措施。

研究示例：新型冠状病毒感染疫情中大数据方法的应用。课程案例：开源网站 our-worldindata. org。英国牛津大学发起的这一网站，对包括世界卫生组织、各国疾病预防控制中心、霍普金斯大学等多数据来源的疫情数据进行了非常直观的可视化呈现。例如，对不同国家不同时间内的检测、感染、死亡等各方面的数据进行了对比。

国外的流行病大数据主要关注显著的疫病特征（比如病患总数、死亡率这类数据），对于更广泛的社会、心理等数据，以及深层次的机制缺乏足够的关注，尚未建立系统的疫病科学理论，更缺乏中医诊断信息的标准化采集工具，如患者的体质和四诊信息等。宏观统计信息能够用于政府部门及科研机构的回溯研究，却很难精准地预知未来。以五运六气为代表的中医疫病学理论虽然尚未完成具有精确定量、可证伪等科学化过程，但提供了预测疫病发生发展的可能性，并能够在一定程度上指导预防和诊治，国外对应领域尚处于空白。

由于社会生活信息化水平、互联网经济发展水平、社会观念和隐私政策等因素，国外个体行为和诊疗数据来源有限，应用受到严格限制，无法通过统一的社会治理系统整合各方面数据进行大数据分析。因此，在基于大数据的疫病研究和防控领域缺少科学方法层次上的突破性进展，主要集中于通过传统流行病学方法获得相关数据，再采用各类方法进行分析。

目前国内外疫病大数据研究均处于早期探索阶段，在疫情回溯、监控等领域取得了一定成就。但对于疫病防控，最重要的仍是在疫情全面暴发之前，基于疫病发生学理论提出预警，对可能产生的疫病症状，有针对性地提高大数据识别敏感度，在第一时间发现和甄别异常值。中医疫病学理论提供了将气候、物候等更大范围内数据整合到疫病防控中的理论基础，是对目前以流行病学为主要理论构架的疫病理论的重要补充。

附篇 疫病古籍原文摘选

一、《黄帝内经》

（一）疫疠

黄帝曰：余闻五疫之至，皆相染易，无问大小，病状相似，不施救疗，如何可得不相移易者？岐伯曰：不相染者，正气存内，邪不可干，避其毒气，天牝从来，复得其往，气出于脑，即不邪干。

小金丹方：辰砂二两，水磨雄黄一两，叶子雌黄一两，紫金半两，同入合中，外固了，地一尺筑地实，不用炉，不须药制，用火二十斤煅之也，七日终，候冷七日取，次日出合子，埋药地中七日，取出顺日研之三日，炼白沙蜜为丸，如梧桐子大，每日望东吸日华气一口，冰水下一丸，和气咽之，服十粒，无疫干也。（《素问·刺法论》）

是故巳亥之岁，君火升天……君火欲升，而中水运抑之，升之不前，即清寒复作，冷生旦暮。民病伏阳，而内生烦热，心神惊悸，寒热间作。日久成郁，即暴热乃至，赤风肿翳，化疫，温疠暖作，赤气彰而化火疫，皆烦而躁渴，渴甚，治之以泄之可止。

此乙庚失守，其后三年化成金疫也。

太阳不迁正，即冬清反寒，易令于春，杀霜在前，寒冰于后，阳光复治，凛冽不作，雾云待时。民病温疠至，喉闭嗌干，烦躁而渴，喘息而有音也。

如此则甲己失守，后三年化成土疫。

此者丙辛失守其会，后三年化成水疫。

丁柔干失刚，亦木运小虚也，有小胜小复。后三年化疠，名曰木疠。

（二）疟疾

疟之始发也，先起于毫毛，伸欠乃作，寒慄鼓颔，腰脊俱痛，寒去则内外皆热，头痛如破，渴欲冷饮。帝曰：何气使然？愿闻其道。岐伯曰：阴阳上下交争，虚实更作，阴阳相移也。阳并于阴，则阴实而阳虚，阳明虚则寒慄鼓颔也；巨阳虚则腰背头项痛；三阳俱虚则阴气胜，阴气胜则骨寒而痛；寒生于内，故中外皆寒；阳盛则外热，阴虚则内热，外内皆热则喘而渴，故欲冷饮也。

夫寒者阴气也，风者阳气也，先伤于寒而后伤于风，故先寒而后热也，病以时作，名曰寒疟。帝曰：先热而后寒者，何也？岐伯曰：此先伤于风而后伤于寒，故先热而后寒也，亦以时作，名曰温疟。其但热而不寒者，阴气先绝，阳气独发，则少气烦冤，手足热而欲呕，名曰瘅疟。

帝曰：夫经言有余者泻之，不足者补之。今热为有余，寒为不足。夫疟者之寒，汤火不能温也，及其热，冰水不能寒也，此皆有余不足之类。当此之时，良工不能止，必须其自衰乃刺之，其故何也？愿闻其说。岐伯曰：经言无刺熇熇之热，无刺浑浑之脉，无刺漉漉之汗，故为其病逆未可治也……夫疟气者，并于阳则阳胜，并于阴则阴胜，阴胜则寒，阳胜则热。疟者，风寒之气不常也，病极则复。至病之未发也，如火之热，如风雨不可当也。故经言：方其盛时必毁，因其衰也，事必大昌。此之谓也。夫疟之未发也，阴未并阳，阳未并阴，因而调之，真气得安，邪气乃亡，故工不能治其已发，为其气逆也。

疟之且发也，阴阳之且移也，必从四末始也，阳已伤，阴从之，故先其时坚束其处，令邪气不得人，阴气不得出，审候见之在孙络盛坚而血者皆取之，此真往而未得并者也。

帝曰：论言夏伤于暑，秋必病疟。今疟不必应者何也？岐伯曰：此应四时者也。其病异形者，反四时也。其以秋病者寒甚，以冬病者寒不甚，以春病者恶风，以夏病者多汗。（《素问·疟论》）

足太阳之疟，令人腰痛头重，寒从背起，先寒后热，熇熇暍暍然，热止汗出，难已，刺郄中出血。足少阳之疟，令人身体解㑊，寒不甚，热不甚，恶见人，见人惕惕然，热多汗出甚，刺足少阳。足阳明之疟，令人先寒，洒淅洒淅，寒甚久乃热，热去汗出，喜见日月光火气乃快然，刺足阳明跗上。足太阴之疟，令人不乐，好太息，不嗜食，多寒热汗出，病至则善呕，呕已乃衰，即取之。足少阴之疟，令人呕吐甚，多寒热，热多寒少，欲闭户牖而处，其病难已。

足厥阴之疟，令人腰痛少腹满，小便不利如癃状，非癃也，数便，意恐惧气不足，腹中悒悒，刺足厥阴。肺疟者，令人心寒，寒甚热，热间善惊，如有所见者，刺手太阴阳明。心疟者，令人烦心甚，欲得清水，反寒多，不甚热，刺手少阴。肝疟者，令人色苍苍然，太息，其状若死者，刺足厥阴见血。脾疟者，令人寒，腹中痛，热则肠中鸣，鸣已汗出，刺足太阴。肾疟者，令人洒洒然，腰脊痛宛转，大便难，目眴眴然，手足寒，刺足太阳少阴。胃疟者，令人且病也，善饥而不能食，食而支满腹大，刺足阳明太阴横脉出血。

凡治疟先发，如食顷乃可以治，过之则失时也……先其发时如食顷而刺之，一刺则衰，二刺则知，三刺则已，不已，刺舌下两脉出血；不已，刺郄中盛经出血，又刺项已下侠脊者必已。（《素问·刺疟论》）

魄汗未尽，形弱而气烁，穴俞以闭，发为风疟。（《素问·生气通天论》）

夏伤于暑，秋为痎疟。（《素问·生气通天论》）

岁火太过，炎暑流行，肺金受邪，民病疟。（《素问·气交变大论》）

火郁之发……故民病……温疟。（《素问·六元正纪大论》）

疟不渴，间日而作，取足阳明；渴而间日作，取手阳明。（《灵枢·杂病》）

黄帝问于岐伯曰：经言夏日伤暑，秋病疟，疟之发以时，其故何也？岐伯对曰：邪客于风府，病循膂而下，卫气一日一夜常大会于风府，其明日日下一节，故其日作晏。

此其先客于脊背也，故每至于风府则腠理开，腠理开则邪气入，邪气入则病作，此所以日作尚晏也。卫气之行风府，日下一节，二十一日下至尾底，二十二日入脊内，注于伏冲之脉，其行九日，出于缺盆之中，其气上行，故其病稍益至。至其内搏于五藏，横连募原，其道远，其气深，其行迟，不能日作，故次日乃稽积而作焉。（《灵枢·岁露》）

二、《伤寒杂病论》

（一）霍乱

问曰：病有霍乱者何？答曰：呕吐而利，此名霍乱。

问曰：病发热头痛，身疼恶寒，吐利者，此属何病？答曰：此名霍乱。霍乱自吐下，又利止，复更发热也。

伤寒，其脉微涩者，本是霍乱，今是伤寒，却四五日至阴经，上转入阴，必利。本呕下利者，不可治也；欲似大便，而反失气，仍不利者，此属阳明也，便必硬，十三日愈，所以然者，经尽故也。下利后，当便硬，硬则能食者愈；今反不能食，到后经中，颇能食，复过一经能食，过之一日当愈；不愈者，不属阳明也。

恶寒脉微而复利，利止，亡血也，四逆加人参汤主之。

四逆加人参汤方

甘草（炙二两），附子一枚（生，去皮，破八片），干姜一两半，人参一两。

上四味，以水三升，煮取一升二合，去滓，分温再服。

霍乱，头痛，发热，身疼痛，热多欲饮水者，五苓散主之；寒多不用水者，理中丸主之。

五苓散方

猪苓（去皮）十八铢，白术十八铢，茯苓十八铢，桂枝（去皮）半两，泽泻一两六铢。

上五味，为散，更治之。白饮和服方寸匕，日三服。多饮暖水，汗出愈。

理中丸方（下有作汤加减法）

人参三两，干姜三两，甘草（炙）三两，白术三两。

上四味，捣筛，蜜和为丸，如鸡子黄许大。以沸汤数合，和一丸，研碎，温服之，日三四、夜二服；腹中未热，益至三四丸，然不及汤。汤法：以四物依两数切，用水八升，煮取三升，去滓，温服一升，日三服。若脐上筑者，肾气动也，去术，加桂四两；吐多者，去术，加生姜三两；下多者还用术；悸者，加茯苓二两；渴欲得水者，加术，足前成四两半；腹中痛者，加人参，足前成四两半；寒者，加干姜，足前成四两半；腹满者，去术，加附子一枚。服汤后，如食顷，饮热粥一升许，微自温，勿发揭衣被。

吐利止，而身痛不休者，当消息和解其外，宜桂枝汤小和之。

桂枝汤方

桂枝（去皮）三两，芍药三两，生姜三两，甘草（炙）二两，大枣（擘）十二枚。

上五味，以水七升，煮取三升，去滓，温服一升。

吐利汗出，发热恶寒，四肢拘急，手足厥冷者，四逆汤主之。

四逆汤方

甘草（炙）二两，干姜一两半，附子（生，去皮，破八片）一枚。

上三味，以水三升，煮取一升二合，去滓，分温再服。强人可大附子一枚、干姜三两。既吐且利，小便复利而大汗出，下利清谷，内寒外热，脉微欲绝者，四逆汤主之。

吐已下断，汗出而厥，四肢拘急不解，脉微欲绝者，通脉四逆加猪胆汤主之。

通脉四逆加猪胆汤方

甘草（炙）二两，干姜（强人可四两）三两，附子大者（生，去皮，破八片）一枚，猪胆汁半合。

上四味，以水三升，煮取一升二合，去滓；内猪胆汁，分温再服，其脉即来。无猪胆，以羊胆代之

吐利发汗，脉平小烦者，以新虚不胜谷气故也。（伤寒论·辨霍乱病脉证并治》）

（二）阴阳毒

阳毒之为病，面赤斑斑如锦纹，咽喉痛，唾脓血，五日可治，七日不可治，升麻鳖甲汤主之。

阴毒之为病，面目青，身痛如被杖，咽喉痛，五日可治，七日不可治，升麻鳖甲汤去雄黄、蜀椒主之。

升麻鳖甲汤方

升麻二两，当归一两，蜀椒（炒去汗）一两，甘草二两，雄黄（研）半两，鳖甲（炙）手指大一片。

上六味，以水四升，煮取一升，顿服之。老小再服。取汗。（《金匮要略·百合狐惑阴阳毒病脉证治》）

（三）疟疾

师曰：疟脉自弦，弦数者多热，弦迟者多寒，弦小紧者下之差，弦迟者可温之，弦紧者可发汗、针灸也，浮大者可吐之，弦数者风发也，以饮食消息止之。

病疟，以月一日发，当以十五日愈，设不差，当月尽解；如其不差，当云何？师曰：此结为癥瘕，名曰疟母，急治之，宜鳖甲煎丸。

鳖甲煎丸方

鳖甲十二分（炙），乌扇三分（烧），黄芩三分，柴胡六分，鼠妇三分（熬），干姜三分，大黄三分，芍药五分，桂枝三分，葶苈一分，石韦三分（去毛），厚朴三分，牡丹五分（去心），瞿麦二分，紫葳三分，半夏一分，人参一分，䗪虫五分（熬），阿胶三分（炙），蜂巢四分（炙），赤消十二分，蜣螂六分（熬），桃仁二分。

上二十三味为末，取煅灶下灰一斗，清酒一斛五斗，浸灰，候酒尽一半，着鳖甲于中，煮令泛烂如胶漆，绞取汁，内诸药，煎为丸，如梧子大，空心服七丸，日三服。

温疟者，其脉如平，身无寒，但热，骨节疼烦，时呕，白虎加桂枝汤主之。

白虎加桂枝汤方

知母六两，甘草二两（炙），石膏一斤，粳米二合，桂枝（去皮）三两。

上锉，每五钱，水一盏半，煎至八分，去滓，温服，汗出愈。

疟多寒者，名曰牝疟，蜀漆散主之。

蜀漆散方

蜀漆（洗去腥）、云母（烧二日夜）、龙骨等分。

上三味，杵为散。未发前，以浆水服半钱。温疟，加蜀漆半分，临发时，服一钱匕。（《金匮要略·疟病脉证并治》）

三、《肘后备急方》

（一）时气温病

伤寒、时行、温疫，三名同一种耳，而源本小异。其冬月伤于寒，或疾行力作，汗出得风冷，至夏发，名为伤寒；其冬月不甚寒，多暖气及西风，使人骨节缓堕受病，至春发，名为时行；其年岁中有疠气兼夹鬼毒相注，名为温病。如此诊候并相似。又贵胜雅言，总名伤寒，世俗因号为时行，道术符刻言五温，亦复殊，大归终止是共途也。然自有阳明、少阴，阴毒、阳毒为异耳。少阴病例不发热，而腹满下痢，最难治也。

治伤寒及时气温病及头痛，壮热脉大，始得一日方。

取旨兑根、叶合捣三升许，和之真丹一两，水一升，合煮，绞取汁，顿服之，得吐便差。若重，一升尽服，厚覆取汗，差。

若已六七日，热极，心下烦闷，狂言见鬼，欲起走。

用干茱萸三升，水二升，煮取一升后，去滓，寒温服之，得汗便愈。此方恐不失，必可用也，秘之。

又方：取白犬，从背破取血，破之多多为佳，当及热，以薄胸上，冷乃去之。此治垂死者活。无白犬，诸纯色者亦可用之。

治温毒发斑，大疫难救，黑膏。

生地黄半斤（切碎），好豉一升，猪脂二斤。合煎五六沸，令至三分减一，绞去滓，末雄黄、麝香如大豆者，内中搅和，尽服之。毒从皮中出，即愈。

又方，大黄三两，甘草二两，麻黄二两，杏仁三十枚，芒硝五合，黄芩一两，巴豆二十粒（熬）。捣，蜜丸和，如豆大，服三丸，当利毒。利不止，米饮止之。家人视病者，亦可先服取利，则不相染易也。此丸亦可预合置。（《肘后备急方·治伤寒时气温病方第十三》）

（二）辟疫方

辟瘟疫药干散

大麻仁一两，柏子仁一两，干姜一两，细辛一两，附子（炮）半两。

捣筛，正旦以井华水，举家各服方寸匕，疫极则三服，日一服。

老君神明白散

白术一两，附子三两，乌头四两，桔梗二两半，细辛一两。捣筛。正旦服一钱匕，一家合药，则一里无病。此带行，所遇病气皆消。若他人有得病者，便温酒服之方寸匕，亦得。病已四五日，以水三升，煮散服一升，覆取汗出也。

度瘴散，辟山瘴恶气，若有黑雾郁勃及西南温风，皆为疫疠之候方。

麻黄五分，椒五分，乌头三分，细辛一分，白术一分，防风一分，桔梗一分，桂心一分、干姜一分。捣筛，平旦酒服一盏匕。辟毒诸恶气，冒雾行，尤宜服之。

太乙流金方

雄黄三两，雌黄二两，矾石一两半，鬼箭一两半，羚羊角二两。捣为散。三角绛囊贮一两，带心前并门户上。月旦青布裹一刀圭，中庭烧，病人亦烧熏之，即差。

辟天行疫疠

雄黄、丹砂、巴豆、矾石、附子、干姜分等。捣，蜜丸。平旦向日吞之一丸，如胡麻大，九日止，令无病。

（三）常用辟温病散方

真珠一分，肉桂一分，贝母（熬之）三分，鸡子白（熬令黄黑）三分。捣筛，岁旦服方寸匕。若岁中多病，可月月朔望服之，有病即愈。病人服之，当可大效。（《肘后备急方·治瘴气疫疠温毒诸方第十五》）

四、《备急千金要方》

辟温

辟疫气，令不染温病及伤寒，岁旦屠苏酒方。

大黄十五铢，白术十八铢，桔梗、蜀椒各十五铢，桂心十八铢，乌头六铢，菝葜十二铢，一方有防风一两。

上七味，㕮咀，绛袋盛，以十二月晦日日中悬沉井中，令至泥，正月朔旦平晓出药，置酒中煎数沸，于东向户中饮之。屠苏之饮，先从小起，多少自在。一人饮，一家无疫；一家饮一里无疫。饮药酒得，三朝还滓置井中，能仍岁饮，可世无病。当家内外有井，皆悉著药，辟温气也。

辟温气，太一流金散方。

雄黄三两，雌黄二两，矾石一两半，鬼箭羽一两半，羚羊角（烧）二两。

上五味，治下筛，三角绛袋盛一两，戴心前，并挂门户上。若逢大疫之年，以月旦青布裹一刀圭，中庭烧之。温病人亦烧熏之。

辟温病，粉身散，常用方。

川芎、白芷、藁本各等分。

上三味，治下筛，纳米粉中，以粉身。

汉建宁二年，太岁在酉，疫气流行，死者极众，即有书生丁季回从蜀青城山来，东过南阳，从西市门入，见患疫疠者颇多，遂于囊中出药，人各惠之一丸。灵药沾唇，疾无不差。市中疫鬼数百千余，见书生施药，悉皆惊怖而走……此方药带之入山，能辟虎狼虫蛇，人水能除水怪蛟蜃。雄黄丸方。

雄黄、雌黄、曾青、鬼臼、真珠、丹砂、虎头骨、桔梗、白术、女青、川芎、白芷、鬼督邮、芫花、鬼箭羽、藜芦、菖蒲、皂荚各一两。

上十八味，末之，蜜丸如弹子大。绢袋盛。男左女右戴之。卒中恶病及时疫，吞如梧子一丸，烧一弹丸户内。（《备急千金要方·伤寒上·辟温》）

五、《太平惠民和剂局方》

瘴疟

论寒热瘴疟证。凡瘴疟病，虽是时行之疾，然老少虚实，受病有浅深，大率不同。有发热不寒，浑身似火，头痛烦渴谵语者；有发寒不热，默默昏倦，四肢厥冷，脐腹疼痛；有外寒内热；有外热内寒；有寒热相半；有哑不能言者；有吐、有泻、有吐泻俱作，当随证用药。若只言瘴病，一概治之，万一不能取效也。若发时热多寒少，或内热外寒，但热不寒，浑身如火，头痛烦渴，心胸躁闷，谵语乱言，大小便秘涩，发作无时者，可与小柴胡汤、败毒散、升麻葛根汤、来苏散、葱白散、神术散。烦渴者，与五苓散、竹叶汤。谵语心闷者，与五苓散，入辰砂细研和匀，冷热水调服，兼与大至宝丹，及小儿金箔圆两、三圆作一服。头痛者，与太阳丹、白龙圆、茶调散之类。或热少寒多，或内寒外热，或寒热相半，或骨节酸痛，脐腹作痛者，可与不换金正气散、人参轻骨散、正气散、圣散子、五积散、香苏散、建中散、草果饮、嘉禾散或来苏散之类。或不热，只是寒，或吐，或泻，或吐泻俱作，四肢厥冷，汗出如雨，默默昏倦者，可与术附汤、四柱散、嘉禾散或鹿茸圆、二姜圆、十华散。若服前药吐泻不止，四肢厥冷，自汗如雨，小便频数者，与参苓白术散吞来复丹三十圆至五十圆，甚者姜附汤合五苓散同煎服。渴者，与参苓白术散。此一证，二广及漳州界上多有之，余处无。此证发药，须用仔细询问的实，不可轻用，误人性命。切记不可轻发热药。若发作有时，或连日，或隔日，或三五日一发，发则热多寒少，或但热不寒者，于未发前，先与小柴胡汤、败毒散之类。至发日，却服露天饮或圣饮子、胜金圆。呕逆有痰涎者，常山饮、消暑圆之类，有效如神。若热少寒多，或只寒不热，或寒热相半者，于未发前，可多与不换金正气散、建中汤、正气散、平胃散、和脾散、嘉禾散之类。至发日五更初，却服常山饮、草果饮。发久者，克效饼、灵疟丹。老者及怯弱者，不可服，自宜斟酌。孕妇患疟疾，难为用药，但只可与草果饮，兼用平胃散，入盐少许，用温酒调服。瘴疟瘥后，吃粥或烂饮。更常调和脾胃，可与黄芪建中汤，四君子汤，嘉禾散，参苓白术散，曹脾散，挝脾散，健脾汤，平胃散，和气散，思食圆，大、小养脾圆。切忌生冷、酒、果、房色、洗浴半月。（《太平惠民和剂局方·指南总论·论瘴疟证候》）

六、《温疫论》

（一）自序

夫温疫之为病，非风、非寒、非暑、非湿，乃天地间别有一种异气所感。其传有九，此治疫紧要关节。奈何自古迄今，从未有发明者。仲景虽有《伤寒论》，然其法始自太阳，或传阳明，或传少阳，或三阳竟自传胃。盖为外感风寒而设，故其传法与温疫自是迥别。嗣后论之者纷纷，不止数十家，皆以伤寒为辞。其于温疫证则甚略之。是以业医者所记所诵，连篇累牍俱系伤寒，及其临证，悉见温疫，求其真伤寒百无一二。不知屠龙之艺虽成而无所施，未免指鹿为马矣。余初按诸家咸谓：春、夏、秋皆是温病，而伤寒必在冬时。然历年较之，温疫四时皆有。及究伤寒，每至严寒，虽有头疼、身痛、恶寒、无汗、发热，总似太阳证，至六七日失治，未尝传经。每用发散之剂，一汗即解。间有不药亦自解者，并未尝因失汗以致发黄、谵语、狂乱、苔刺等症。此皆感冒肤浅之病，非真伤寒也。伤寒，感冒，均系风寒，不无轻重之殊。究竟感冒居多，伤寒希有。况瘟疫与伤寒，感受有霄壤之隔。今鹿马攸分，益见伤寒世所绝少。仲景以伤寒为急病，仓卒失治，多致伤生，因立论以济天下后世，用心可谓仁矣。然伤寒与瘟疫，均急病也。以病之少者，尚谆谆告世，至于温疫多于伤寒百倍，安忍反置勿论？或谓温疫之证，仲景原别有方论，历年既久，兵火湮没，即《伤寒论》乃称散亡之余，王叔和立方造论，谬称全书。温疫之论，未必不由散亡也明矣。崇祯辛巳，疫气流行，山东、浙省、南北两直，感者尤多，至五六月益甚，或至阖门传染。始发之际，时师误以伤寒法治之，未尝见其不殆也。或病家误听七日当自愈，不尔，十四日必瘳，因而失治，有不及期而死者；或有妄用峻剂，攻补失序而死者；或遇医家见解不到，心疑胆怯，以急病用缓药，虽不即受其害，然迁延而致死比比皆是。所感之轻者，尚获侥幸；感之重者，更加失治，枉死不可胜记。嗟乎！守古法不合今病，以今病简古书，原无明论，是以投剂不效，医者彷徨无措，病者日近危笃。病愈急，投药愈乱，不死于病，乃死于医，不死于医，乃死于圣经之遗亡也。吁！千载以来，何生民不幸如此。余虽固陋，静心穷理，格其所感之气，所入之门，所受之处，及其传变之体，平日所用历验方法，详述于下，以俟高明者正之。（时崇祯壬午仲秋姑苏洞庭吴有性书于淡淡斋）

（二）原病

病疫之由，昔以为非其时有其气，春应温而反大寒，夏应热而反大凉，秋应凉而反大热，冬应寒而反大温，得非时之气，长幼之病相似以为疫。余论则不然。夫寒热温凉乃四时之常，因风雨阴晴，稍为损益，假令秋热必多晴，春寒因多雨，较之亦天地之常事，未必多疫也。伤寒与中暑感天地之常气，疫者感天地之疠气。在岁有多寡；在方隅有厚薄；在四时有盛衰。此气之来，无论老少强弱，触之者即病。邪从口鼻而入，则其所客，内不在脏腑，外不在经络，舍于夹脊之内，去表不远，附近于胃，乃表里之分界，是为半表半里，即《针经》所谓横连膜原是也。

邪之所着，有天受，有传染，所感虽殊，其病则一。凡人口鼻之气，通乎天气，本气充满，邪不易入，本气适逢亏欠，呼吸之间，外邪因而乘之。昔有三人，冒雾早行，空腹者死，饮酒者病，饱食者不病。疫邪所着，又何异耶？若其年气来盛厉，不论强弱，正气稍衰者，触之即病，则又不拘于此矣。其感之深者，中而即发；感之浅者，邪不胜正，未能顿发；或遇饥饱劳碌、忧思气怒，正气被伤，邪气始得张溢，营卫运行之机，乃为之阻，吾身之阳气，因而屈曲，故为病热。（《温疫论·原病》）

（三）温疫初起

温疫初起，先憎寒而后发热，日后但热而无憎寒也。初得之二三日，其脉不浮不沉而数，昼夜发热，日晡益甚，头疼身痛。其时邪在夹脊之前，肠胃之后，虽有头疼身痛，此邪热浮越于经，不可认为伤寒表证，辄用麻黄、桂枝之类强发其汗。此邪不在经，汗之徒伤表气，热亦不减。又不可下，此邪不在里，下之徒伤胃气，其渴愈甚。宜达原饮。

达原饮

槟榔二钱，厚朴一钱，草果仁五分，知母一钱，芍药一钱，黄芩一钱，甘草五分。上用水二盅，煎八分，午后温服。（《温疫论·温疫初起》）

（四）下格

温疫愈后，脉证俱平，大便二三旬不行，时时作呕，饮食不进。虽少与汤水，呕吐愈加，此为下格。然下既不通，必返于上。设误认翻胃，乃与牛黄、狗宝，及误作寒气，而以藿香、丁香、二陈之类，误也。宜调胃承气热服，顿下宿结及溏粪、黏胶恶物，臭不可当者，呕吐立止。所谓欲求南风，须开北牖是也。呕止慎勿骤补，若少与参、芪，则下焦复闭，呕吐仍作也。此与病愈结存仿佛，彼则妙在往来蛙声一证，故不呕而能食。可见毫厘之差，遂有千里之异。按二者大便俱闭，脉静身凉，一安一危者，在乎气通气塞之间而已矣。（《温疫论·下格》）

（五）注意逐邪勿拘结粪

温疫可下者，约三十余证，不必悉具，但见舌黄、心腹痞满，便于达原饮中加大黄下之。设邪在膜原者，已有行动之机，欲离未离之际，得大黄促之而下，实为开门祛贼之法，即使未愈，邪亦不能久羁。二三日后，余邪入胃，仍用小承气汤彻其余毒。大凡客邪贵乎早治，乘人气血未乱，肌肉未消，津液未耗，病人不至危殆，投剂不至掣肘，愈后亦易平复。欲为万全之策者，不过知邪之所在，早拔去病根为要耳。但要谅人之虚实，度邪之轻重，察病之缓急，揣邪气离膜原之多寡，然后药不空投，投药无太过不及之弊。是以仲景自大柴胡以下，立三承气，多与少与，自有轻重之殊。勿拘于下不厌迟之说。应下之证，见下无结粪，以为下之早，或以为不应下之证，误投下药，殊不知承气本为逐邪而设，非专为结粪而设也。必俟其粪结，血液为热所搏，变证迭起，是犹养虎遗患，医之咎也。况多有溏粪失下，但蒸作极臭如败酱，或如藕泥，临死不结者，但得秽恶一去，邪毒从此而消，脉证从此而退，岂徒孜孜粪结而后行哉！假如津枯血燥之人，或老人血液衰少，多生燥结；或病后血气未复，亦多燥结。在经所谓不更衣十日无所苦，有何妨害？是知燥结不致损人，邪毒之为殒命也。要知因邪热致燥结，非燥结而致邪热也。但有久病失下，燥结为之壅闭，瘀邪郁热，益难得泄，结粪一行，气通而邪热乃泄，此又前后之不同。总之，邪为本，热为标，结粪又其标也。能早去其邪，安患燥结耶？

假令滞下，本无结粪，初起质实，频数窘急者，宜芍药汤加大黄下之。此岂亦因结粪而然耶？乃为逐邪而设也。或曰：得毋为积滞而设欤？余曰：非也，邪气客于下焦，气血壅滞，泣而为积，若去积以为治，已成之积方去，未成之积复生，须用大黄逐去其邪，是乃断其生积之源，营卫流通，其积不治而自愈矣。更有虚痢，又非此论。

或问：脉证相同，其粪有结有不结者何也？曰：原其人病至大便当即不行，续得蕴热，益难得出，蒸而为结也。一者其人平素大便不实，虽胃家热甚，但蒸作极臭，状如黏胶，至死不结。应下之证，设引经论初硬后必溏不可攻之句，诚为千古之弊。（《温疫论·注意逐邪勿拘结粪》）

（六）发斑战汗合论

凡疫邪留于气分，解以战汗；留于血分，解以发斑。气属阳而轻清，血属阴而重浊。是以邪在气分则易疏透，邪在血分恒多胶滞。故阳主速而阴主迟，所以从战汗者，可使顿解；从发斑者，当图渐愈。(《温疫论·发斑战汗合论》)

(七) 发斑

邪留血分，里气壅闭，则伏邪不得外透而为斑。若下之，内壅一通，则卫气亦从而疏畅，或出表为斑，则毒邪亦从而外解矣。若下后斑渐出，不可更大下。设有下证，少与承气缓缓下之。若复大下，中气不振，斑毒内陷则危，宜托里举斑汤。

托里举斑汤

赤芍一钱，当归一钱，升麻五分，白芷七分，柴胡七分，穿山甲(炙黄)二钱。

水姜煎服。下后斑渐出，复大下，斑毒复隐，反加循衣摸床，撮空理线，脉渐微者危，本方加人参一钱，补不及者死。若未下而先发斑者，设有下证，少于承气，须从缓下。(《温疫论·发斑》)

(八) 补泻兼施

证本应下，耽搁失治，或为缓药羁迟，火邪壅闭，耗气搏血，精神殆尽，邪火独存，以致循衣摸床，撮空理线，筋惕肉瞤，肢体振战，目中不了了，皆缘应下失下之咎。邪热一毫未除，元神将脱，补之则邪毒愈甚，攻之则几微之气不胜其攻。攻不可，补不可，补泻不及，两无生理。不得已勉用陶氏黄龙汤。此证下亦死，不下亦死，与其坐以待毙，莫如含药而亡，或有回生于万一。(《温疫论·补泻兼施》)

(九) 妄投破气药论

温疫心下胀满，邪在里也。若纯用青皮、枳实、槟榔诸香燥破气之品，冀其宽胀，此大谬也。不知内壅气闭，原有主客之分。假令根于七情郁怒，肝气上升，饮食过度，胃气填实，本无外来邪毒、客气相干，止不过自身之气壅滞，投木香、砂仁、豆蔻、枳壳之类，上升者即降，气闭者即通，无不见效。今疫毒之气，传于胸胃，以致升降之气不利，因而胀满，实为客邪累及本气。但得客气一除，本气自然升降，胀满立消。若专用破气之剂，但能破正气，毒邪何自而泄？胀满何由而消？治法非用小承气弗愈。既而肠胃燥结，下既不通，中气郁滞，上焦之气不能下降，因而充积，即膜原或有未尽之邪，亦无前进之路，于是表里上中下三焦皆阻，故为痞满燥实之证。得大承气一行，所谓一窍通，诸窍皆通，大关通而百关尽通也。向所郁于肠胃之邪，由此而下，肠胃既舒，在膜原设有所传不尽之余邪，方能到胃，乘势而下也，譬若河道阻塞，前舟既行，余舟连尾而下矣。至是邪结并去，胀满顿除，皆借大黄之力。大黄本非破气药，以其润而最降，故能逐邪拔毒，破结导滞，加以枳、朴者，不过佐使云尔。若纯用破气之品，津液愈耗，热结愈固，滞气无门而出，疫毒无路而泄，乃望其宽胸利膈，惑之甚矣。(《温疫论·妄投破气药论》)

(十) 杂气论

日月星辰，天之有象可睹；水火土石，地之有形可求；昆虫草木，动植之物可见；寒热温凉，四时之气往来可觉。至于山岚瘴气，岭南毒雾，咸得地之浊气，犹或可察。而惟天地之杂气，种种不一，亦犹天之有日月星辰，地之有水火土石，气交之中有昆虫、草木之不一也。草木有野葛、巴豆，星辰有罗计、荧惑，昆虫有毒蛇猛兽，土石有雄、硫、硇、信，万物各有善恶不等，是知杂气之毒有优劣也。

然气无形可求，无象可见，况无声亦无臭，何能得睹得闻？人恶得而知气？又恶得而知其气之不一也？是气也，其来无时，其着无方，众人有触之者，各随其气而为诸病焉。其为病也，或时众人发颐；或时众人头面浮肿，俗名为大头瘟是也；或时众人咽痛；或时音哑，俗名为虾蟆瘟是也；或时众人疟痢，或为痹气，或为痘疮，或为斑疹，或为疮疥疔肿，或时众人目赤肿痛；或时众人呕血暴下，俗名为瓜瓤瘟，探头瘟是也；或时众人瘿痃，俗名为疙瘩瘟是也。为病种种，难以枚举。大约病偏于一方，延门阖户，众人相同，皆时行之气，即杂气为病也。为病种种，是知气之不一也。盖当其时适有某气专入某脏腑、某经络，专发为某病，故众人之病相同，非关脏腑经络或为之证也。夫病不可以年岁四时为拘，盖非五运六气所即定者，是知气之所至无时也。或发于城市，或发于村落，他处安然无有，是知气之所着无方也。疫气者亦杂气中之一，但有甚于他气，故为病颇重，因名之疠气。虽有多寡不同，然无岁不有。至于瓜瓤瘟、疙瘩瘟，缓者朝发夕死，急者顷刻而亡，此在诸疫之最重者。幸而几百年来罕有之证，不可以常疫并论也。至于发颐、咽痛、目赤、斑疹之类，其时村落中偶有一二人所患者，虽不与众人等，然考其证，甚合某年某处众人所患之病，纤悉相同，治法无异。此即当年之杂气，但目今所钟不厚，所患者稀少耳。此又不可以众人无有，断为非杂气也。

况杂气为病最多，然举世皆误认为六气。假如误认为风者，如大麻风、鹤膝风、痛风、历节风、老人中风、肠风、疠风、痫风之类，概用风药，未尝一效，实非风也，皆杂气为病耳。至又误认为火者，如疔疮发背、痈疽肿毒、气毒流注、流火丹毒、与夫发斑、痘疹之类，以为痛痒疮疡皆属心火，投芩、连、栀、柏未尝一效，实非火也，亦杂气之所为耳。至于误认为暑者，如霍乱、吐、泻、疟、痢、暴注、腹痛、绞肠痧之类，皆误认为暑，因作暑证治之，未尝一效，与暑何与焉！至于一切杂证，无因而生者，并皆杂气所成。从古未闻者何耶？盖因诸气来而不知，感而不觉，惟向风寒暑湿所见之气求之。是舍无声无臭、不睹不闻之气推察。既错认病原，未免误投他药。《大易》所谓：或系之牛，行人之得，邑人之灾也。刘河间作《素问玄机原病式》，盖祖五运六气，百病皆原于风、寒、暑、湿、燥、火，无出此六气为病。实不知杂气为病，更多于六气为病者百倍，不知六气有限，现下可测，杂气无穷，茫然不可测也。专务六气，不言杂气，焉能包括天下之病欤！（《温疫论·杂气论》）

(十一) 论气盛衰

其年疫气盛行，所患者重，最能传染，即童辈皆知其为疫。至于微疫，反觉无有，盖毒气所钟有厚薄也。

其年疫气衰少，闾里所患不过几人，且不能传染，时师皆以伤寒为名，不知者固不言疫，知者亦不便言疫。然则何以知其为疫？盖脉证与盛行之年所患之证纤悉相同，至于用药取效，毫无差别。是以知温疫四时皆有，常年不断，但有多寡轻重耳。

疫气不行之年，微疫转有，众人皆以感冒为名，实不知为疫也。设用发散之剂，虽不合病，然亦无大害。疫自愈，实非药也，即不药亦自愈。至有稍重者，误投发散，其害尚浅，若误用补剂及寒凉，反成痼疾，不可不辨。（《温疫论·论气盛衰》）

（十二）论气所伤不同

所谓杂气者，虽曰天地之气，实由方土之气也。盖其气从地而起，有是气则有是病，譬如所言天地生万物，然亦由方土之产也。但植物借雨露而滋生，动物借饮食而颐养。盖先有是气，然后有是物。推而广之，有无限之气，因有无限之物也。但二五之精，未免生克制化，是以万物各有宜忌，宜者益而忌者损，损者制也。故万物各有所制，如猫制鼠，如鼠制象之类。既知以物制物，即知以气制物矣。以气制物者，蟹得雾则死，枣得雾则枯之类，此有形之气，动植之物皆为所制也。至于无形之气，偏中于动物者，如牛瘟、羊瘟、鸡瘟、鸭瘟，岂但人疫而已哉？然牛病而羊不病，鸡病而鸭不病，人病而禽兽不病，究其所伤不同，因其气各异也。知其气各异，故谓之杂气。夫物者气之化也，气者物之变也，气即是物，物即是气，知气可以制物，则知物之可以制气矣。夫物之可以制气者药物也，如蜒蚰解蜈蚣之毒，猫肉治鼠瘘之溃，此受物之气以为病，是以物之气制物之气，犹或可测。至于受无形杂气为病，莫知何物之能制矣。惟其不知何物之能制，故勉用汗、吐、下三法以决之。嗟乎！即三法且不能尽善，况乃知物乎？能知以物制气，一病只有一药之到病已，不烦君臣佐使品味加减之劳矣。（温疫论·论气所伤不同》）

（十三）应下诸证

舌白苔渐变黄苔

邪在膜原，舌上白苔；邪在胃家，舌上黄苔。苔老变为沉香色也。白苔未可下，黄苔宜下。

舌黑苔

邪毒在胃，熏腾于上，而生黑苔。有黄苔老而变焦色者，有津液润泽作软黑苔者，有舌上干燥作硬黑苔者，下后二三日，黑皮自脱。又有一种舌俱黑而无苔，此经气，非下证也。妊娠多见此，阴证亦有此，皆非下证。下后里证去，舌尚黑者，苔皮未脱也，不可再下，务在有下证方可下。舌上无苔，况无下证，误下舌反见离离黑色者危，急当补之。

舌芒刺

热伤津液，此疫毒之最重者，急当下。老人微疫无下证，舌上干燥易生苔刺，用生脉散，生津润燥，芒刺自去。

舌裂

日久失下，血液枯极，多有此证。又热结旁流，日久不治，在下则津液消亡，在上则邪火毒炽，亦有此证，急下之，裂自满。

舌短、舌硬、舌卷

皆邪气胜，真气亏。急下之，邪毒去，真气回，舌自舒。

白砂舌

舌上白苔，干硬如砂皮，一名水晶苔，乃自白苔之时，津液干燥，邪虽入胃，不能变黄，宜急下之。白苔润泽者，邪在膜原也，邪微苔亦微，邪气盛，苔如积粉，满布其舌，未可下，久而苔色不变，别有下证，服三消饮，次早舌即变黄。

唇燥裂、唇焦色、唇口皮起、口臭、鼻孔如烟煤

胃家热，多有此证，固当下之。唇口皮起，仍用别证互较。鼻孔煤黑，疫毒在胃，下之无辞。

口燥渴

更有下证者，宜下之，下后邪去胃和渴自减。若服花粉、门冬、知母，冀其生津止渴殊谬。若大汗，脉长洪而渴，未可下，宜白虎汤，汗更出，身凉渴止。

目赤，咽干，气喷如火，小便赤黑涓滴作痛，大便极臭，扬手掷足，脉沉而数。

皆为内热之极，下之无辞。

潮热

邪在胃有此证，宜下。然又有不可下者，详载似里非里条下，热入血室条下，神虚谵语条下。

善太息

胃家实，呼吸不利，胸膈痞闷，每欲引气下行故然。

心下满，心下高起如块，心下痛，腹胀满，腹痛按之愈痛，心下胀痛。

以上皆胃家邪实，内结气闭，宜下之，气通则已。

头胀痛

胃家实，气不下降，下之头痛立止。若初起头痛，别无下证，未可下。

小便闭

大便不通，气结不舒，大便行，小便立解。误服行气利水药无益。

大便闭，转屎气极臭

更有下证，下之无辞。有血液枯竭者，无表里证，为虚燥，宜蜜煎导及胆导。

大肠胶闭

其人平日大便不实，设遇疫邪传里，但蒸作极臭，状如黏胶，至死不结，但愈蒸愈黏，愈黏愈闭，以致胃气不能下行，疫毒无路而出，不下即死。但得黏胶一去，下证自除而愈。

协热下利、热结旁流

并宜下。详见大便条下。

四逆、脉厥、体厥

并属气闭，阳气郁内，不能四布于外，胃家实也，宜下之。下后反见此证者，为虚脱，宜补。

发狂

胃家实，阳气盛也，宜下之。有虚烦似狂，有因欲汗作狂，并详见本条，忌下。（《温疫论·应下诸证》）

（十四）解后宜养阴忌投参术

夫疫乃热病也，邪气内郁，阳气不得宣布，积阳为火，阴血每为热搏，暴解之后，余焰尚在，阴血未复，大忌参、芪、白术，得之反助其壅郁，余邪留伏，不惟目下淹缠，日后必变生异证。或周身痛痹，或四肢挛急，或流火结痰，或遍身疮疡，或两腿攒

痛，或劳嗽涌痰，或气毒流注，或痰核穿漏，皆骤补之为害也。凡有阴枯血燥者，宜清燥养荣汤。若素多痰，及少年平时肥盛者，投之恐有腻膈之弊，亦宜斟酌。大抵时疫愈后，调理之剂，投之不当，莫如静养节饮食为第一。（《温疫论·解后宜养阴忌投参术》）

（十五）统论疫有九传治法

夫疫之传有九，然亦不出乎表里之间而已矣。所谓九传者，病人各得其一，非谓一病而有九传也。盖温疫之来，邪自口鼻而感，感于膜原，伏而未发，不知不觉。已发之后，渐加发热，脉洪而数，此众人相同，宜达原饮疏之。继而邪气一离膜原，察其传变，众人不同者，以其表里各异耳。有但表而不里者，有但里而不表者，有表而再表者，有里而再里者，有表里分传者，有表里分传而再分传者，有表胜于里者，有里胜于表者，有先表而后里者，有先里而后表者。凡此九传，其去病一也。医者不知九传之法，不知邪之所在，如盲者之不任杖，聋者之听宫商，无音可求，无路可适，未免当汗不汗，当下不下，或颠倒误用，或寻枝摘叶，但治其证，不治其邪，同归于误一也。（《温疫论·统论疫有九传治法》）

七、《广瘟疫论》

（一）卷之一：辨色

风寒，主收敛。敛则急，面色多绷，急而光洁。瘟疫，主蒸散。散则缓，面色多松缓而垢晦。人受蒸气，则津液上溢于面，头目之间多垢滞，或如油腻，或如烟熏，望之可憎者，皆瘟疫之色也。一见此色，虽头痛、发热，不宜轻用辛热发散；一见舌黄、烦渴诸里证，即宜攻下，不可拘于下不厌迟之说。

（二）卷之四：汗法

时疫贵解其邪热，而邪热必有着落。方着落在肌表，时非汗则邪无出路，故汗法为治时疫之一大法也。但风寒汗不厌早，时疫汗不厌迟。风寒发汗必兼辛温、辛热以宣阳；时疫发汗，必兼辛凉、辛寒以救阴。风寒发汗，治表不犯里；时疫发汗，治表必通里。

（三）卷之四：下法

时疫下法与伤寒不同：伤寒下不厌迟，时疫下不厌早；伤寒在下其燥结，时疫在下其郁热；伤寒里证当下，必待表证全罢，时疫不论表邪罢与不罢，但兼里证即下；伤寒上焦有邪不可下，必待结在中下二焦方可下，时疫上焦有邪亦可下，若必待结至中下二焦始下，则有下之不通而死者；伤寒一下即已，仲景承气诸方多不过三剂，时疫用下药至少三剂，多则有一二十剂者。

时疫下法有六：结邪在胸上，贝母下之，贝母本非下药，用至两许即解；结邪在胸及心下，小陷胸下之；结邪在胸胁连心下，大柴胡汤下之；结邪在脐上，小承气汤下之；结邪在当脐及脐下，调胃承气汤下之；痞满燥实，三焦俱结，大承气汤下之。此外又有本质素虚，或老人、久病，或屡汗、屡下后，下证虽具而不任峻攻者，则麻仁丸、蜜煎导法、猪胆导法为妙。

（四）卷之四：清法

凡清热之要，在视热邪之浅深。热之浅者在营卫，以石膏、黄芩为主，柴胡、葛根为辅；热之深者在胸膈，花粉、知母、蒌仁、栀子、豆豉为主。热在肠胃者，当用下法，不用清法，或下而兼清亦可。热入心包者，黄连、犀角、羚羊角为主。热直入心脏，则难救矣，用牛黄犹可十中救一，须用至钱许，少则无济，非若小儿惊风诸方，每用分许即可有效。

八、《温热论》

若舌白如粉而滑，四边色紫绛者，温疫病初入膜原。

九、《伤寒温疫条辨》

（一）卷一：脉义辨

温病与伤寒不同诊脉义

凡温病脉，怫热在中，多见于肌肉之分而不甚浮，若热郁少阴，则脉沉伏欲绝，非阴脉也，阳邪闭脉也

凡伤寒自外之内，从气分入，始病发热恶寒，一二日不作烦渴，脉多浮紧，不传三阴，脉不见沉；温病由内达外，从血分出，始病不恶寒而发热，一热即口燥咽干而渴，脉多洪滑，甚则沉伏。此发表清里之所以异也。

凡温病脉，中诊洪长滑数者轻，重则脉沉，甚则闭绝。此辨温病与伤寒，脉浮脉沉异治之要诀也。

凡温病脉，洪长滑数，兼缓者易治，兼弦者难治。

凡温病脉，沉涩小急，四肢厥逆，通身如冰者危。

凡温病脉，两手闭绝，或一手闭绝者危。

凡温病脉，沉涩而微，状若屋漏者死。

凡温病脉，浮大而散，状若釜沸者死。

（二）卷一：发表为第一关节辨

若温病得于天地之杂气，怫热在里，由内而达于外，故不恶寒而作渴，此内之郁热为重，外感为轻，兼有无外感，而内之郁热自发者，又多发在春夏，若用辛温解表，是为抱薪投火，轻者必重，重者必死。惟用辛凉苦寒，如升降、双解之剂，以开导其里热，里热除而表证自解矣。亦有先见表证而后见里证者，盖怫热自内达外，热郁腠理之时，若不用辛凉解散，则热邪不得外泄，遂还里而成可攻之证，非如伤寒从表而传里也。病之轻者，神解散、清化汤之类；病之重者，芳香饮、加味凉膈散之类，如升降散、增损双解散，尤为对证之药。

（三）卷四：医方辨引

升降散

温病亦杂气中之一也，表里三焦大热，其证不可名状者，此方主之。

白僵蚕（酒炒）二钱，全蝉蜕（去土）一钱，广姜黄（去皮）三钱，川大黄（生）四钱。

秤准，上为细末，合研匀。病轻者分四次服，每服重一钱八分二厘五毫，用黄酒一

盅，蜂蜜五钱，调匀冷服，中病即止。病重者，分三次服，每服重二钱四分三厘三毫，黄酒盅半，蜜七钱五分，调匀冷服。最重者，分二次服，每服重三钱六分五厘，黄酒二盅，蜜一两，调匀冷服（一时无黄酒，稀熬酒亦可，断不可用蒸酒）。胎产亦不忌。炼蜜丸，名太极丸，服法同前，轻重分服，用蜜、酒调匀送下。

按温病总计十五方。轻则清之，神解散、清化汤、芳香饮、大小清凉散、大小复苏饮、增损三黄石膏汤八方；重则泻之，增损大柴胡汤、增损双解散、加味凉膈散、加味六一顺气汤、增损普济消毒饮、解毒承气汤六方；而升降散，其总方也，轻重皆可酌用。察证切脉，斟酌得宜，病之变化，治病之随机应变，又不可执方耳。按处方必有君、臣、佐、使，而又兼引导，此良工之大法也。是方以僵蚕为君，蝉蜕为臣，姜黄为佐，大黄为使，米酒为引，蜂蜜为导，六法俱备，而方乃成。

神解散

温病初觉，憎寒体重，壮热头痛，四肢无力，遍身酸痛，口苦咽干，胸腹满闷者，此方主之。

白僵蚕（酒炒）一钱，蝉蜕五个，神曲三钱，金银花二钱，生地黄二钱，木通一钱，车前子（炒，研）一钱，黄芩（酒炒）一钱，黄连一钱，黄柏（盐水炒）一钱，桔梗一钱。

水煎去渣，入冷黄酒半小杯，蜜三匙，和匀冷服。

此方之妙，不可殚述。温病初觉，但服此药，俱有奇验。外无表药而汗液流通，里无攻药而热毒自解，有斑疹者即现，而内邪悉除，此其所以为神解也。

十、《疫疹一得》

卷下：清瘟败毒饮

治一切火热，表里俱盛，狂躁烦心。口干咽痛，大热干呕，错语不眠，吐血衄血，热盛发斑。不论始终，以此为主。后附加减。

生石膏（大剂六两至八两，中剂二两至四两，小剂八钱至一两二钱），小生地（大剂六钱至一两，中剂三钱至五钱，小剂二钱至四钱），乌犀角（大剂六钱至八钱，中剂三钱至五钱，小剂二钱至四钱），真川连（大剂四钱至六钱，中剂二钱至四钱，小剂一钱至一钱半），生栀子、桔梗、黄芩、知母、赤芍、玄参、连翘、竹叶、甘草、牡丹皮。

疫证初起，恶寒发热，头痛如劈，烦躁谵妄，身热肢冷，舌刺唇焦，上呕下泄。六脉沉细而数，即用大剂；沉而数者，用中剂；浮大而数者，用小剂。如斑一出，即用大青叶，量加升麻四五分引毒外透。此内化外解、浊降清升之法，治一得一，治十得十。以视升提发表而愈剧者，何不俯取刍荛之一得也。

十一、《温病条辨》

上焦篇

温病者，有风温，有温热，有温疫，有温毒，有暑温，有湿温，有秋燥，有冬温，有温疟。

风温者，初春阳气始开，厥阴行令，风夹温也。温热者，春末夏初，阳气弛张，温盛为热也。温疫者，厉气流行，多兼秽浊，家家如是，若役使然也。温毒者，诸温夹毒，秽浊太甚也。暑温者，正夏之时，暑病之偏于热者也。湿温者，长夏初秋，湿中生热，即暑病之偏于湿者也。秋燥者，秋金燥烈之气也。冬温者，冬应寒而反温，阳不潜藏，民病温也。温疟者，阴气先伤，又因于暑，阳气独发也。

十八、温毒咽痛喉肿，耳前耳后肿，颊肿，面正赤，或喉不痛，但外肿，甚则耳聋，俗名大头温、虾蟆温者，普济消毒饮去柴胡、升麻主之，初起一二日，再去芩、连，三四日加之佳。

温毒者，秽浊也。凡地气之秽，未有不因少阳之气而自能上升者，春夏地气发泄，故多有是证；秋冬地气，间有不藏之时，亦或有是证；人身之少阴素虚，不能上济少阳，少阳升腾莫制，亦多成是证；小儿纯阳火多，阴未充长，亦多有是证。咽痛者，经谓：一阴一阳结，谓之喉痹。盖少阴少阳之脉，皆循喉咙，少阴主君火，少阳主相火，相济为灾也。耳前耳后、颊前肿者，皆少阳经脉所过之地，颊车不独为阳明经穴也。面赤者，火色也。甚则耳聋者，两少阳之脉，皆入耳中，火有余则清窍闭也。治法总不能出李东垣普济消毒饮之外。其方之妙，妙在以凉膈散为主，而加化清气之马勃、僵蚕、银花，得轻可去实之妙；再加玄参、牛蒡、板蓝根，败毒而利肺气，补肾水以上济邪火；去柴胡、升麻者，以升腾飞越太过之病，不当再用升也，说者谓其引经，亦甚愚矣！凡药不能直至本经者，方用引经药作引，此方皆系轻药，总走上焦，开天气，肃肺气，岂须用升、柴直升经气耶！去黄芩、黄连者，芩、连里药也，病初起，未至中焦，不得先用里药故犯中焦也。

普济消毒饮去升麻柴胡黄芩黄连方

连翘一两，薄荷三钱，马勃四钱，牛蒡子六钱，芥穗三钱，僵蚕五钱，玄参一两，银花一两，板蓝根五钱，苦梗一两，甘草五钱。

上共为粗末。每服六钱，重者八钱。鲜苇根汤煎，去渣服，约二时一服，重者一时许一服。

十九、温毒外肿，水仙膏主之，并主一切痈疮。

按：水仙花得金水之精，隆冬开花，味苦微辛，寒滑无毒，苦能降火败毒，辛能散邪热之结，寒能胜热，滑能利痰，其妙用全在汁之胶黏，能拔毒外出，使毒邪不致深入脏腑伤人也。

水仙膏方

水仙花根，不拘多少，剥去老赤皮与根须，入石臼捣如膏，敷肿处，中留一孔出热气，干则易之，以肌肤上生黍米大小黄疮为度。

二十、温毒敷水仙膏后，皮间有小黄疮如黍米者，不可再敷水仙膏，过敷则痛甚而烂，三黄二香散主之。

三黄取其峻泻诸火而不烂皮肤，二香透络中余热而定痛。

三黄二香散方（苦辛芳香法）

黄连一两，黄柏一两，生大黄一两，乳香五钱，没药五钱。

上为极细末，初用细茶汁调敷，干则易之，继则用香油调敷。

温毒神昏谵语者，先与安宫牛黄丸、紫雪丹之属，继以清宫汤。

安宫牛黄丸、紫雪丹、清宫汤（方法并见前）。

十二、《温热经纬》

甘露消毒丹（一名普济解毒丹）

飞滑石十五两，绵茵陈十一两，淡黄芩十两，石菖蒲六两，川贝母五两，木通五两，藿香四两，射干四两，连翘四两，薄荷四两，白蔻仁四两。

各药晒燥，生研细末（见火则药性变热）。每服三钱，开水调服，日二次。或以神曲糊丸，如弹子大，开水化服亦可。

雄按：此治湿温时疫之主方也。《六元正纪》五运分步，每年春分后十三日交二运。徵火旺，天乃渐温；芒种后十日交三运，宫土旺，地乃渐湿。温湿蒸腾，更加烈日之暑，烁石流金，人在气交之中，口鼻吸受其气，留而不去，乃成湿温、疫疬之病。而为发热、倦怠、胸闷、腹胀、肢酸、咽肿、斑疹、身黄、颐肿、口渴、溺赤、便闭、吐泻、疟痢、淋浊、疮疡等证。但看病人舌苔，淡白，或厚腻，或干黄者，是暑湿、热疫之邪，尚在气分。悉以此丹治之立效。并主水土不服诸病。

十三、《随息居重订霍乱论》

连朴饮《霍乱论》

治湿热蕴伏而成霍乱，兼能行食涤痰。

制厚朴二钱，川连（姜汁炒）一钱，石菖蒲一钱，制半夏一钱，香豉（炒）三钱，焦栀三钱，芦根二两。

水煎温服。

十四、《时病论》

芳香化浊法：治五月霉湿，并治秽浊之气。

藿香叶一钱，佩兰叶一钱，陈广皮一钱五分，制半夏一钱五分，大腹皮（酒洗）一钱，厚朴（姜汁炒）八分。

加鲜荷叶三钱为引。

宣透膜原法：治湿疟寒甚热微，身痛有汗，肢重脘懑。

厚朴（姜制）一钱，槟榔一钱五分，草果仁（煨）八分，黄芩（酒炒）一钱，粉甘草五分，藿香叶一钱，半夏（姜制）一钱五分。

加生姜三片为引。

主要参考文献 ▷▷▷▷

［1］刘陕西，张学文．卫气营血辨证在流行性出血热治疗中的应用［J］．陕西新医药，1977（2）：31－33.

［2］周仲瑛，金妙文，符为民，等．中医药治疗流行性出血热1127例的临床分析［J］．中国医药学报，1988，3（4）：11－16，78－79.

［3］中华医学会，中华中医药学会．传染性非典型肺炎（SARS）诊疗方案［J］．中华医学杂志，2003，83（19）：1731－1751.

［4］中华中医药学会．传染性非典型肺炎（SARS）中医诊疗技术指南［J］．中国医药学报，2003，18（10）：579－586.

［5］张晓梅，张允岭，杨祖福，等．65例非典型肺炎中医证候及病因病机探讨［J］．北京中医药大学学报（中医临床版），2003，10（2）：1－4.

［6］王融冰，刘军民，江宇泳，等．中西医结合治疗SARS疗效初步分析［J］．中国中西医结合杂志，2003（7）：492－493.

［7］林琳，韩云，杨志敏，等．中西医结合治疗非典型肺炎103例临床观察［J］．中国中西医结合杂志，2003，23（6）：409－413.

［8］王玉光，马月霞，郭亚丽，等．2013与2014年北京地区冬季流感样病例中医证候规律调查分析［J］．北京中医药，2014，33（12）：915－918.

［9］胡亚美，江载芳，申坤玲，等．诸福棠实用儿科学．5版［M］．北京：人民卫生出版社，2015.

［10］秦晓峰，蒋太交，程根宏．抵御新发、突发病毒性传染病的新思路——天然免疫机制的系统医学研究和针对宿主的广谱抗病毒药物的研发［J］．中国科学：生命科学，2015，45（1）：1－9.

［11］汪受传，王雷，尚莉丽．中医儿科临床诊疗指南·手足口病（修订）［J］．世界中医药，2016，11（4）：734－740.

［12］马融．中医儿科学［M］．北京：中国中医药出版社，2016.

［13］郭会芳，李卓荣．抗病毒药物的发展和研发策略［J］．中国医药生物技术，2017，12（6）：496－504.

［14］邓慧玲，高洁，黄学勇，等．手足口病诊疗指南（2018年版）［J］．中华传染病杂志，2018，36（5）：257－263.

［15］陕西省卫生健康委员会，空军军医大学唐都医院．肾综合征出血热诊疗陕西省专家共识［J］．陕西医学杂志，2019，48（3）：275－288.

［16］ 王玉光，齐文升，马家驹，等．新型冠状病毒肺炎中医临床特征与辨证治疗初探［J］．中医杂志，2020，61（4）：281－285．

［17］ 郑文科，张俊华，杨丰文，等．中医药防治新型冠状病毒肺炎各地诊疗方案综合分析［J］．中医杂志，2020，61（4）：277－280．

［18］ 于莹，张功，韩涛，等．清热解毒类中药口服液治疗手足口病的网状 Meta 分析［J］．中国中医基础医学杂志，2020，26（11）：1665－1670．

［19］ 中国医疗保健国际交流促进会急诊医学分会，中华医学会急诊医学分会，中国医师协会急诊医师分会，等．中国脓毒症早期预防与阻断急诊专家共识［J］．中国急救医学，2020，40（7）：577－588．

［20］ 王钏，明浩，贾文，等．中药治疗 444 例重型 COVID－19 用药规律及药效特征分析［J］．中国中药杂志，2020，45（13）：3007－3012．

［21］ 黄天广，孙林，展鹏，等．广谱抗病毒药物研究进展［J］．药学学报，2020，55（4）：679－693．

［22］ 宋红新，王汉，马旭冉，等．基于网络药理学和分子对接技术的化湿败毒方抗新型冠状病毒肺炎（COVID－19）的潜在机制研究［J］．海南医学院学报，2020，26（23）：1761－1769．

［23］ 程德忠，王文菊，李毅，等．51 例新型冠状病毒肺炎患者应用中药连花清瘟疗效分析：多中心回顾性研究［J］．天津中医药，2020，37（05）：509－516．

［24］ 中华预防医学会感染性疾病防控分会，中华医学会感染病学分会，肾综合征出血热防治专家共识［J］．传染病信息．2021，34（3）：193－212．

［25］ 邱磊，杨铭，郭晓燕，等．基于数据挖掘的肾综合征出血热中医证治组方规律研究［J］．中国中医药信息杂志，2021，28（4）：56－62．

［26］ 谷晓红．中医疫病学学科建设的思考和探索［J］．北京中医药大学学报，2021，44（11）：978－981．

［27］ 童贻刚．穿山甲冠状病毒 xCoV 及其应用和药物抗冠状病毒感染的应用：中国，CN202110172158.7［P］．2021－02－08．

［28］ 中国国家卫生健康委员会．新型冠状病毒肺炎诊疗方案（试行第九版）［J］．国际流行病学传染病学杂志，2022，49（2）：73－80．

［29］ 徐淑静，丁当，张续杰，等．抗病毒药物研究中的新靶标与新策略［J］．药学学报，2022，57（04）：903－916．

［30］ World Health Organization 2003 Consensus document on the epidemiology of severe acute respiratory syndrome（SARS）．Global Health Security—Epidemic Alert & Response，2003（11）：1－44．

［31］ Lee DT，Sahota D，Leung TN，et al. Psychological responses of pregnant women to an infectious outbreak：a case－control study of the 2003 SARS outbreak in Hong Kong. J Psychosom Res. 2006，61（5）：707－713．

［32］ Wang C，Cao B，Liu QQ，et al. Oseltamivir compared with the Chinese traditional therapy maxingshigan – yinqiaosan in the treatment of H1N1 influenza: a randomized trial [J]. Ann Intern Med, 2011, 155 (4): 217 –225.

[33] Linli C A I, Hongli J, Tao F A N, et al. Effectiveness and safety of Lianhuaqing-wen capsule for influenza: a systematic review [J]. Chinese Journal of Evidence – Based Medicine, 2012, 12 (11): 1396 –1403.

[34] Qi J P, Qi X Y, Wang X J. Clinical efficacy of different doses of Jinhuaqinggan granule on influenza and serum levels of cytokines [J]. Mod Med J, 2016, 44: 1664 – 1669.

[35] Zhong Y, Zhou J, Liang N, et al. Effect of maxing Shigan Tang on H1N1 influen-za a virus – associated acute lung injury in mice [J]. Intervirology, 2016, 59 (5 – 6): 267 –274.

[36] Rhodes A, Evans LE, Alhazzani W, et al. Surviving Sepsis Campaign: Interna-tional Guidelines for Management of Sepsis and Septic Shock: 2016. Intensive Care Med. 2017, 43 (3): 304 –377.

[37] Hart RJ, Stevenson MD, Smith MJ, LaJoie AS, Cross K. Cost – effectiveness of Strategies for Offering Influenza Vaccine in the Pediatric Emergency Department. JAMA Pediatr, 2018, 172 (1): e173879.

[38] DIAO Y F, ZHANG S J, ZHAO W Y, et al. Effect of Xuebijing Injection on ex-pression of interleukin – 6 and tumor necrosis factor – α in patients with severe pneumonia [J]. Chinese Traditional and Herbal Drugs, 2017, 48 (6): 1188 – 1191.

[39] Pan F, Yang L, Li Y, et al. Factors associated with death outcome in patients with severe coronavirus disease – 19 (COVID – 19): a case – control study [J]. Int J Med Sci, 2020, 17 (9): 1281 –1292.

[40] Fan HH, Wang LQ, Liu WL, et al. Repurposing of clinically approved drugs for treatment of coronavirus disease 2019 in a 2019 – novel coronavirus – related coronavirus model [J]. Chin Med J (Engl), 2020, 133 (9): 1051 –1056.

[41] Duan C, Xia W G, Zheng C J, et al. Clinical observation on Jinhua Qinggan gran-ule combined with conventional western medicine therapy in treating mild cases of coronavirus disease 2019 [J]. J Tradit Chin Med, 2020, 61 (17): 1473 –1477.

[42] Liu Z, Li X, Gou C, et al. Effect of Jinhua Qinggan granules on novel coronavirus pneumonia in patients [J]. Journal of traditional Chinese medicine = Chung i tsa chih ying wen pan, 2020, 40 (3): 467 –472.

[43] YE Z, ZHANG G, GAO Y. Research Progress in Pharmacology of Lianhua Qing-wen Preparation [J]. Chinese Journal of Experimental Traditional Medical Formulae, 2020: 181 –185.

[44] Cheng D Z, Wang W J, Li Y, et al. Analysis of curative effect of 51 patients with novel coronavirus pneumonia treated with Chinese medicine Lianhua Qingwen: a multicentre

retrospective study [J]. Tianjin Journal of Traditional Chinese Medicine, 2020, 37 (5):
509 – 516.

[45] DU Y, LIU J Y. Application of traditional Chinese medicine for prevention and treatment of new coronaviruspneumonia [J]. Journal of PharmaceuticalResearch, 2020, 39 (11): 648 – 652.

[46] Xue B, Yao K, Xue Y. Analysis on traditional chinese medicine theory of Qingfei Paidu Decoction in fast and effective treatment of coronavirus disease 2019 (COVID – 19) [J]. Journal of Tranditional Chinese Medicine, 2020, 61 (6): 461 – 463.

[47] Li C B, Su Y, Liu Y Q, et al. Traditional Chinese medicine theory and modern pharmacology mechanism of qingfei paidu decoction in treating coronavirus disease 2019 [J]. J. Tradit. Chin. Med, 2020, 61 (15): 1299 – 1302.

[48] Ren J, Zhang A H, Wang X J. Traditional Chinese medicine for COVID – 19 treatment [J]. Pharmacological research, 2020, 155: 104743.

[49] Tian – fu X U, Cheng – gong H E, Kun Y. Network pharmacology – based study on material basis and mechanism of Qingfei Paidu Decoction against COVID – 19 [J]. NATURAL PRODUCT RESEARCH AND DEVELOPMENT, 2020, 32 (6): 901.

[50] Xin S, Cheng X, Zhu B, et al. Clinical retrospective study on the efficacy of Qingfei Paidu decoction combined with Western medicine for COVID – 19 treatment [J]. Biomedicine & pharmacotherapy, 2020, 129: 110500.

[51] Liao Y, Yin B, Jin Z, et al. TCM theoretical analysis and modern pharmacological mechanism of Huashi Baidu decoction in treating severe novel coronavirus pneumonia [J]. J Hainan Med Coll, 2020, 26: 1209 – 1213.

[52] Pan X, Dong L, Yang L, et al. Potential drugs for the treatment of the novel coronavirus pneumonia (COVID – 19) in China [J]. Virus research, 2020, 286: 198057.

[53] Wang H, Song H X, Wang D F, et al. Potential mechanism of Xuanfei Baidu Formula in treating new coronavirus pneumonia based on network pharmacology and molecular docking [J]. Journal of Hainan Medical University, 2020, 26 (18): 1 – 8.

[54] Wang Y, Li X, Zhang J H, et al. Mechanism of Xuanfei Baidu Tang in treatment of COVID – 19 based on network pharmacology [J]. Zhongguo Zhong yao za zhi = Zhongguo Zhongyao Zazhi = China Journal of Chinese Materia Medica, 2020, 45 (10): 2249 – 2256.

[55] Kisely S, Warren N, McMahon L, et al.. Occurrence, prevention, and management of the psychological effects of emerging virus outbreaks on healthcare workers: rapid review and meta – analysis. BMJ. 2020, 369: m1642.

[56] Yue J, Zang X, Le Y, et al. Anxiety, depression and PTSD among children and their parent during 2019 novel coronavirus disease (COVID – 19) outbreak in China. Curr Psychol. 2020, 1 – 8.

[57] Evans Laura, Rhodes Andrew, Alhazzani Waleed, et al. Surviving sepsis cam-

paign: international guidelines for management of sepsis and septic shock 2021 [J]. Intensive Care Medicine. 2021, 47 (11): 1181 – 1247.

[58] Shi MY, Sun SQ, Zhang W, et al. Early therapeutic interventions of traditional Chinese medicine in COVID – 19 patients: A retrospective cohort study [J]. J Integr Med, 2021, 19 (3): 226 – 231.

[59] Hu K, Guan WJ, Bi Y, et al. Efficacy and safety of Lianhuaqingwen capsules, a repurposed Chinese herb, in patients with coronavirus disease 2019: A multicenter, prospective, randomized controlled trial [J]. Phytomedicine, 2021, 85: 153242.

[60] Drayman N, DeMarco JK, Jones KA, et al. Masitinib is a broad coronavirus 3CL inhibitor that blocks replication of SARS – CoV – 2 [J]. Science, 2021, 373 (6557): 931 – 936.

[61] Zhao Z, Li Y, Zhou L, et al. Prevention and treatment of COVID – 19 using Traditional Chinese Medicine: A review [J]. Phytomedicine, 2021, 85: 153308.

[62] Ren W, Ma Y, Wang R, et al. Research advance on Qingfei Paidu Decoction in prescription principle, mechanism analysis and clinical application [J]. Frontiers in Pharmacology, 2021, 11: 589714.

[63] Zhang P, Pan G T. Clinical Study of Qingfei Paidu Decoction on Improving Inflammatory Cytokines in Critical Patients with COVID – 19 [J]. Mod. Tradi Chin Med. Materia Medica – World Sci Techno [J/OL], 2021, 23 (2): 391 – 395.

[64] Ang WHD, Shorey S, Lopez V, et al. Generation Z undergraduate students´ resilience during the COVID – 19 pandemic: a qualitative study. Curr Psychol. 2021, 1 – 15.

[65] de Souza FSH, Hojo – Souza NS, Batista BDO, et al. On the analysis of mortality risk factors for hospitalized COVID – 19 patients: A data – driven study using the major Brazilian database. PLoS One. 2021, 16 (3): e0248580.

[66] Xia K Y, Zhao Z, Shah T, et al. Composition, Clinical Efficiency, and Mechanism of NHC – Approved "Three Chinese Medicines and Three Chinese Recipes" for COVID – 19 Treatment [J]. Frontiers in Pharmacology, 2022, 12: 781090.

[67] Wu Y, Xu L, Cao G, et al. Effect and Mechanism of Qingfei Paidu Decoction in the Management of Pulmonary Fibrosis and COVID – 19 [J]. The American journal of Chinese medicine, 2022, 50 (1): 33 – 51.